Brian J. Cole • Joshua D. Harris

SLACK
INCORPORATED

Biologic Knee Reconstruction
A Surgeon's Guide

膝关节生物重建
外科指南

主　编　〔美〕布瑞恩·J. 科尔
　　　　　　　约书亚·D. 哈里斯
主　译　徐卫东　敖英芳

天津出版传媒集团
天津科技翻译出版有限公司

著作权合同登记号:图字:02-2018-325

图书在版编目(CIP)数据

膝关节生物重建:外科指南/(美)布瑞恩·J.科尔(Brian J. Cole),(美)约书亚·D.哈里斯(Joshua D. Harris)主编;徐卫东,敖英芳主译. —天津:天津科技翻译出版有限公司,2022.10

书名原文: Biologic Knee Reconstruction: A Surgeon's Guide

ISBN 978-7-5433-4241-5

Ⅰ.膝… Ⅱ.①布… ②约… ③徐… ④敖… Ⅲ.①关节软骨-关节损伤-修复术 Ⅳ.①R681.3

中国版本图书馆 CIP 数据核字(2022)第 076706 号

授权单位:SLACK Inc.
出　　版:天津科技翻译出版有限公司
出 版 人:刘子媛
地　　址:天津市南开区白堤路 244 号
邮政编码:300192
电　　话:(022)87894896
传　　真:(022)87893237
网　　址:www.tsttpc.com
印　　刷:天津海顺印业包装有限公司
发　　行:全国新华书店
版本记录:889mm×1194mm　16 开本　14 印张　300 千字
2022 年 10 月第 1 版　2022 年 10 月第 1 次印刷
定价:138.00 元

(如发现印装问题,可与出版社调换)

译者名单

主　译　徐卫东　敖英芳

副主译　岳　冰　张　峻　程　飚　朱　戈

译校者　（按姓氏汉语拼音排序）

敖英芳　北京大学第三医院

程　飚　同济大学附属上海市第十人民医院

冯新哲　海军军医大学附属长海医院

李　朔　海军军医大学附属长海医院

刘晓琳　上海交通大学医学院附属仁济医院

马春辉　上海交通大学医学院附属第一人民医院

毛远青　上海交通大学医学院附属第九人民医院

曲新华　上海交通大学医学院附属仁济医院

孙震宇　上海交通大学医学院附属第九人民医院

王　敏　同济大学附属上海市第十人民医院

王野舟　上海交通大学医学院附属第九人民医院

徐卫东　海军军医大学附属长海医院

徐一宏　海军军医大学附属长海医院

严孟宁　上海交通大学医学院附属第九人民医院

袁超群　同济大学附属上海市第十人民医院

岳　冰　上海交通大学医学院附属仁济医院

曾一鸣　上海交通大学医学院附属第九人民医院

张　峻　上海交通大学医学院附属第九人民医院

朱　戈　海军军医大学附属长海医院

朱善邦　海军军医大学附属长海医院

主编简介

Brian J. Cole 美国芝加哥市拉什大学医学中心骨科教授、解剖学和细胞生物学教授。2011 年,担任拉什橡树公园医院外科主任。他是拉什大学医学中心软骨研究与重建中心的负责人,该中心专门治疗青少年关节炎。他同时担任骨科硕士学位部门负责人,进行运动医学及其研究方面的培训。他在国内外多次进行演讲,通过基础科学和临床研究开发了多种治疗肩关节、肘关节、膝关节损伤的创新技术。他发表了 1000 余篇论文,并出版了 11 部骨科教材。

自 2004 年以来,Cole 医生每年都被评选为"美国最佳医生";从 2003 年开始,每年被评为芝加哥市区"最佳医生";2006 年,他作为"芝加哥最佳医生"登上了《芝加哥杂志》的封面;2009 年,被选为 NBA 年度队医;2012—2014 年,连续 3 年被《骨科周刊》评为 19 名最佳运动医学专家之一,以及同行评选的 28 名最佳肩关节外科医生之一。他是 NBA 芝加哥公牛队的队医,也是美国职业棒球大联盟芝加哥白袜队和芝加哥德保罗大学的队医。

Joshua D. Harris 休斯敦卫理公会医院骨科和医学学术研究所运动医学助理教授,纽约威尔康奈尔医学院临床骨科助理教授。他在休斯敦卫理公会医院进行运动医学、骨科住院医师培训。他也是休斯敦卫理公会医院软骨修复中心和髋关节保护中心的主任。

2006 年,Harris 医生在俄亥俄州立大学哥伦布分校获得医学博士学位;2007 年,他在俄亥俄州立大学韦克斯纳医学中心完成了普通外科实习培训;2012 年,他在此完成了骨科住院医师专业培训。他在拉什大学医学中心完成了他的运动医学专科培训。Harris 医生也是休斯敦达斯球队和休斯敦卫理公会耐力医学项目的首席队医,以及休斯敦芭蕾队的助理队医。

Harris 医生擅长膝关节、髋关节及肩关节外科手术,并致力于膝、髋、肩关节软骨手术;膝关节半月板韧带及力线重建手术;关节镜及内镜下髋关节保护术;开放或关节镜下肩关节手术。他的研究主要包括膝、髋、肩关节病变和治疗的临床、转化及基础研究。他发表了 150 余篇论文,参与编写了多部图书,并且在国内外进行了 250 多次演讲。他是多个国内和国际学会的成员,担任多个骨科和运动医学杂志的编委。

编者名单

Geoffrey D. Abrams, MD (Chapter 12)
Assistant Professor
Department of Orthopaedic Surgery
Stanford University School of Medicine
Veterans Administration Palo Alto
Palo Alto, California

H. Davis Adkisson, PhD (Chapter 29)
Chief Scientific Officer
ISTO Technologies Inc
St. Louis, Missouri

Annunziato Amendola, MD (Chapter 21)
Professor of Orthopedic Surgery
Director of Sports Medicine
University of Iowa
Iowa City, Iowa

Luca Andriolo, MD (Chapter 19)
II Clinic, Biomechanics Laboratory
NaBi Laboratory
Rizzoli Orthopaedic Institute
Bologna, Italy

Bernard R. Bach Jr, MD (Chapter 7)
Professor
The Claude N. Lambert, MD—Helen S. Thomson
Endowed Chair of Orthopaedics
Director
Section of Sports Medicine
Sports Medicine Fellowship Program
Rush University Medical Center
Chicago, Illinois

Brandon Beamer, MD (Chapter 8)
Harvard Combined Orthopedic Surgery Residency
Massachusetts General Hospital
Boston, Massachusetts

Sanjeev Bhatia, MD (Chapters 11, 15)
Division of Sports Medicine
Department of Orthopedic Surgery
Rush University Medical Center
Chicago, Illinois

Ariel M. Bodker, MD (Chapter 6)
Department of Biochemistry
Rush University Medical Center
Chicago, Illinois

Kevin F. Bonner, MD (Chapter 29)
Jordan Young Institute
Orthopedic Surgery & Sports Medicine
Virginia Beach, Virginia
Assistant Professor
Eastern Virginia Medical School
Norfolk, Virginia

Julia Bruene, MD (Chapter 9)
Rush University Medical Center
Chicago, Illinois

Charles A. Bush-Joseph, MD (Chapter 3)
Professor
Department of Orthopaedic Surgery
Rush University Medical Center
Chicago, Illinois

Jaskarndip Chahal, MD, MSc, FRCSC (Chapter 27)
Women's College Hospital and Toronto Western Hospital
Orthopaedic Sports Medicine Program
University of Toronto
Toronto, Ontario, Canada

Peter N. Chalmers, MD (Chapter 24)
Department of Orthopedic Surgery
Rush University Medical Center
Chicago, Illinois

Brian Chilelli, MD (Chapter 2)
Cartilage Repair Center
Brigham and Women's Hospital
Boston, Massachusetts

Susan Chubinskaya, PhD (Chapter 6)
Department of Biochemistry
Rush University Medical Center
Chicago, Illinois

Francesca de Caro, MD (Chapter 21)
University Hospital of Parma
Parma, Italy

Michael B. Ellman, MD (Chapter 3)
Panorama Orthopedics & Spine Center
Denver, Colorado

Jack Farr, MD (Chapter 23)
OrthoIndy Cartilage Restoration Center
OrthoIndy Hospital
Indianapolis, Indiana

Joseph Feder, PhD (Chapter 29)
ISTO Technologies Inc
St. Louis, Missouri

Giuseppe Filardo, MD, PhD (Chapters 19, 20)
II Clinic, Biomechanics Laboratory
NaBi Laboratory
Rizzoli Orthopaedic Institute
Bologna, Italy

David C. Flanigan, MD (Chapter 13)
Director of Cartilage Restoration Program
Department of Orthopaedics
Wexner Medical Center at The Ohio State University
Columbus, Ohio

Michael C. Forney, MD (Chapters 4, 5)
Section of Musculoskeletal Radiology
Imaging Institute
Cleveland Clinic
Cleveland, Ohio

Brian Forsythe, MD (Chapter 11)
Assistant Professor
Division of Sports Medicine
Midwest Orthopaedics at Rush
Rush University Medical Center
Chicago, Illinois

Jonathan M. Frank, MD (Chapter 7)
Resident Physician
Rush University Medical Center
Chicago, Illinois

Rachel M. Frank, MD (Chapters 11, 15)
Division of Sports Medicine
Department of Orthopedic Surgery
Rush University Medical Center
Chicago, Illinois

Jonathan A. Godin, MD, MBA (Chapter 26)
Department of Orthopaedic Surgery
Duke University
Durham, North Carolina

Andreas H. Gomoll, MD (Chapters 2, 18, 23)
Cartilage Repair Center
Brigham and Women's Hospital
Associate Professor of Orthopedic Surgery
Harvard Medical School
Boston, Massachusetts

Laurie R. Goodrich, DVM, PhD, Diplomate ACVS (Chapter 28)
Associate Professor
Equine Surgery and Lameness
Gail Holmes Equine Orthopedic Research Center
Colorado State University
College of Veterinary Medicine
Fort Collins, Colorado

Amit Gupta, MD (Chapters 4, 5)
Department of Radiology
Stony Brook University Hospital
Stony Brook, New York

Brandon Johnson, MD (Chapter 10)
OSSO Healthcare Network
Orthopedics and Sports Medicine
Oklahoma City, Oklahoma

Ethan Kellum, MD, MS (Chapter 14)
Department of Orthopedic Surgery
New England Baptist Hospital
Department of Orthopaedic Surgery
Tufts University School of Medicine
Boston, Massachusetts

Elizaveta Kon, MD (Chapters 19, 20)
II Clinic, Biomechanics Laboratory
NaBi Laboratory
Rizzoli Orthopaedic Institute
Bologna, Italy

Robert F. LaPrade, MD, PhD (Chapter 22)
Steadman-Philippon Research Institute
Vail, Colorado

Christian Lattermann, MD (Chapter 6)
Department of Orthopaedic Surgery and Sports Medicine
University of Kentucky
Lexington, Kentucky

Bert R. Mandelbaum, MD, DHL (Hon) (Chapter 10)
Santa Monica Orthopaedic and Sports Medicine Group
Santa Monica, California

Maurilio Marcacci, MD, Prof (Chapters 19, 20)
II Clinic, Biomechanics Laboratory
NaBi Laboratory
Rizzoli Orthopaedic Institute
Bologna, Italy

Richard C. Mather III, MD, MBA (Chapter 26)
Department of Orthopaedic Surgery
Duke University
Durham, North Carolina

Gloria Matthews, DVM, PhD (Chapter 2)
Genzyme, a Sanofi Company
Cambridge, Massachusetts

Frank McCormick, MD (Chapter 8)
The LESS Institute
Fort Lauderdale, Florida

Ryan J. McNeilan, MD (Chapter 13)
Department of Orthopaedics
Wexner Medical Center at The Ohio State University
Columbus, Ohio

Mark D. Miller, MD (Chapter 16)
S. Ward Casscells Professor
Head
Division of Sports Medicine
Department of Orthopaedic Surgery
University of Virginia
Charlottesville, Virginia

Tom Minas, MD (Chapter 2)
Cartilage Repair Center
Brigham and Women's Hospital
Boston, Massachusetts

Kai Mithoefer, MD (Chapters 14, 15)
Department of Orthopedics and Sports Medicine
Harvard Vanguard Medical Associates
Harvard Medical School
Boston, Massachusetts

Lars Peterson, MD, PhD (Foreword)
Doctor Honoris Causa
University of Helsinki
Helsinki, Finland
Universidad Católica San Antonio
Murcia, Spain
Professor Emeritus
Institutions of Surgical Sciences
Sahlgrenska Academy
Gothenburg University
Gothenburg, Sweden

Kyle Randall, MD (Chapter 13)
Avita Orthopedic and Sports Medicine
Ontario, Ohio

Alice Roffi, BSc (Chapter 20)
NaBi Laboratory
Rizzoli Orthopaedic Institute
Bologna, Italy

Gregory A. Sawyer, MD (Chapter 22)
Steadman-Philippon Research Institute
Vail, Colorado

Robert A. Sershon, MD (Chapter 24)
Department of Orthopedic Surgery
Rush University Medical Center
Chicago, Illinois

Jason J. Shin, MD (Chapter 1)
Resident Physician
University of Saskatchewan
Saskatoon, Saskatchewan

Philip R. Streeter, PhD (Chapter 29)
Professor
Department of Pediatrics
Papé Family Pediatric Institute
Oregon Health & Science University
Oregon Stem Cell Center
Portland, Oregon

Geoffrey S. Van Thiel, MD, MBA (Chapter 25)
Rockford/Crystal Lake Orthopedics
Rockford, Illinois
Rush University Medical Center
Chicago, Illinois

Nikhil N. Verma, MD (Chapter 1)
Associate Professor
Rush University Medical Center
Chicago, Illinois

Kathleen Weber, MD, MS (Chapter 9)
Rush University Medical Center
Chicago, Illinois

Adam S. Wilson, MD (Chapter 16)
Resident
Department of Orthopaedic Surgery
University of Virginia
Charlottesville, Virginia

Carl S. Winalski, MD (Chapters 4, 5)
Section of Musculoskeletal Radiology
Imaging Institute
Department of Biomedical Engineering
Lerner Research Institute
Director
Musculoskeletal Imaging Research Laboratory
Cleveland Clinic
Cleveland, Ohio

Adam B. Yanke, MD (Chapter 1)
Assistant Professor
Rush University Medical Center
Chicago, Illinois

Ken Zaslav, MD (Chapter 27)
Sports Medicine and Cartilage Restoration Centers
Advanced Orthopedics
Clinical Professor of Orthopedic Surgery
Virginia Commonwealth University
Richmond, Virginia

中文版前言

软骨损伤一直是极具挑战性的临床难题。近几十年来，随着基因技术和组织工程技术的发展，软骨损伤的治疗和相关手术技术进入了高速发展的时期，新技术和新材料的发展可谓日新月异。部分新疗法如自体软骨细胞移植(ACI)已得到很多令人欣喜的长期随访结果。近几年，我国的骨科医生也开始认识到关节置换手术的局限性，兴起了以胫骨高位截骨为代表的“保膝”热潮，但软骨损伤方面的临床实践和基础研究仍落后于欧美国家，国内医生仍然缺乏系统、规范的膝关节软骨损伤的诊治策略。

因此，为了使临床医生建立“膝关节生物重建”的理念，并系统、全面地掌握软骨损伤的诊断、治疗的方法，我们甄选出《膝关节生物重建：外科指南》一书，将其介绍给国内广大读者，为他们提供系统、前沿、专业、实用的知识和指导。

本书由 Brian J. Cole 医生和 Joshua D. Harris 医生基于国际知名专家团队长期的科研和临床实践来编写，是一部独特的聚焦于关节软骨损伤的骨科教科书。我们惊喜地发现，这部篇幅并不算很长的著作内容如此丰富。本书分为 7 个部分，29 个章节，涵盖了软骨损伤相关的基础知识、非手术疗法、姑息疗法、软骨修复技术、软骨再生技术、综合疗法(截骨术、髌骨手术、半月板手术等)，以及前沿技术和展望等内容。同时，每一章节都有详细的循证数据、大量清晰图片、循序渐进的手术步骤，可为外科医生提供详细的指导；重要信息以表格和卡片形式列出，方便读者查阅。

本书译者均为临床经验丰富、在关节外科或运动医学有一定经验的医生，保证了翻译内容的准确和专业。翻译完成后，我们还邀请了该领域的知名专家进行审校。在此，我们对所有参与本书翻译、审校的专家表示由衷的感谢！即使如此，本书仍可能有错漏和不尽完善之处，希望广大读者批评指正。

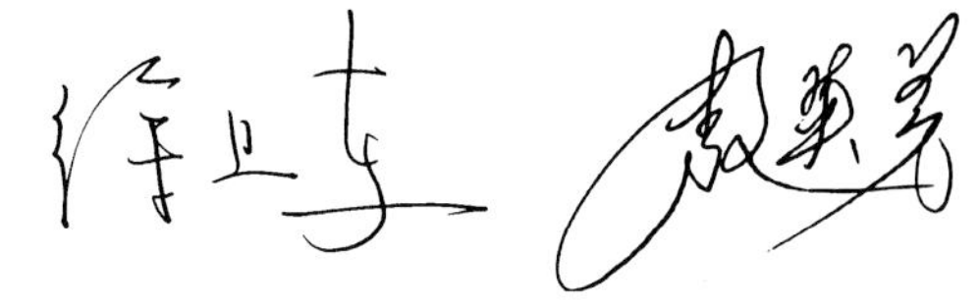

序　言

近几十年来,关节软骨损伤和外科治疗技术受到的关注与日俱增,并在20多年来获得了良好的长期疗效,这也增加了对治疗人员进行更新教育的需求。曾有几本教科书讨论了膝关节软骨损伤的修复,但随着Brian J. Cole医生和Joshua D. Harris医生编写的《膝关节生物重建:外科指南》的出版,现在我们有了一部聚焦于关节软骨的独特教材。我很荣幸也很高兴能推荐这本由世界顶尖膝关节软骨外科专家编写的著作。

膝关节软骨的损伤方式多样,主要发生在体育运动中。关节软骨一旦受伤将无法自愈,且病情会随时间进展。这些损伤是疼痛、肿胀的重要原因,可导致潜在的功能丧失和生活质量降低,并最终导致膝关节创伤后骨关节炎。膝关节损伤包括前交叉韧带、半月板、关节软骨和包括剥脱性骨软骨炎在内的骨软骨损伤,这些损伤在运动员和非运动员中最常见,且通常为合并损伤。1997年,Curl报道了超过3000例关节镜手术的结果,这是第一个证明膝关节软骨损伤高发病率的大宗研究。此后,世界上其他几个中心也发表了类似的结果。这些损伤,无论是独立发生还是合并有其他膝关节病变,都是创伤后骨关节炎的征象。因此,针对软骨损伤的治疗和预防的公共卫生倡议与激励措施无论如何强调也不为过。

在过去的一个世纪里,膝关节软骨手术有了长足发展。Magnusson膝关节清创术最初发表于1946年,这是一种开放手术,包括软骨成形术和其他几种技术,基本上是"清理"炎性膝关节。之后,Insall和Pridie对其进行了改良,包括穿透软骨下骨以生成纤维修复组织。

Jackson将关节镜作为一种侵入性较小的方法加以推广,以准确描述和治疗潜在的膝关节病变,包括关节软骨病变。随着器械和技术的改进,骨髓刺激手术能够在关节镜下完成。Johnson推广了关节镜下磨削成形术,而Pridie钻孔则适用于全关节镜手术。Seadman在20世纪80年代末开创了微骨折技术的先河,包括去除钙化软骨区,以软骨锥穿透软骨下板,并认识到术后运动和康复的重要性。微骨折技术目前已被广泛用于其他关节,包括髋关节、踝关节、肩关节和肘关节;然而,其有效性和持续性还需要时间来证明。最近已经出现了增强型微骨折技术,主要通过使用支架、幼年关节软骨细胞和其他间充质干细胞来增强纤维软骨的修复,但效果有待进一步评估。

骨软骨移植(包括自体移植和同种异体移植),通过移植整个软骨单元来替代软骨或骨软骨缺损,主要用于初次修复或翻修。目前,有几十种基于软骨细胞或干细胞来源的细胞疗法。最早的ACI技术由Peterson于1987年首创,由Brittberg和Peterson于1994年发表,该技术具备产生真正的透明关节软骨的潜力;2010年,他们发表了长达20年的研究结果。一期自体软骨或幼年关节软骨的改良、干细胞和软骨细胞的体外术前操作,以及复杂的三维可降解支架的开发,都代表了当代对细胞疗法的改进。国际上仍致力于这一骨科手术和运动医学领域的研究。然而,现在已经能够通过重建正常透明软骨的精确形态、功能和持久性来修复关节软骨。

《膝关节生物重建:外科指南》的主编 Brian J. Cole 医生和 Joshua D. Harris 医生组建了一个国际知名的编写团队,他们拥有评估和治疗这一具有挑战性和争议性课题的长期经验。他们将重点放在以下几个方面:采用以患者为中心的治疗方法,避免线性推理;识别和治疗伴随病变(半月板、力线和韧带稳定性);循证医学、试验设计和实施,以及患者报告结局的测量和分析。

本书中逐步讲解手术技术的章节能够为手术医生和培训中的外科医生提供指导。这些内容包括术前评估、手术特殊器械选择及高质量的术中照片。相比其他图书,本书还包括:生物标志物和组织工程、实践和研究软骨手术的成本和资金、高质量临床试验的障碍、政府监管和患者的可及性,以及与干细胞手术、体外操作和幼年软骨细胞来源有关的伦理问题。同时,本书还提供了患者的教育材料,可用于术前和术后的讨论。本书对运动医学临床医生、骨科医生、医学生、基础科研人员、物理治疗师和运动员训练师都具有重要的参考价值。

我相信,《膝关节生物重建:外科指南》一书对医生和患者均大有裨益,应该推荐给对关节软骨治疗感兴趣的人员。我由衷地感谢 Cole 医生和 Harris 医生给我们所有人的指导。

Lars Peterson
芬兰赫尔辛基大学
西班牙武康大学
荣誉博士
瑞典哥德堡大学
萨尔葛兰斯卡研究院外科中心
荣誉教授

献 词

在骨科领域，很少有其他课题的基础知识的发展像生物学领域那样迅速。《膝关节生物重建：外科指南》一书及时而全面地更新了关节置换术的替代方案。近17年来，我实施了超过2500例半月板和关节软骨的移植手术，评估和治疗了数千例膝关节疼痛患者。因此，我认识到医生的决策和手术技术将会对患者的生活质量产生巨大的影响。本书内容丰富、结构严密，可以帮助感兴趣的外科医生采用正确的治疗方法。感谢参与基础科学和临床研究的学生、住院医师、同事及同行们，他们的工作促进了这一领域的规范和合法化，并且为我们教育患者、评估和治疗功能障碍时建立合理的期望提供了必不可少的理论支持。

感谢我的家人(Emily、Ethan、Adam和Ava)为我提供了“偶尔休假”来管理和参与项目的自由。我还想感谢Joshua D. Harris医生，他很优秀，在芝加哥拉什大学医学中心接受培训时，我们就为他感到骄傲。我们希望读者能享受数十位优秀且多产的作者们在这一领域的劳动果实。

Brian J. Cole

1734年，William Hunter告诉我们受损伤的关节软骨愈合能力很差。旨在治疗关节软骨损伤的外科技术的产生和发展为我们提供了几种替代膝关节置换术的疗法。《膝关节生物重建：外科指南》一书共包括29章，由国际知名的临床医生和研究者编写。感谢这些作者和Slack公司编辑们的努力，如果没有他们，这项工作不可能完成。

我还要感谢以下人员，他们给予我的帮助不仅限于该项目，而是贯穿于我成长为技术熟练、专注且富于关怀的医生的全过程。首先，我要感谢我的爱人Lisa，感谢她耐心的鼓励，以及对我学术工作的支持。Cinny和Toti，我可爱的孩子们，是我一走进家门就能开怀大笑的源泉。感谢我的父母，他们是我职业生涯和个人生活中所拥有的激情、职业道德、尊重和正直的基础。最后，感谢我的导师们，Nina Wilson、Tom Williams、Dave Flanigan、Bernie Bach及Brian J. Cole，他们是我在学习和实践中的榜样。他们的见解和指导、批评和评论、建议和辅导对我而言都是弥足珍贵的。

Joshua D. Harris

致　谢

感谢每一位帮助完成该书出版的人。尤其要感谢 Slack 出版社的编辑们，他们是 Carrie Kotlar、Kat Rola、April Billick、Jennifer Cahill、Danielle Yentz 和 Trevor Hirsh。

目 录

第 1 部分　概述 …… 1
第 1 章　关节软骨和软骨下骨的解剖和生理 …… 2
第 2 章　关节软骨和软骨下骨病变 …… 7
第 3 章　患者评估:病史和体格检查 …… 16
第 4 章　术前关节软骨和软骨下骨的影像学表现 …… 20
第 5 章　术后关节软骨和软骨下骨的影像学表现 …… 27
第 6 章　早期骨关节炎和创伤后骨关节炎的生物标志物 …… 35
第 7 章　软骨和骨软骨缺损的分级 …… 40
第 8 章　患者报告结局和医生报告结局评估 …… 43
第 2 部分　非手术治疗 …… 49
第 9 章　药物治疗 …… 50
第 10 章　康复和物理治疗 …… 57
第 3 部分　软骨姑息治疗技术 …… 61
第 11 章　治疗局灶性软骨缺损的清创术和软骨成形术 …… 62
第 4 部分　软骨修复技术 …… 69
第 12 章　软骨下骨的治疗 …… 70
第 13 章　软骨和骨软骨病变的内固定治疗 …… 76
第 14 章　微骨折、超微骨折、PowerPick 技术和磨削成形术 …… 83
第 15 章　增强型骨髓刺激技术 …… 90
第 5 部分　软骨再生技术:细胞疗法 …… 97
第 16 章　自体骨软骨移植 …… 98
第 17 章　新鲜异体骨软骨移植 …… 105
第 18 章　自体软骨细胞移植 …… 112
第 19 章　其他细胞疗法 …… 124
第 20 章　以干细胞为基础的细胞疗法 …… 133
第 6 部分　联合技术:膝关节生物重建 …… 139
第 21 章　膝关节内翻:胫骨高位截骨术 …… 140
第 22 章　膝关节外翻:股骨远端截骨术 …… 147
第 23 章　髌股关节手术 …… 153
第 24 章　半月板缺损:修复与移植 …… 166

第 7 部分 关节软骨手术的未来 …… 177
第 25 章 费用和研究经费:公共资源和私人资金 …… 178
第 26 章 政府监管和可及性 …… 184
第 27 章 高质量随机试验的障碍:非劣效性到优效性 …… 190
第 28 章 基因疗法和组织工程 …… 195
第 29 章 关节软骨手术的伦理:干细胞、体外操作和幼年软骨细胞 …… 202
索引 …… 207

第1部分

概　述

第 1 章

关节软骨和软骨下骨的解剖和生理

Jason J. Shin, Adam B. Yanke, Nikhil N. Verma

结构和功能

透明软骨是被覆在关节表面的主要组分,它具有一定强度,表面光滑,摩擦力低,能够通过其黏弹特性抵抗过度的形变(图 1-1)[1-3]。在显微镜下,成人的软骨组织不含血管、无淋巴、无神经,细胞成分很少,其主要成分是软骨细胞及其周围的细胞外基质。

软骨细胞

软骨细胞是软骨中唯一的细胞成分,占成人软骨体积的 1%~5%[2,4]。在胚胎时期,软骨细胞起源于间充质干细胞。在受孕后第 5 周,间充质干细胞聚集并分化为成软骨细胞。这些成软骨细胞在成熟过程中不断分泌软骨基质。最终,这些细胞被其自身分泌的细胞外基质所包裹,成为软骨细胞[5]。

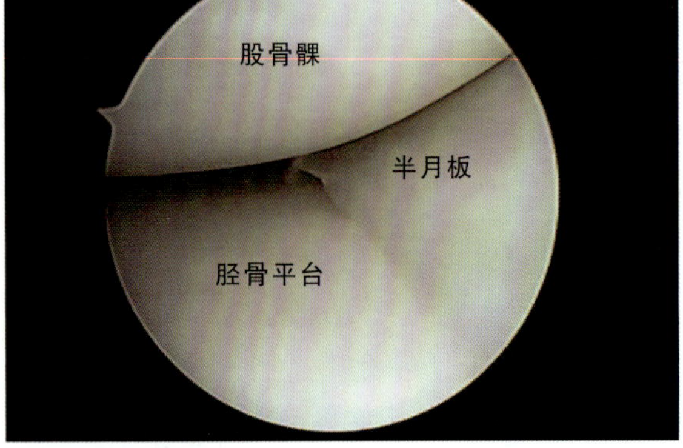

图 1-1 关节镜外侧入路观察到的膝关节外侧间室内的关节软骨。

软骨细胞分散在关节软骨中,细胞间没有直接接触。这些高度特异的细胞受周围环境刺激的影响,这些刺激包括机械负荷、渗透压和静水压变化、损伤及可溶性介质,如生长因子、白细胞介素和某些药物。软骨细胞的存活依赖于理想的化学和机械环境。为了创造这种理想的环境,软骨细胞持续分泌细胞外基质。细胞外基质的主要成分包括水、蛋白聚糖、胶原蛋白(主要是Ⅱ型胶原蛋白)及其他蛋白质和糖蛋白。除了产生基质,软骨细胞还合成负责基质降解的蛋白酶。软骨细胞在骨骼发育完成后几乎停止分裂,这种极为有限的增殖潜力决定了软骨自我修复的能力低下。

细胞外基质

在正常关节软骨中,浅层软骨和深层软骨的水含量不同,分别为 80%和 65%[6]。软骨内的水为基质提供了液压,负责对抗压力和承受关节负荷。细胞外组织液中含有无机盐(如钠、钾、钙和氯),营养物质可以通过组织液输送到软骨细胞。

胶原蛋白约占关节软骨干重的 60%,它是由两个 α1 和一个 α2 多肽链组合而成的三重螺旋结构。胶原蛋白的氨基酸组成包括甘氨酸、脯氨酸、羟脯氨酸和(或)羟赖氨酸。羟脯氨酸的立体电子效应为胶原分子提供了稳定性[7]。此外,羟赖氨酸通过形成共价键为胶原的纤维结构提供稳定性[6]。上述结构能够聚集大量的蛋白聚糖,因此软骨组织具有很高的抗压强度。在软骨细胞合成的众多胶原类型中,Ⅱ型胶原占 90%,

另有少量的Ⅴ、Ⅵ、Ⅸ、Ⅹ和Ⅺ型胶原。

蛋白聚糖占关节软骨干重的 25%~35%，并填充胶原纤维中的空隙。在关节软骨内，蛋白聚糖以一种称作聚集蛋白聚糖的复杂大分子的形式存在，这种大分子含有大量与蛋白质核心共价连接的糖胺聚糖侧链。这些聚集蛋白聚糖与单个长的透明质酸结合，形成一个较大的蛋白聚糖聚合体(图 1-2)。聚集蛋白聚糖大量存在于胶原纤维网络中，约占软骨基质的 90%。这种排列为其与透明质酸的相互作用提供了分子基础，并为软骨提供了理想的渗透特性，这一特性是产生软骨抗压能力的关键[7]。

糖胺聚糖是一种无支链的重复双糖单元。每个糖胺聚糖单元都带有一个负电荷，使侧链以扩展的形式彼此分离。负电荷吸引正离子，Ca^{2+}和 Na^{+}等正离子游离在糖胺聚糖间隙的水中，使环境保持电中性。关节软骨包含三种主要的糖胺聚糖：硫酸软骨素(4-异构体和 6-异构体)、硫酸角质素和硫酸皮肤素。除了作为聚集蛋白聚糖的一个组成部分，硫酸软骨素在关节软骨中的作用还包括减少软骨细胞的凋亡、诱导蛋白聚糖的产生和减少基质蛋白酶[8]。

基于与软骨细胞的不同距离，细胞外基质进一步被划分为不同的区域：细胞周基质、区域基质和区间基质。

细胞周基质是一层完全包绕软骨细胞膜的薄层。这层基质富含蛋白聚糖、纤连蛋白和各型胶原蛋白(Ⅱ、Ⅵ、Ⅸ)，但特征性表达Ⅵ型胶原蛋白。软骨细胞和细胞周基质共同构成一个“软骨单位”——成人关节软骨的微观解剖学结构单位[9]。细胞周基质在调节细胞与细胞外基质的生物力学、生物物理学和生物化学相互作用方面起着重要作用[10]。

区域基质包绕单个或成簇的软骨细胞及其周围的细胞外基质。胶原纤维在软骨细胞簇周围形成纵横交错的纤维网络，在撞击过程中为软骨细胞提供机械支持[11]。

区域基质包绕所有组织，在所有基质中所占体积比例最大，对关节软骨的性质有显著的影响。区域间基质中的胶原纤维很大，根据关节软骨区域的不同，纤维走行方向也不同。在浅表区，胶原纤维与关节面平行，可以应对剪应力；而在深层区，纤维是垂直走行的，可以对抗压力。这种胶原含量和走行的差异决定了不同软骨区域生物力学特性的不同。

软骨组织的层次

组织学上，关节软骨可分为 4 个不同的区域(从上到下)：浅表层、移行层、辐射层和钙化层(图 1-3)。细胞外基质的组成、软骨细胞形态，以及胶原纤维大小、形状和方向的差异构成了这一独特的横截面结构。

浅表层位于最外层且最薄。这一层水分含量最高，而蛋白聚糖浓度最低。浅表层的表面覆盖着一层含有润滑蛋白的滑液薄膜，它提供了一个光滑的滑动面。滑膜液的深层是细胞层，包含扁平的软骨细胞，可以合成大量胶原蛋白，这些胶原蛋白的走向与关节面平行。这种平行的胶原分布可以提供最大限度地对抗拉力和剪应力。在这一层，即使是最浅表的破坏(50~100μm)，也会显著改变关节软骨对抗压力和抗剪应力的能力。这一层为软骨提供了渗透屏障，其破坏会显

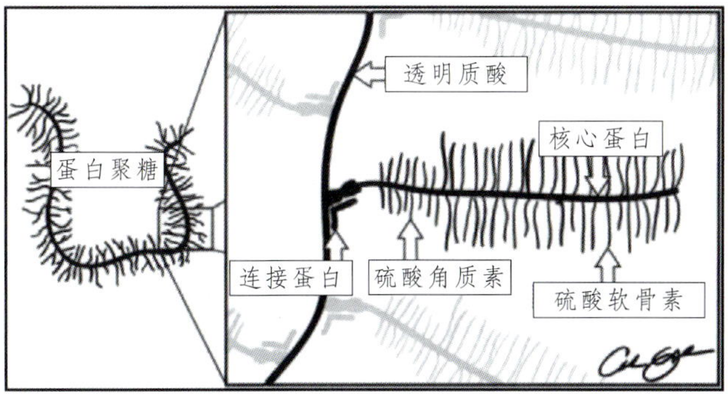

图 1-2　聚集蛋白聚糖由一个线性蛋白核心组成，硫酸软骨素链和硫酸角质素链附着在其上，并通过连接蛋白附着在透明质酸上。

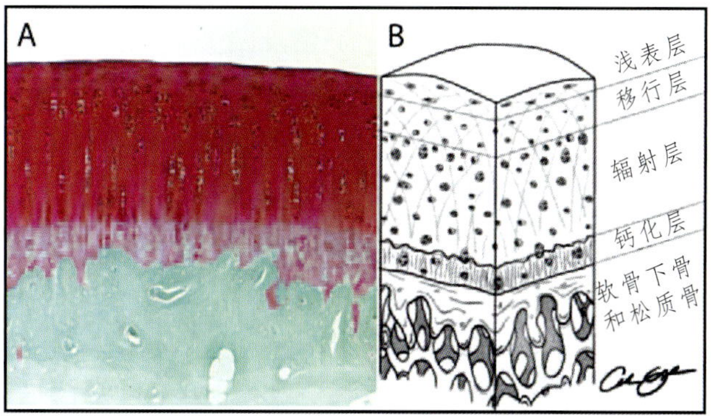

图 1-3　(A)组织学切片及(B)关节软骨和软骨下骨示意图。关节软骨由 4 个区域组成：浅表层、移行层、辐射层和钙化层。

著降低软骨组织维持液体压力支持的能力[12,13]。

移行层的特征是体积更大的胶原纤维呈交叉状排列。这一层的软骨细胞代谢活跃,能够产生更高浓度的蛋白聚糖。与它们的代谢活动相一致,这里的软骨细胞外观更为圆润,并且含有更丰富的细胞内成分。

深层(辐射层)拥有体积最大的胶原纤维,其走行垂直于关节面。该区域的软骨细胞呈球状,在各层中代谢最为活跃,比浅表层细胞活跃10倍。因此,尽管该区域的软骨细胞密度较低,但蛋白聚糖的浓度最高,含水量最低。该区域主要负责负荷分布和抵抗应力。

最深层为钙化层,与其他三层以潮线分界。这一层是连接关节软骨和软骨下骨的过渡区域。该区域的软骨细胞很小,镶嵌在钙化基质中,代谢活性很低。这些细胞合成X型胶原蛋白,提供结构完整性和硬度。

软骨下骨

在钙化区的下层,黏合线将关节软骨与软骨下骨分开。软骨组织类似于拼图,被“镶嵌”到软骨下骨中,使剪应力转化为拉力和压力[14]。软骨组织和软骨下骨共同构成骨软骨单元[15]。

软骨下骨可进一步细分为软骨下骨板,即直接位于软骨钙化层深层的骨板,以及被称为关节下松质骨的深层骨小梁。骨皮质终板主要由Ⅰ型胶原构成,这一点与主要由Ⅱ型胶原组成的关节软骨不同。尽管软骨下骨中的胶原纤维一直延伸到骨小梁中,但是这些胶原纤维并不与软骨钙化区相延续。因此,关节软骨和软骨下骨之间的连接处较为薄弱。

软骨下骨的厚度在不同的关节之间甚至在同一关节内都是不同的。一般来说,位于关节凹面的软骨下骨往往比凸面的软骨下骨厚[16,17]。软骨下骨的形态是由特定关节的功能决定的,它反映了不同关节在一段时间内承受的所有机械应力[18]。

软骨下骨板比软骨下松质骨致密,由两层致密的骨板及其间狭窄间隙中的松质骨组成[19]。在软骨下骨的深层,间隙逐渐增大,向骨干平行的方向延长,从而形成关节下松质骨[15]。

血管和代谢

关节软骨的营养主要由滑液提供,极少量来自软骨下骨。营养物质最终通过软骨基质扩散到达软骨细胞。关节软骨是无血管的,细胞外基质环境轻度缺氧。为了适应这种环境,软骨细胞的代谢活动较低,主要依赖无氧途径(糖酵解)产生能量[20]。这种代谢途径可能是关节软骨再生能力低下的原因。

与软骨不同,软骨下骨具有良好的血供。软骨下骨的血流速度是松质骨的3~10倍。通过软骨下骨大量的管状多孔网络,血管可以从关节下松质骨的骨髓腔到达其上的软骨区域。软骨下静脉丛特别容易受到较高的压力或剪应力的损害[21]。在软骨修复过程中,当软骨钙化层被切除后(如骨髓刺激前清理软骨缺损),软骨下区域的血管网络可能会显露出来[22]。

血管的多少与关节所承受的负荷大小有关。一个承受最大应力的关节,其接受负荷最多的区域血管数量较多[23]。同样,软骨下骨和软骨钙化区的重塑在血管分布较多和压力负荷较大的区域也最活跃。软骨下骨的血管灌注量随年龄增长持续降低,直至70岁[21]。

机械应力效应

对于关节软骨正常的结构和功能来说,关节的运动和生理性负荷周期是维持软骨营养所必需的。在一个吻合度好的关节中,如距骨圆顶状的关节面和胫骨平台,压力分布到一个较为广阔的区域,可以减少对软骨厚度的需求(平均为1.2mm,范围为1.0~1.6mm)。相比之下,吻合度相对差的胫股关节软骨较厚(平均为2.2mm,范围为1.7~2.6mm),可以适应较高的局部压力[24]。

由于血管灌注减少,以及软骨细胞对蛋白聚糖和纤维蛋白的合成量减少,因此制动和去除负荷可导致软骨变性。已有大量文献描述了关节制动和去除负荷后软骨变薄的现象。Hinterwimmer等人研究证实,踝关节骨折患者经7周部分限制负重后,膝关节各部位的软骨厚度均有所下降(髌骨厚度减少2.9%,胫骨内侧减少6.6%)[25]。此外,有研究报道脊髓损伤患者会发生软骨渐进性萎缩[26]。

关节的负荷可以诱发关节软骨的代谢反应。目前尚不清楚软骨细胞受到物理刺激后是如何调控细胞外基质分泌的[1,27]。近期的研究表明,软骨细胞能感知并对机械刺激做出反应,导致分子水平的调控变化,包括转录、翻译和翻译后修饰,从而影响细胞介导的细胞外基质的组装和降解[28,29]。这种变化会导致新合成的蛋白聚糖、胶原和其他分子的质量和功能改变。

软骨和软骨下骨共同作用，将负荷传递并通过关节。跑步时，膝关节承受的重量是体重的 10 倍，而跳跃时则是体重的 20 倍[30]。在生理负荷下，关节软骨和软骨下骨能够储存、传递和抵消这种机械能，从而避免关节承受永久性损伤。关节软骨可以吸收 1%~3%的负荷，而软骨下骨可以吸收大约 30%的负荷[31,32]。皮质骨和关节囊吸收了剩余的能量。

生物力学

关节软骨由两个独立但相互依赖的部分（固相和液相）组成，二者都具有特殊的特性即承受高强度负荷，这被称为软骨的双相模型。关节软骨的生物力学性能取决于这两相的相互作用。液相包括组织、水和基质中移动的无机离子；固相则由渗透性胶原蛋白、蛋白聚糖、细胞和脂质组成[33]。在持续负荷作用下，关节软骨发生随时间变化的变形行为，称为黏弹性[34]。在软骨受到负荷时，它的渗透性允许孔隙中的水自由进出基质。关节在负荷作用下产生的关节应力，使间质液压在短时间内迅速增加。压力的增加会导致液体从细胞外基质中流出。较低的渗透率可产生较大的分子摩擦力——这是胶原蛋白聚糖的固有黏弹特性——这种特性可以防止液体被快速挤出基质[33,35]。当压缩负荷被移除时，间质液体反流回基质。

在正常软骨中，液压可以抵消正常活动中产生的超过 95%的负荷，并减少作用于固相基质的压力[36]。相反，在退行性变的关节软骨中，渗透性和含水量的增加降低了摩擦阻力，从而降低了保护性的应力屏蔽效应[36]。

蠕变和应力松弛反应也是关节软骨的重要生物力学性质。它们是关节软骨承受负荷时，液体流经细胞外基质的结果。蠕变是具有黏弹性的材料在恒定的机械应力作用下不断变形，直至达到平衡。应力松弛是指持续形变导致应力初始上升，然后逐渐降低，直至达到平衡[33]。软骨组织受到负荷后，最初的形变是快速的，此时大量液体流出软骨。形变和液体流动的速度都逐步降低直至达到平衡，此时液体流动，形变停止。无法用单一杨氏模量测量软骨，因为随着应力的增加，软骨组织逐渐变硬。因此，软骨的杨氏模量是可变的，取决于进行应力松弛检测时的受力大小。相反，当所有液体停止流动时，软骨组织在平衡状态下的刚度可以通过聚积模量测量。双相模型可以测定聚积模量，软骨的模量范围在 0.5~0.9MPa[37]。

关节软骨的成分变化也会影响其力学性能。软骨的抗压刚度与胶原含量无关，而组织的刚度随着糖胺聚糖含量的变化而增加。蛋白聚糖含量降低使软骨中的液体空间增加。此外，骨组织弹性模量的数值提示，当含水量增加时，软骨渗透性增加，坚硬程度降低。渗透性增加使液体的流出阻力减小，导致较小的负荷即可产生更快的形变。这种蛋白聚糖和含水量的变化，以及细胞外基质对水分的渗透性变化，都与衰老和骨关节炎有关。骨关节炎可以使软骨细胞外基质中的成分发生改变，这种变化可能会显著影响软骨细胞对负荷的应力反应和液体内环境。

结论

关节软骨和软骨下骨是具有高度特异性的组织，它们拥有低摩擦和耐磨的表面，能够承受几十倍的负荷和运动，而不会受到损伤或发生退行性变。软骨细胞所分泌的细胞外基质的成分决定了软骨组织复杂的生物力学和功能特性。关节内的代谢环境并不活跃，同时软骨细胞增殖潜能有限，这些都是关节软骨损伤后愈合能力较差的重要因素。未来的研究将增加对骨软骨单元的正常解剖、病理学变化和手术效果的理解，以期优化患者的临床治疗效果。

（刘晓琳　译　岳冰　校）

参考文献

1. Buckwalter JA, Martin JA, Brown TD. Perspectives on chondrocyte mechanobiology and osteoarthritis. *Biorheology.* 2006;43(3-4):603-609.
2. Mankin HJ. The response of articular cartilage to mechanical injury. *J Bone Joint Surg Am.* 1982;64(3):460-466.
3. Tetteh ES, Bajaj S, Ghodadra NS. Basic science and surgical treatment options for articular cartilage injuries of the knee. *J Orthop Sports Phys Ther.* 2012;42(3):243-253.
4. Alford JW, Cole BJ. Cartilage restoration, part 1: basic science, historical perspective, patient evaluation, and treatment options. *Am J Sports Med.* 2005;33(2):295-306.
5. Pacifici M, Koyama E, Iwamoto M, Gentili C. Development of

articular cartilage: what do we know about it and how may it occur? *Connect Tissue Res.* 2000;41(3):175-184.

6. Torzilli PA. Influence of cartilage conformation on its equilibrium water partition. *J Orthop Res.* 1985;3(4):473-483.
7. Sophia Fox AJ, Bedi A, Rodeo SA. The basic science of articular cartilage: structure, composition, and function. *Sports Health.* 2009;1(6):461-468.
8. Martel-Pelletier J, Kwan Tat S, Pelletier JP. Effects of chondroitin sulfate in the pathophysiology of the osteoarthritic joint: a narrative review. *Osteoarthritis Cartilage.* 2010;18(Suppl 1):S7-S11.
9. Nguyen BV, Wang QG, Kuiper NJ, El Haj AJ, Thomas CR, Zhang Z. Biomechanical properties of single chondrocytes and chondrons determined by micromanipulation and finite-element modelling. *J R Soc Interface.* 2010;7(53):1723-1733.
10. Guilak F, Alexopoulos LG, Upton ML, et al. The pericellular matrix as a transducer of biomechanical and biochemical signals in articular cartilage. *Ann N Y Acad Sci.* 2006;1068:498-512.
11. Muir H. The chondrocyte, architect of cartilage. Biomechanics, structure, function and molecular biology of cartilage matrix macromolecules. *Bioessays.* 1995;17(12):1039-1048.
12. Buckley MR, Bergou AJ, Fouchard J, Bonassar LJ, Cohen I. High-resolution spatial mapping of shear properties in cartilage. *J Biomech.* 2010;43(4):796-800.
13. Gannon AR, Nagel T, Kelly DJ. The role of the superficial region in determining the dynamic properties of articular cartilage. *Osteoarthritis Cartilage.* 2012;20(11):1417-25.
14. Imhof H, Breitenseher M, Kainberger F, Rand T, Trattnig S. Importance of subchondral bone to articular cartilage in health and disease. *Top Magn Reson Imaging.* 1999;10(3):180-192.
15. Madry H, van Dijk CN, Mueller-Gerbl M. The basic science of the subchondral bone. *Knee Surg Sports Traumatol Arthrosc.* 2010;18(4):419-433.
16. Simkin PA, Graney DO, Fiechtner JJ. Roman arches, human joints, and disease: differences between convex and concave sides of joints. *Arthritis Rheum.* 1980;23(11):1308-1311.
17. Dewire P, Simkin PA. Subchondral plate thickness reflects tensile stress in the primate acetabulum. *J Orthop Res.* 1996;14(5):838-841.
18. Milz S, Putz R. Quantitative morphology of the subchondral plate of the tibial plateau. *J Anat.* 1994;185(Pt 1):103-110.
19. Hunziker EB, Quinn TM, Hauselmann HJ. Quantitative structural organization of normal adult human articular cartilage. *Osteoarthritis Cartilage.* 2002;10(7):564-572.
20. Pearle AD, Warren RF, Rodeo SA. Basic science of articular cartilage and osteoarthritis. *Clin Sports Med.* 2005;24(1):1-12.
21. Imhof H, Sulzbacher I, Grampp S, Czerny C, Youssefzadeh S, Kainberger F. Subchondral bone and cartilage disease: a rediscovered functional unit. *Invest Radiol.* 2000;35(10):581-588.
22. Drobnič M, Radosavljevic D, Cör A, Brittberg M, Strazar K. Debridement of cartilage lesions before autologous chondrocyte implantation by open or transarthroscopic techniques: a comparative study using post-mortem materials. *J Bone Joint Surg Br.* 2010;92(4):602-608.
23. Lane LB, Villacin A, Bullough PG. The vascularity and remodeling of subchondral bone and calcified cartilage in adult human femoral and humeral heads. An age- and stress-related phenomenon. *J Bone Joint Surg Br.* 1977;59(3):272-278.
24. Shepherd DE, Seedhom BB. Thickness of human articular cartilage in joints of the lower limb. *Ann Rheum Dis.* 1999;58(1):27-34.
25. Hinterwimmer S, Krammer M, Krötz M, et al. Cartilage atrophy in the knees of patients after seven weeks of partial load bearing. *Arthritis Rheum.* 2004;50(8):2516-2520.
26. Vanwanseele B, Eckstein F, Knecht H, Stüssi E, Spaepen A. Knee cartilage of spinal cord-injured patients displays progressive thinning in the absence of normal joint loading and movement. *Arthritis Rheum.* 2002;46(8):2073-2078.
27. Heijink A, Gomoll AH, Madry H, et al. Biomechanical considerations in the pathogenesis of osteoarthritis of the knee. *Knee Surg Sports Traumatol Arthrosc.* 2012;20(3):423-435.
28. Grushko G, Schneiderman R, Maroudas A. Some biochemical and biophysical parameters for the study of the pathogenesis of osteoarthritis: a comparison between the processes of ageing and degeneration in human hip cartilage. *Connect Tissue Res.* 1989;19(2-4):149-176.
29. Browning JA, Saunders K, Urban JP, Wilkins RJ. The influence and interactions of hydrostatic and osmotic pressures on the intracellular milieu of chondrocytes. *Biorheology.* 2004;41(3-4):299-308.
30. Maquet PG, Van de Berg AJ, Simonet JC. Femorotibial weight-bearing areas. Experimental determination. *J Bone Joint Surg Am.* 1975;57(6):766-771.
31. Brown TD, Radin EL, Martin RB, Burr DB. Finite element studies of some juxtarticular stress changes due to localized subchondral stiffening. *J Biomech.* 1984;17(1):11-24.
32. Hoshino A, Wallace WA. Impact-absorbing properties of the human knee. *J Bone Joint Surg Br.* 1987;69(5):807-811.
33. Mow VC, Holmes MH, Lai WM. Fluid transport and mechanical properties of articular cartilage: a review. *J Biomech.* 1984;17(5):377-394.
34. Abdel-Sayed P, Moghadam MN, Salomir R, Tchernin D, Pioletti DP. Intrinsic viscoelasticity increases temperature in knee cartilage under physiological loading. *J Mech Behav Biomed Mater.* 2014;30:123-130.
35. Maroudas A, Bullough P. Permeability of articular cartilage. *Nature.* 1968;219(5160):1260-1261.
36. Mankin HJ, Thrasher AZ. Water content and binding in normal and osteoarthritic human cartilage. *J Bone Joint Surg Am.* 1975;57(1):76-80.
37. Wang CC, Hung CT, Mow VC. An analysis of the effects of depth-dependent aggregate modulus on articular cartilage stress-relaxation behavior in compression. *J Biomech.* 2001;34(1):75-84.

第 2 章

关节软骨和软骨下骨病变

Brian Chilelli, Gloria Matthews, Tom Minas, Andreas H. Gomoll

膝关节软骨和软骨下骨病变较为常见,两者往往密切相关。近年来,软骨下骨与关节软骨之间的关系受到越来越多的关注。局灶性软骨损伤也会随着时间的推移而扩大,进而导致软骨下骨慢性改变。因此,软骨下骨的评估对于制订整体治疗方案和判断预后有重要意义。关节软骨和软骨下骨应被看作一个紧密相连的骨软骨单元。由于生物力学的改变和关节压力的增加,骨软骨单元的任何破坏都会对周围软骨和软骨下骨造成不利的影响。继发的炎症反应、软骨降解酶的释放、游离体形成和机械磨损,均可导致更广泛的关节退行性变。这种级联反应可能导致早期退行性关节疾病。骨软骨缺损的治疗应以恢复骨软骨单元为目标,重建软骨下骨的支撑,同时修复关节软骨。

评估

在骨软骨损伤的初步评估中,充分了解周围组织的症状和损伤机制至关重要。是否有创伤史可能为医生提供重要的信息,并有助于明确诊断。全面的体格检查应排查严重畸形、力线异常、髌骨脱位、韧带不稳、半月板缺损和关节积液等情况。在获取病史、体格检查和影像学检查结果后,更高级的影像学检查对诊断也有很大帮助。磁共振成像(MRI)有助于评估关节软骨和软骨下骨髓水肿。然而,软骨下骨髓水肿的MRI表现可能会干扰软骨下骨的精细解剖细节。例如,剥脱性骨软骨炎(OCD)可导致脂肪抑制T2加权图像上出现弥漫性高强度变化,从而难以判断是否确实存在软骨下骨。因此,可以使用计算机断层扫描(CT)评估软骨下骨的质量和精细解剖。注射对比剂后使用CT进行关节造影检查,不仅能对软骨下骨进行更为细致的描绘,也能很好地显示关节表面细节。

软骨病变

非全层软骨损伤未累及软骨下骨,其愈合能力较差[1-3]。软骨组织无血供,因此损伤会逐步扩大。软骨的全层缺损深达软骨下骨(血供丰富),来自髓腔的细胞可填充缺损并形成血凝块。最终形成含Ⅰ型胶原的纤维软骨瘢痕[4]。然而,纤维软骨的力学性能比以Ⅱ型胶原为主的透明软骨低得多[5,6]。

膝关节镜检查经常会发现部分和全层软骨损伤。Curl等人回顾了30 000多例膝关节镜病例数据,结果发现63%的病例存在软骨损伤[7]。全层病变最常见的部位是股骨内侧髁,其次是髌骨和股骨外侧髁。Aroen等人发现,在993例膝关节镜病例中,66%的病例存在关节软骨病变,其中11%为全层软骨损伤[8]。Hjelle等人在一项前瞻性研究中发现,在1000例膝关节镜病例中,61%的病例存在软骨或骨软骨损伤[9]。这些缺损通常与创伤有关,而且可能合并其他结构损伤。

关节内和关节外伴随的损伤

前交叉韧带(ACL)损伤最常见,韧带损伤增加了膝关节的剪应力,继而导致软骨损伤。近期的系统性回顾研究显示,急性ACL撕裂患者中严重关节软骨损伤的发生率为16%~46%[10]。此外，已有多项研究报道，软骨和骨软骨损伤的发生率随ACL损伤病程的增加而升高[11-17]。此外，即使进行过ACL重建，继发于ACL损伤的关节损伤也难以避免。Shelbourne和Gray从一项大型前瞻性研究中得出结论：关节软骨损伤是ACL重建5~15年后不良预后最重要的预测因素[18]。同样，Takeda等人认为，严重的软骨损伤是ACL重建后能否恢复体育运动的重要预测因素[14]。

半月板紊乱对关节软骨有深远影响，这种影响可以是急性或长期的（图2-1）。半月板撕裂和半月板切除术后，关节的接触力显著增加。一项对1740例膝关节镜病例的回顾性研究发现，半月板退行性变与软骨损伤（内侧或外侧关节间室）高度相关[19]。在半月板缺损的病例中（如半月板切除术后），相应关节间室的接触压力显著增加，这与骨关节炎的进展有关[20-22]。因此，如果怀疑半月板功能不全，可以在软骨修复时考虑在合适的患者中进行半月板同种异体移植[23,24]。

已有许多学者报道了髌骨脱位后的软骨和骨软骨病变[25-28]。高达95%的髌骨脱位病例中可以出现这种损伤[25]。最常见的损伤部位是髌骨内侧面的下缘，其次是股骨外侧髁（图2-2）[25]。对于髌骨不稳合并软骨缺损的病例，可优先处理髌骨不稳，或同时处理。应关注内侧髌股韧带的完整性、胫骨结节-股骨滑车间沟距离、髌骨倾斜度，以及是否存在滑车发育不良。以上结构的异常可能对软骨修复的短期和长期结果产生不利影响。Peterson等人发现，早期髌骨自体软骨细胞移植（ACI）病例中仅1/3治疗效果满意[29]。他们在后续研究中对14例患者进行了矫正，其中11例（79%）取得了良好的治疗效果。

软骨下骨

软骨下骨病变可出现一系列异常表现，包括大体的和组织形态学异常、矿化不平衡和生物力学负荷影响的改变。与正常骨相比，病理性软骨下骨可能更硬、更弱、更脆、矿化不足和（或）过度矿化，或出现骨坏死。这些改变可影响软骨下骨正常的力传递、机械转导和应力分布。病因的分类并不总是明确的，但通常包括创伤、供血不足、适应性重塑不良、遗传缺陷和代谢性骨病。

创伤

与其他类型的损伤类似，软骨下骨损伤可以是急性或慢性的，由单次冲击或反复载荷引起，可导致微骨折或累及关节面的关节内骨折。组织学上可能会发现骨小梁破坏和软骨下骨连续性裂隙（图2-3）。作为骨愈合过程的一部分，软骨内骨化形成软骨核，提示早期的骨痂形成。在分子水平上，新生血管产生的促炎因子和骨形成因子上调或减少抑制，这些因子包括血管内皮生长因子（VEGF）、骨形态发生蛋白和Wnt信号通路成员。VEGF和其他血管渗透因子使得血管渗透性增加，连同局部出血和炎症一起导致骨挫伤，软骨下骨的骨髓腔内出现炎症和水肿，在MRI上表现明显（图2-4）。骨挫伤常见于局部软骨损伤和较大的半月板撕裂。我们对这些病变的组织学表现知之甚少，因为这种情况下很少进行活检，而且有些骨挫伤会在12~15个月后消失。水肿复发往往是修复失败的征象，提示修复组织开始或已经与邻近骨质剥离。

剥脱性骨软骨炎（OCD）

OCD主要累及软骨下骨，但可能继发关节软骨破坏。它是一种后天形成的、潜在可逆的病灶，根据发病年龄可分为儿童型和成人型[30]。儿童型经保守治疗大多数可以自愈，特别是生长板仍然存在时[30-33]。该病最初被命名为“骨软骨炎”是为了提示炎症是主要病因，但后来又否定了上述观点。虽然目前尚无普遍接受的病理生理学标准，但仍有许多病因的假设，包括反复微创伤、遗传易感性和血管缺陷。大量研究报道了体育运动与OCD的关系，因此有人提出反复微创伤可能是一个重要病因[34-37]。然而，组织学研究无法将这种现象与特定的病因联系起来[38]。该病确切的流行病学尚不清楚，有报道显示每10万人中有15~29人患病[34,39]。该病同时具有性别差异，男女发病比为4:1~5:3[30,31,40]。膝关节最常累及的部位是股骨内侧髁的外侧面，其次是股骨髁中心、股骨外侧髁、股骨内侧髁的内侧面和髌骨[35]。对于有症状的OCD患者，应密切关注年龄、缺损部位和稳定性、关节软骨及软骨下骨的损伤范围和程度。

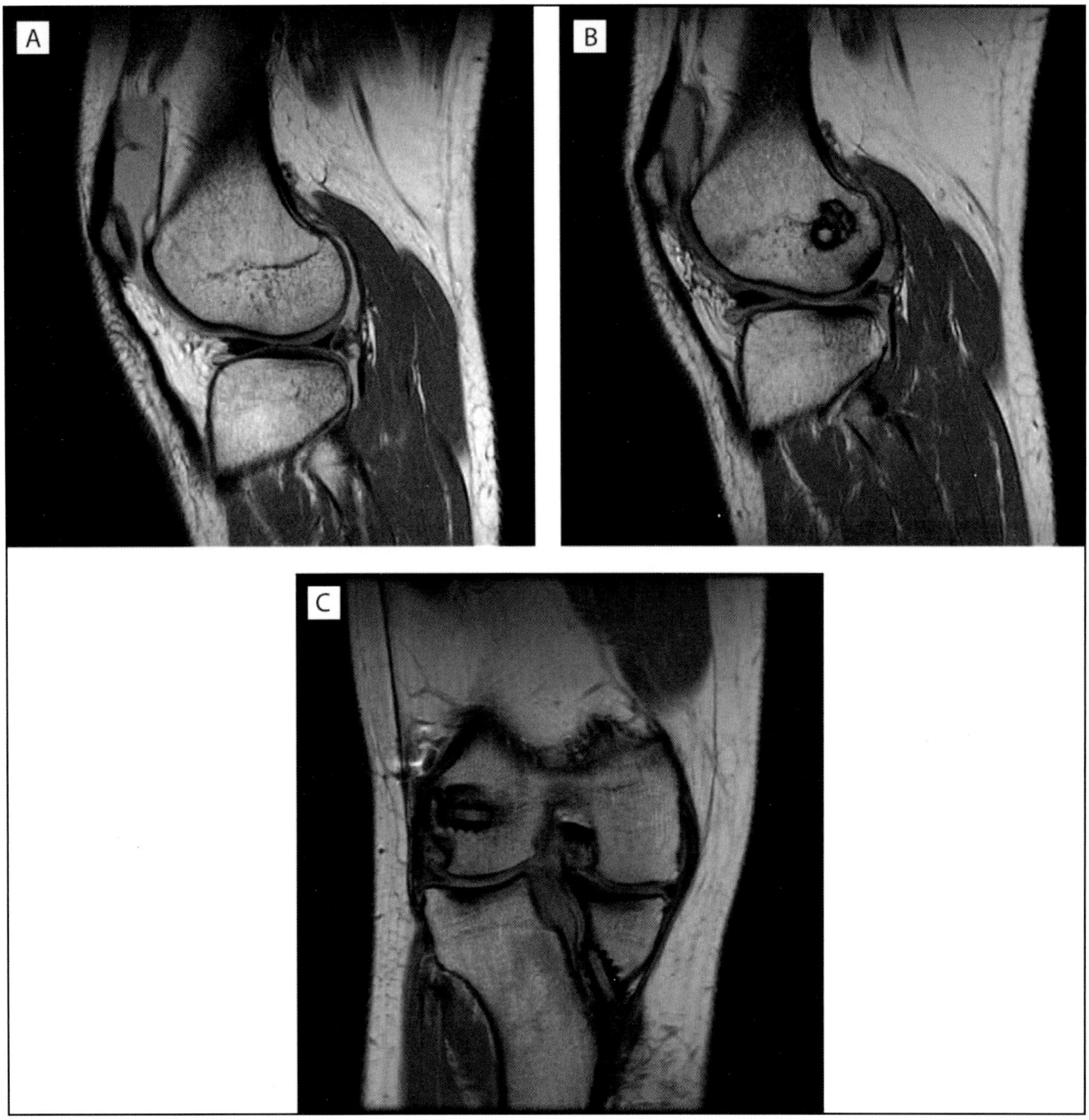

图 2–1　15 岁女性患者有 ACL 损伤史。(A)损伤后初步 MRI 显示外侧间室关节软骨完整,外侧半月板后角垂直小撕裂(矢状位质子密度图像)。(B,C)ACL 重建及外侧半月板部分切除术后 1 年复查,MRI 显示股骨外侧髁、胫骨平台大面积对吻伤,软骨下骨反应性改变[矢状位(B)、冠状位(C)质子密度图像]。

术后软骨下骨异常

在软骨修复手术失败的患者中,骨髓刺激术(如微骨折)最常见,这种手术可使软骨下骨发生变化。最近的研究显示,多达 1/3 的患者在微骨折术后会出现软骨下骨囊肿、骨赘及软骨下骨增生(图 2–5)[41,42]。Chen 等人在兔模型中观察微骨折术后 1 天软骨下骨的组织学表现和局部结构[43]。结果显示微骨折孔被增生骨包绕,这些增生骨可能会破坏通往骨髓腔的通路,并最终降低软骨缺损的愈合潜力。他们还对比了兔模型中软骨下骨不同钻孔深度的影响,两组分别钻孔 6mm 和 2mm,3 个月后活检发现前者缺损处填充量

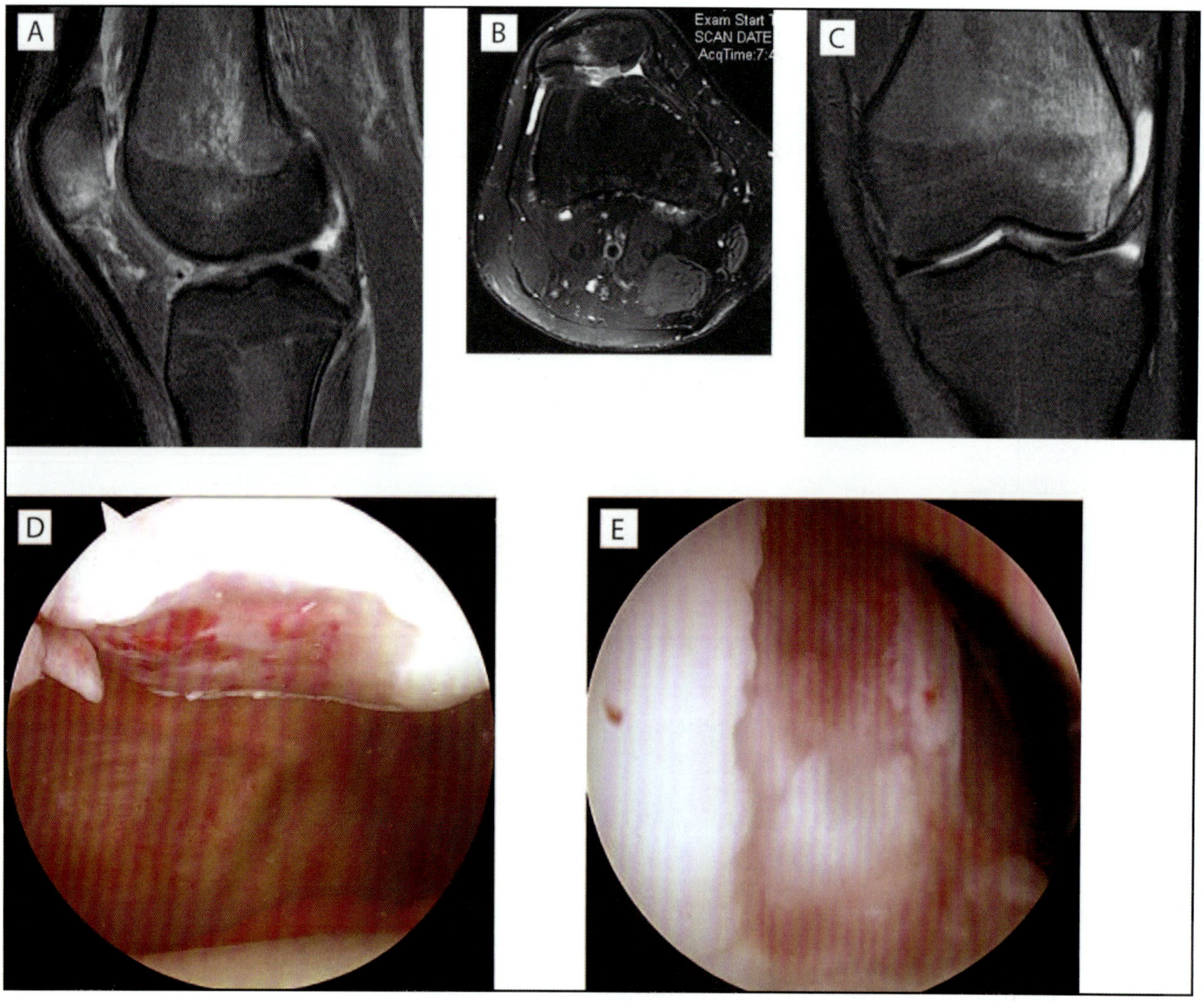

图 2–2 18 岁男性患者首次创伤性髌骨脱位。外伤后 MRI 显示(A)髌骨矢状位、(B)轴位及(C)股骨外侧髁软骨缺损。关节镜图像显示(D)髌骨和(E)股骨外侧髁软骨缺损。

更大,Ⅰ型胶原含量更高[44]。钻孔深度为 2mm 时,钻孔与微骨折无差异。然而,两组均显示软骨下骨的结构异常、骨囊肿形成、骨过度生长、骨整合不良[45]。最新的数据表明,软骨下骨的这些变化可能改变骨软骨单元的生物力学环境,并导致软骨修复 (如 ACI)后效果不佳。Minas 等人对 321 例接受 ACI 治疗的患者进行了研究,发现接受骨髓刺激术(钻孔、磨削成形术、微骨折) 治疗的患者失败率比未行骨髓刺激术的患者高 3 倍[46]。在一项针对 ACI 长期疗效的亚组分析中,Minas 等人进一步证实了上述趋势[47]。比较 ACI 后 15 年的移植存活率发现,接受和未接受微骨折手术的患者存活率分别为 44%和 79%。Pestka 等人发现,骨髓刺激术后 ACI 的失败率(28 例中有 7 例)显著高于单独实施 ACI 的患者(28 例中有 1 例)[48]。此外,平均随访 48 个月后,与未接受骨髓刺激术的患者相比,接受骨髓刺激术的患者临床结果显著下降。

其他旨在修复骨性结构的手术也可能对软骨下骨产生影响。例如,采用合成支架植入技术,通过骨传导重建软骨下骨的内在结构, 可以使骨长入。然而,Barber 和 Dockery 通过 CT 检查 9 例接受植入治疗的患者,发现合成支架并未促进骨生长、骨传导或骨化,因此局部新生组织与纤维瘢痕组织类似[49]。

骨软骨组织的同种异体移植和自体移植也会对软骨下骨产生影响。移植的软骨下骨与周围骨缺损的整合性对移植物存活和手术效果至关重要。同种异体骨软骨移植失败的一个已知机制是骨不连或移植物

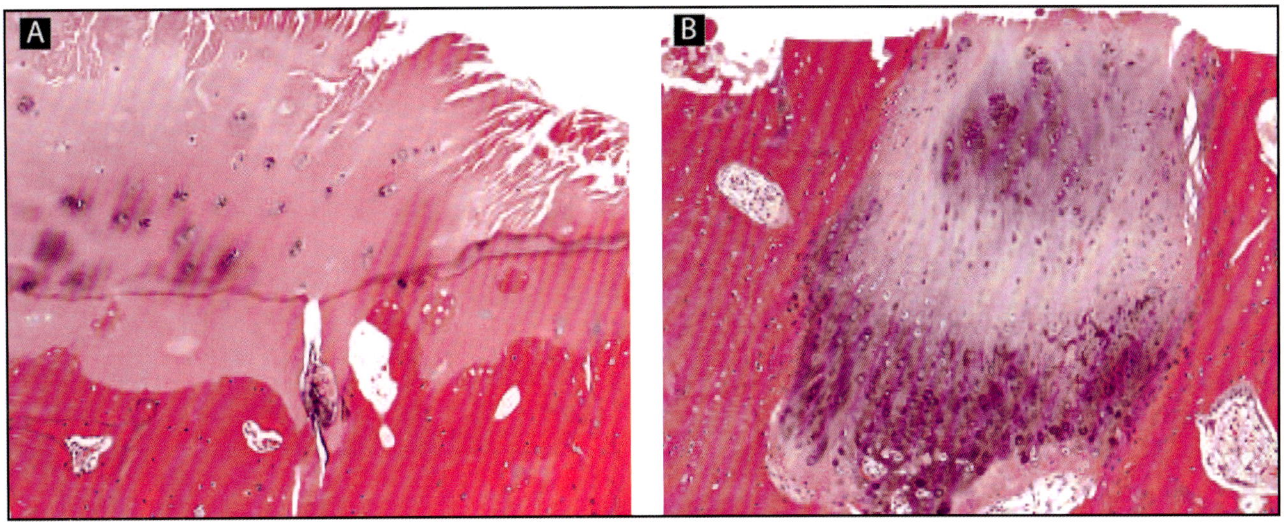

图 2–3 光学显微镜下标准苏木素和伊红染色后的组织学表现:(A)胫骨近端内侧自然发生的微骨折。(B)软骨下骨的软骨核心通常在微骨折愈合过程中产生。这是一个慢性反复微创伤病例,发生在骨关节炎晚期,其内侧半月板在 20 年前被切除。(Reprinted with permission from Dinesh Bangari, BVSc & AH, PhD, DACVP, Department of Pathology, Genzyme Corp.)

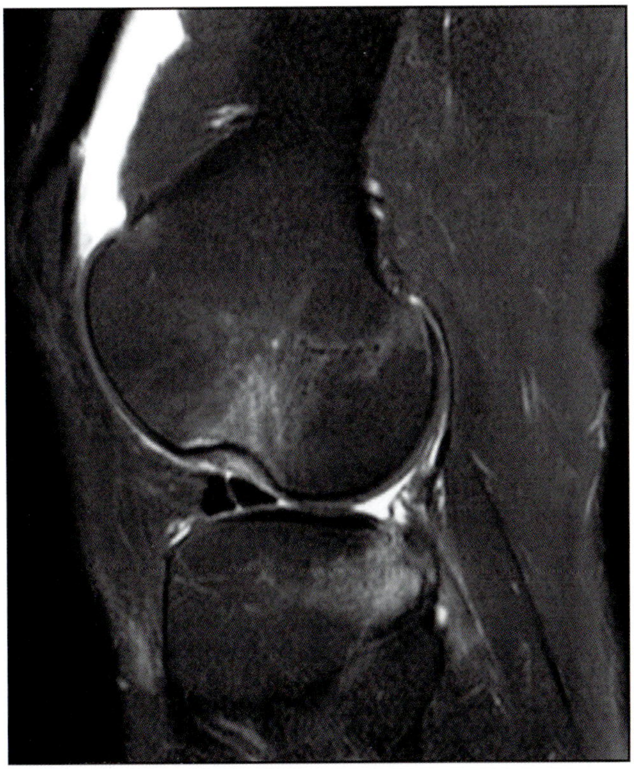

图 2–4 矢状位脂肪抑制质子密度加权 MRI 图像,显示一名足球运动员扭伤后股骨外侧髁出现压缩骨折,与股骨外侧压迹(沟)征一致,同时伴有胫骨后外侧平台骨挫伤。胫骨和股骨的骨髓水肿符合继发于 ACL 损伤的骨挫伤表现。外侧半月板后角撕裂并向前移位至前角后方,造成中度的创伤后关节内出血。(Reprinted with permission from Ali Guermazi, MD, PhD, Department of Radiology, Boston University Medical Center.)

晚期破裂导致软骨下骨塌陷[50]。软骨下骨吸收可引起类软骨下骨的囊性变,同时导致软骨移植物退行性变。

适应不良的重塑

破骨细胞和成骨细胞分别介导骨吸收和骨沉积,两者的失衡可导致软骨下骨的病理改变。以运动引起的骨硬化为例,在这个过程中,生理应力导致的骨质增生是在必要的骨吸收之后发生的。这种过度的骨吸收状态和不充分的骨形成,可导致骨骼脆弱、长骨骨折、软骨下不全骨折,以及软骨下骨髓损伤(BML,常见于骨关节炎)。在过去的 10 年中,这种现象受到了越来越多的关注。骨关节炎人口持续增长,发病人群也逐渐年轻化,这可能与过去几十年来人们的平均身体质量指数(BMI)持续升高同时运动量逐渐加大有关。此外,以往观点认为,年轻患者的局部软骨缺损和半月板撕裂主要由创伤引起,而现在人们逐步认知到至少有一部分这类病变可能是骨关节炎的早期表现。

骨关节炎相关的 BML 在疼痛性骨关节炎中发生率很高,甚至在骨关节炎的早期阶段也是如此[51–53]。BML 与骨关节炎的膝关节疼痛密切相关。此外,BML 还与软骨变性有关。上述两种情况往往需要进行全膝关节置换手术[54–56]。BML 可以被 MRI 检测到,邻近软骨下骨板的骨质内可见边界不清的低或高信号区(取决于特定序列对水和脂肪的敏感性)。这些区域还会

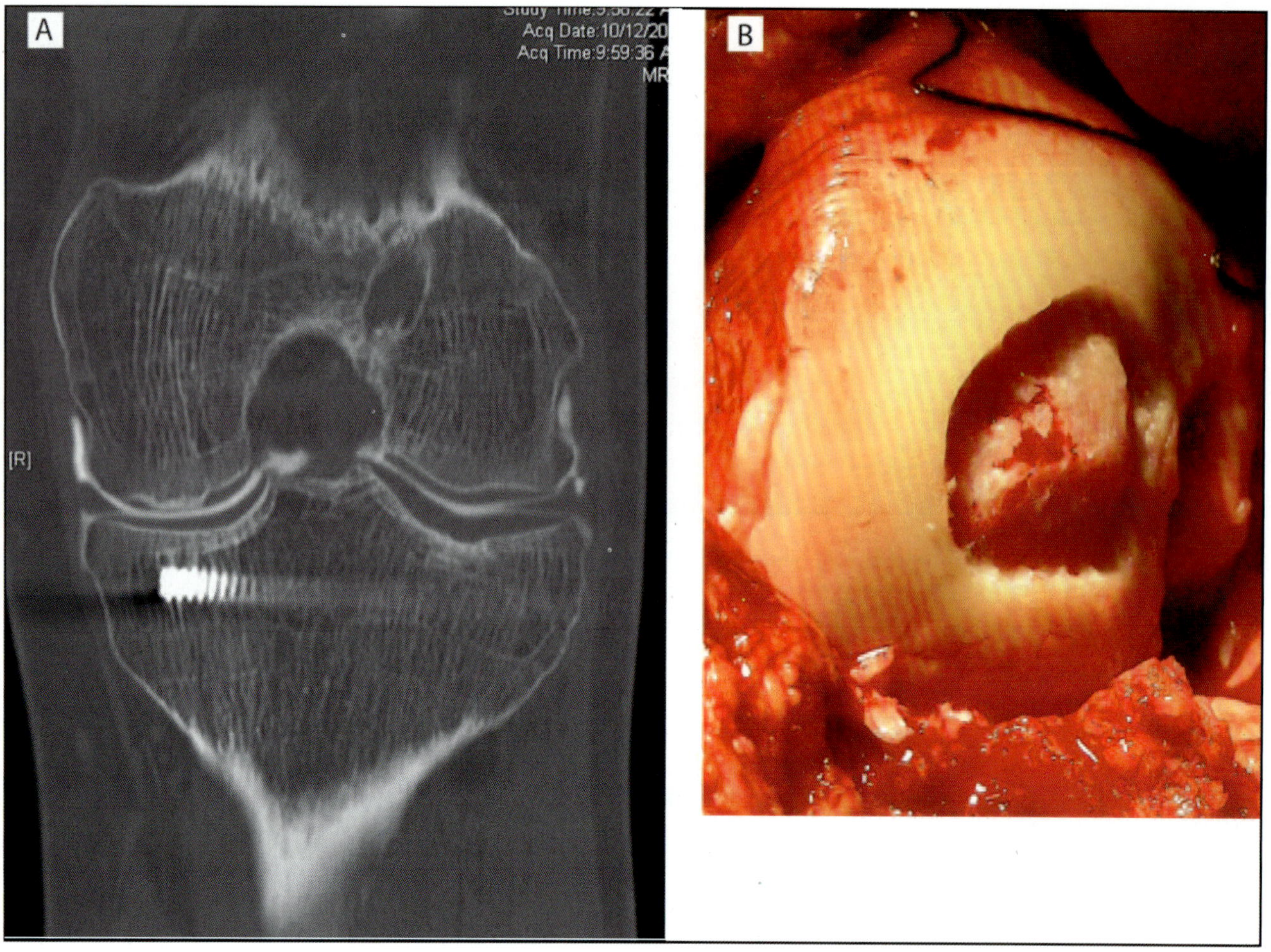

图 2–5 35 岁男性患者股骨内侧髁微骨折术后 5 年。(A)冠状位 CT 关节造影显示股骨内侧髁微骨折部位产生的病灶内骨赘。(B)自体软骨细胞移植翻修手术的术中图像，显示切除大的病灶内骨赘和覆盖其上的软组织。

出现局部血管灌注变化和骨内压升高。静脉回流不畅的区域通常会出现血管通透性增加。许多组织标本是在全膝关节置换术中获取的，但是这一来源的标本的组织学表现不能完全代表 BML 的组织学特征，因为通常采集时已经处于病程晚期。病变区域的病理学表现通常始于软骨下骨髓腔的脂肪组织坏死（图 2–6）。脂肪组织的代谢高度活跃，需氧量高，因此脂肪坏死可能是由骨组织的氧供不足，或软骨和(或)半月板损伤导致软骨下区的反复局部创伤引起。其他组织学表现可提示病变的进展，包括血管化、骨髓纤维化、水肿、炎性细胞浸润、骨髓腔最终充满硬化骨。骨体积(软骨下骨占软骨下区总体积的百分比)增加，但骨矿化程度减少（与终末期骨关节炎患者的非病变区相比）。这种组织学特征与骨病表现出的高代谢率相符，破骨细胞数量和活性显著增加，但同时基因表达谱清晰地显示成骨细胞相关因子也显著上调。

血供不足

膝关节骨坏死(ON)在 1968 年首次被描述，其可分为 3 种类型：原发性骨坏死、继发性骨坏死和关节镜相关骨坏死[57]。膝关节自发性骨坏死(SPONK)最常见于(99%)55 岁以上女性的股骨内侧髁[58]。继发性骨坏死与皮质类固醇的使用、酗酒、镰状细胞病、沉箱病、Gaucher 病和骨髓异常增生等疾病有关。膝关节继发性骨坏死的发病率是髋关节继发性骨坏死的 10%，接近 90%的病例与皮质类固醇的使用和酗酒相关[58]。上述情况在 55 岁以下的患者中更为常见，高达 80%的患者双侧发病[58]。关节镜相关骨坏死在 1991 年首次被描述[59]。虽然不常见，但该型可见于半月板切除术后。对这种罕见的术后现象的一种解释是：半月板切

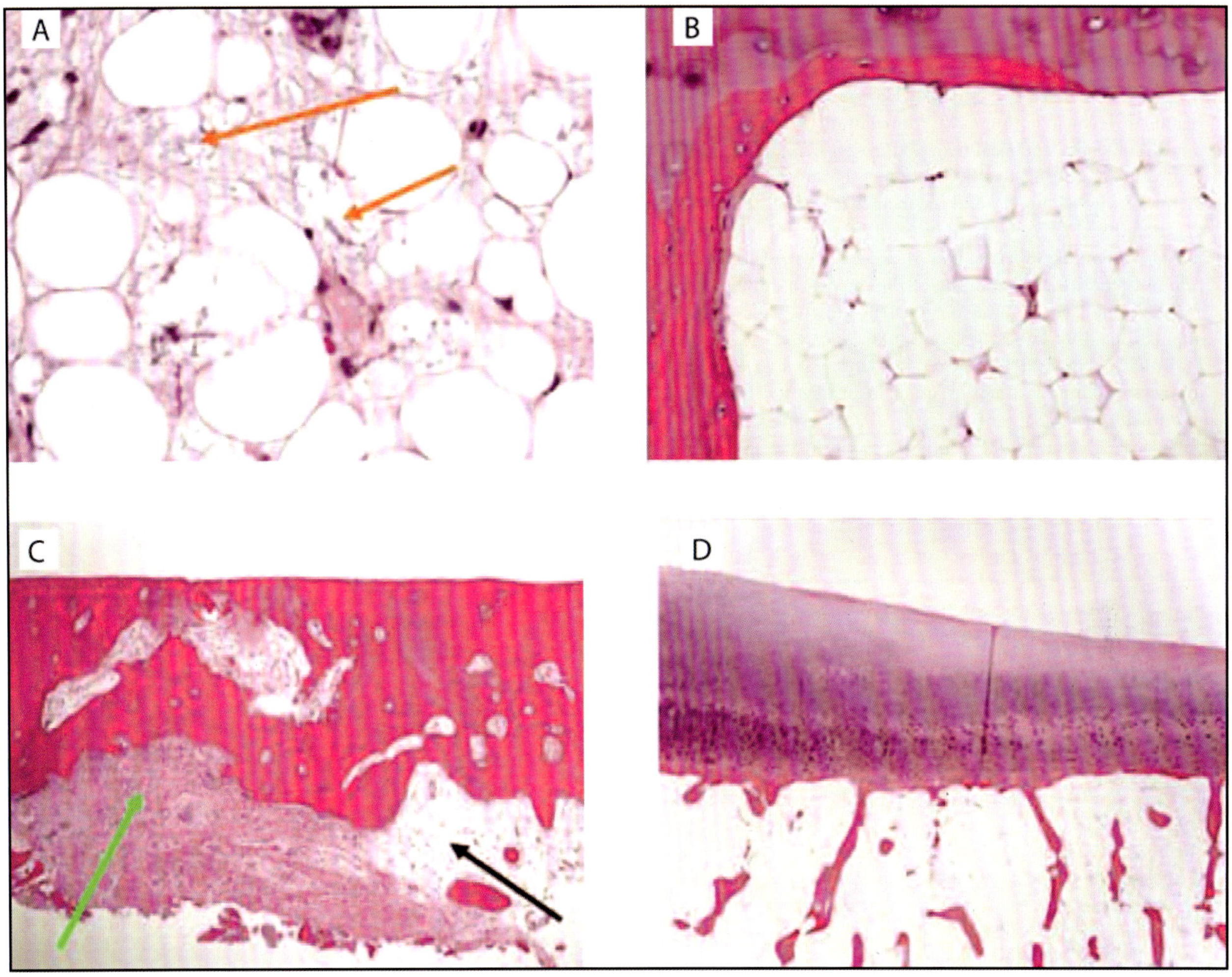

图 2-6　骨关节炎相关性骨髓病变的病理变化。虽然病理变化的实际顺序尚不清楚，但从观察到的病理学表现推测：(A)脂肪组织坏死和随后出现的局灶性组织矿化(橙色箭头所示)是 BML 的早期病理学表现。(B)非病变区骨髓中脂肪细胞相对正常。随后软骨下骨髓腔出现炎性细胞浸润，导致(C)早期骨髓纤维化和生理性水肿(黑色箭头所示)、成熟的纤维化改变(蓝色箭头所示)，最终发展为软骨下骨硬化，导致软骨下骨髓腔消失。该区域的破骨细胞活性较无损伤区明显增强，但成骨细胞活性也出现增强。这些区域的骨含量高于无损伤区，但骨的矿化程度较低。(D)无损伤骨的组织学表现。

除术导致膝关节生物力学改变和接触压力增加，因此引起软骨和软骨下骨的不完全骨折，并导致滑膜液向软骨下骨内渗漏，影像学表现与骨坏死类似[60-62]。

（刘晓琳 译　岳冰 校）

参考文献

1. Hunziker EB. Articular cartilage repair: basic science and clinical progress. A review of the current status and prospects. *Osteoarthritis Cartilage*. 2002;10(6):432-463.
2. Martinek V, Ueblacker P, Imhoff A. Current concepts of gene therapy and cartilage repair. *J Bone Joint Surg Br*. 2003;85(6):782-788.
3. Vangsness C, Kurzweil P, Lieberman J. Restoring articular cartilage in the knee. *Am J Orthop*. 2004;33(Suppl 2):29-34.
4. Furukawa T, Eyre DR, Koide S, Glimcher MJ. Biochemical studies on repair cartilage resurfacing experimental defects in the rabbit knee. *J Bone Joint Surg Am*. 1980;62(1):79-89.
5. Heath CA, Magari SR. Mini-review. Mechanical factors affecting cartilage regeneration in-vitro. *Biotechnol Bioeng*. 1996;50(4):430-437.
6. Ahsan T, Lottman LM, Harwood F, Amiel D, Sah RL. Integrative cartilage repair: inhibition by beta-aminopropionitrile. *J Orthop Res*. 1999;17(6):850-857.
7. Curl WW, Krome J, Gordon ES, Rushing J, Smith BP, Poehling GG. Cartilage injuries: a review of 31,516 knee arthroscopies. *Arthroscopy*. 1997;13(4):456-460.
8. Aroen A, Loken S, Heir S, Alvik E. Articular cartilage lesions in 993 consecutive knee arthroscopies. *Am J Sports Med*. 2004;32(1):211-215.

9. Hjelle K, Solheim E, Strand T, Muri R, Brittberg M. Articular cartilage defects 1,000 knee arthroscopies. *Arthroscopy.* 2002;18(7):730-734.
10. Brophy RH, Zeltser D, Wright R, Flanigan D. Anterior cruciate ligament reconstruction and concomitant articular cartilage injury: incidence and treatment. *Arthroscopy.* 2010;26(1):112-120.
11. Church S, Keating JF. Reconstruction of the anterior cruciate ligament. Timing of surgery and the incidence of meniscal tears and degenerative change. *J Bone Joint Surg Br.* 2005;87(12):1639-1642.
12. Joseph C, Pathak SS, Aravinda M, Rajan D. Is ACL reconstruction only for athletes? A study of the incidence of meniscal and cartilage injuries in an ACL-deficient athlete and non-athlete population: an Indian experience. *Int Orthop.* 2008;32(1):57-61.
13. Maffulli N, Binfield PM, King JB. Articular cartilage lesions in the symptomatic anterior cruciate ligament deficient knee. *Arthroscopy.* 2003;19(7):685-690.
14. Takeda T, Matsumoto H, Fujikawa K. Influence of secondary damage to menisci and articular cartilage on return to sports after anterior cruciate ligament reconstruction. *J Orthop Sci.* 1997;2(4):215-221.
15. Vasara AI, Jurvelin JS, Peterson L, Kiviranta I. Arthroscopic cartilage indentation and cartilage lesions of anterior cruciate ligament-deficient knees. *Am J Sports Med.* 2005;33(3):408-414.
16. Slauterbeck JR, Kousa P, Clifton BC, et al. Geographic mapping of meniscus and cartilage lesions associated with anterior cruciate ligament injuries. *J Bone and Joint Surg Am.* 2009;91(9):2094-2103.
17. Murrell GA, Maddali S, Horovitz L, Oakley SP, Warren RF. The effects of time course after anterior cruciate ligament injury in correlation with meniscal and cartilage loss. *Am J Sports Med.* 2001;29(1):9-14.
18. Shelbourne KD, Gray T. Results of anterior cruciate ligament reconstruction based on meniscus and articular cartilage status at the time of surgery: five- to fifteen-year evaluations. *Am J Sports Med.* 2000;28(4):446-452.
19. Lewandrowski KU, Müller J, Schollmeier G. Concomitant meniscal and articular cartilage lesions in the femorotibial joint. *Am J Sports Med.* 1997;25(4):486–494.
20. Roos H, Lauren M, Adalberth T, et al. Knee osteoarthritis after meniscectomy: prevalence of radiographic changes after twenty-one years, compared with matched controls. *Arthritis Rheum.* 1998;41(4):687-693.
21. Baratz ME, Fu FH, Mengato R. Meniscal tears: the effect of meniscectomy and of repair on intraarticular contact areas and stress in the human knee. *Am J Sports Med.* 1986;14(4):270-274.
22. McDermott ID, Amis AA. The consequences of meniscectomy: review article. *Bone Joint Surg Br.* 2006;88(12):1549-1556.
23. Farr J, Rawal A, Marberry KM. Concomitant meniscal allograft transplantation and autologous chondrocyte implantation. *Am J Sports Med.* 2007;35(9):1459-1466.
24. Rue JP, Yanke AB, Busam ML, McNickle AG, Cole BJ. Meniscus transplantation and cartilage repair: minimum 2-year follow-up. *Am J Sports Med.* 2008;36(9):1770-1778.
25. Nomura E, Inoue M, Kurimura M. Chondral and osteochondral injuries associated with acute patellar dislocation. *Arthroscopy.* 2003;19(7):717-721.
26. Stanitski CL, Paletta GA. Articular cartilage injury with acute patellar dislocation in adolescents: arthroscopic and radiographic correlation. *Am J Sports Med.* 1998;26(1):52-55.
27. Vahasarja V, Kinnuen P, Serlo W. Arthroscopy of the acute traumatic knee in children: prospective study of 138 cases. *Acta Orthop Scand.* 1993;64(5):580-582.
28. Hawkins RJ, Bell RH, Anisette G. Acute patellar dislocations: the natural history. *Am J Sports Med.* 1986;14(2):117-120.
29. Peterson L, Minas T, Brittberg M, Nilsson A, Sjögren-Jansson E, Lindahl A. Two- to 9-year outcome after autologous chondrocyte transplantation of the knee. *Clin Orthop Relat Res.* 2000;374:212-234.
30. Kocher MS, Tucker R, Ganley TJ, Flynn JM. Management of osteochondritis dissecans of the knee: current concepts review. *Am J Sports Med.* 2006;34(7):1181-1191.
31. Crawford DC, Safran MR. Osteochondritis dissecans of the knee. *J Am Acad Orthop Surg.* 2006;14(2):90–100.
32. Bradley J, Dandy DJ. Osteochondritis dissecans and other lesions of the femoral condyles. *J Bone Joint Surg Br.* 1989;71(3):518–522.
33. Cahill BR. Osteochondritis dissecans of the knee: treatment of juvenile and adult forms. *J Am Acad Orthop Surg.* 1995;3:237-247.
34. Linden B. The incidence of osteochondritis dissecans in the condyles of the femur. *Acta Orthop Scand.* 1976;47:664-667.
35. Hefti F, Beguiristain J, Krauspe R, et al. Osteochondritis dissecans: a multicenter study of the European Pediatric Orthopedic Society. *J Pediatr Orthop B.* 1999;8(4):231-245.
36. Aichroth P. Osteochondritis dissecans of the knee. A clinical survey. *J Bone Joint Surg Br.* 1971;53(3):440-447.
37. Koch S, Kampen WU, Laprell H. Cartilage and bone morphology in osteochondritis dissecans. *Knee Surg Sports Traumatol Arthrosc.* 1997;5(1):42–45.
38. Shea KG, Jacobs JC, Carey JL, Anderson AF, Oxford JT. Osteochondritis dissecans knee histology studies have variable findings and theories of etiology. *Clin Orthop Relat Res.* 2013;471(4):1127-1136.
39. Hughston JC, Hergenroeder PT, Courtenay BG. Osteochondritis dissecans of the femoral condyles. *J Bone Joint Surg Am.* 1984;66(9):1340-1348.
40. Grimm NL, Weiss JM, Kessler JI, Aoki SK. Osteochondritis dissecans of the knee: pathoanatomy, epidemiology, and diagnosis. *Clin Sports Med.* 2014;33(2):181-188.
41. Kreuz PC, Steinwachs MR, Erggelet C, et al. Results after microfracture of full- thickness chondral defects in different compartments in the knee. *Osteoarthritis Cartilage.* 2006;14:1119-1125.
42. Mithoefer K, Williams RJ 3rd, Warren RF, et al. The microfracture technique for the treatment of articular cartilage lesions in the knee. A prospective cohort study. *J Bone Joint Surg Am.* 2005;87(9):1911-1920.
43. Chen H, Sun J, Hoemann CD, et al. Drilling and microfracture lead to different bone structure and necrosis during bone-marrow stimulation for cartilage repair. *J Orthop Res.* 2009;27(11):1432-1438.
44. Chen H, Hoemann CD, Sun J, et al. Depth of subchondral perforation influences the outcome of bone marrow stimulation cartilage repair. *J Orthop Res.* 2011;29(8):1178-1184.
45. Chen H, Chevrier A, Hoemann CD, Sun J, Ouyang W, Buschmann MD. Characterization of subchondral bone repair for marrow-stimulated chondral defects and its relationship to articular cartilage resurfacing. *Am J Sports Med.* 2011;39(8):1731-1740.
46. Minas T, Gomoll AH, Rosenberger R, Royce RO, Bryant T. Increased failure rate of autologous chondrocyte implantation after previous treatment with marrow stimulation techniques. *Am J Sports Med.* 2009;37(5):902-908.
47. Minas T, Von Keudell A, Bryant T, Gomoll AH. The John Insall Award: a minimum 10-year outcome study of autologous chondrocyte implantation. *Clin Orthop Relat Res.* 2014;472(1):41-51.
48. Pestka JM, Bode G, Salzmann G, Sudkamp NP, Niemeyer P. Clinical outcome of autologous chondrocyte implantation for failed microfracture treatment of full-thickness cartilage defects of the knee joint. *Am J Sports Med.* 2012;40(2):325-331.
49. Barber AF, Dockery WD. A computed scan assessment of synthetic multiphase polymer scaffolds used for osteochondral defect repair. *Arthroscopy.* 2011;27(1):60-64.
50. Görtz S, Bugbee WD. Allografts in articular cartilage repair: an instructional course lecture. *J Bone Joint Surg Am.* 2006;88(6):1374-

1384.
51. Felson DT, Niu J, Guermazi A, et al. Correlation of the development of knee pain with enlarging bone marrow lesions on magnetic resonance imaging. *Arthritis Rheum.* 2007;56(9):2986-2992.
52. Torres L, Dunlop DD, Peterfy C, et al. The relationship between specific tissue lesions and pain severity in persons with knee osteoarthritis. *Osteoarthritis Cartilage.* 2006;14(10):1033-1040.
53. Felson DT, Chaisson CE, Hill CL, et al. The association of bone marrow lesions with pain in knee osteoarthritis. *Ann Intern Med.* 2001;134(7):541-549.
54. Roemer FW, Zhang Y, Niu J, et al. Tibiofemoral joint osteoarthritis: risk factors for MR-depicted fast cartilage loss over a 30-month period in the multicenter osteoarthritis study. *Radiology.* 2009;252(3):772-780.
55. Scher C, Craig J, Nelson F. Bone marrow edema in the knee in osteoarthrosis and association with total knee arthroplasty within a three-year follow-up. *Skeletal Radiol.* 2008;37(7):609-617.
56. Hunter DJ, Zhang Y, Niu J, et al. Increase in bone marrow lesions associated with cartilage loss: a longitudinal magnetic resonance imaging study of knee osteoarthritis. *Arthritis Rheum.* 2006;54(5):1529-1535.
57. Ahlbäck S, Bauer GCH, Bohne WH. Spontaneous osteonecrosis of the knee. *Arthritis Rheum.* 1968;11(6):705-733.
58. Mont MA, Baumgarten KM, Rifai A, Bluemke DA, Jones LC, Hungerford DS. Atraumatic osteonecrosis of the knee. *J Bone Joint Surg Am.* 2000;82(9):1279-1290.
59. Brahme SK, Fox JM, Ferkel RD, Friedman MJ, Flannigan BD, Resnick DL. Osteonecrosis of the knee after arthroscopic surgery: diagnosis with MR imaging. *Radiology.* 1991;178(3):851-853.
60. Yao L, Stanczak J, Boutin RD. Presumptive subarticular stress reactions of the knee: MRI detection and association with meniscal tear patterns. *Skeletal Radiol.* 2004;33(5):260-264.
61. Fukuda Y, Takai S, Yoshino N, et al. Impact load transmission of the knee joint-influence of leg alignment and the role of meniscus and articular cartilage. *Clin Biomech (Bristol, Avon).* 2000;15(7):516-521.
62. Jones RS, Keene GC, Learmonth DJ, et al. Direct measurement of hoop strains in the intact and torn human medial meniscus. *Clin Biomech (Bristol, Avon).* 1996;11(5):295-300.

第 3 章

患者评估：病史和体格检查

Michael B. Ellman, Charles A. Bush-Joseph

软骨缺损是膝关节的常见损伤，超过 60%接受膝关节镜检查的患者可出现关节软骨病变，其中 5%~20%存在全层软骨缺损[1-3]。软骨缺损的潜在病因包括：直接或间接的创伤、反复微创伤和(或)遗传性软骨疾病。

治疗关节软骨损伤对医生和患者来说都具有很大的挑战性。任何患者在膝关节疼痛开始阶段都应接受全面的病史问询和体格检查。对患者进行系统的评估，包括全身情况、软骨缺损和并发症，是软骨修复手术成功的关键。本章将总结医生对软骨损伤患者进行初步评估时应考虑的要点。

病史

应对每例接受软骨修复手术的患者进行完整的病史采集，包括年龄、活动量、主诉、疼痛部位、损伤机制、主要症状、既往治疗和疗效。软骨缺损的症状往往缺乏特异性，常与其他关节内病变并存，如半月板撕裂/缺损、韧带不稳定、下肢力线异常、髌股关节异常或早期骨关节炎，这些合并症使诊断和制订治疗决策的过程变得更加复杂。

主诉和疼痛的特点

在大多数情况下，软骨缺损患者的主诉是膝关节相应间室的活动相关疼痛。直接负重可能会加重胫骨内侧或外侧的症状，而爬楼梯、下蹲或过屈运动通常会使髌股关节病变相关的膝前痛加重。软骨损伤患者也可能出现机械性症状，如卡压或弹响，特别是在相应膝关节间室负荷增加时。病史问询时一个非常重要的问题是膝关节是否肿胀，因为积液通常提示关节内病变(如软骨缺损)，而没有积液则提示病变可能来自关节外[4]。当然，这些情况并不是绝对的，例如，软骨缺损患者可能会出现无痛的关节肿胀，反之亦然。

必须将患者的疼痛与对应的软骨病变联系起来。术前外科医生在与患者讨论和签知情同意书的过程中必须认识到这一点，因为患者可能会对 MRI 或关节镜照片中孤立存在的“缺损”或“病变”耿耿于怀。疼痛与关节软骨损伤程度的关系尚不完全清楚。由于关节软骨缺乏神经支配，疼痛可能来自软骨下骨[痛觉神经纤维和(或)血管网络]或关节周围软组织，或者来自剥脱软骨的局部生物化学/机械作用对关节周围软组织的刺激[5,6]。疼痛的强度与关节软骨损伤的严重程度可能没有必然联系。然而，软骨缺损患者可能会有明显的疼痛、功能丧失和生活质量下降，这些症状与计划进行全膝关节置换术的患者类似[7]。一些患者会下意识降低活动水平，这使他们能够更好地“容忍”疼痛，呈现较低的主观疼痛水平。因此，询问患者既往和当前的活动水平，以及其与软骨缺损症状的关系也很重要。这可能有助于患者暂时恢复以往的(和期望的)活动水平后再记录症状的情况，这些情况可以在以后的随访中详细讨论。

症状发作和损伤机制

软骨损伤患者的症状发作形式可分为隐痛或急

性疼痛[8]。急性局部软骨损伤通常与直接或间接的损伤机制有关(表3-1)。相比之下,亚急性或慢性软骨损伤通常与长期承受异常的生物力学负荷和(或)局部微创伤有关。例如,髌骨或股骨滑车损伤较为常见,多见于长期参与篮球或竞技滑雪等运动导致的髌股关节过度负荷[9,10]。半月板部分切除术后可出现胫股关节软骨退变,开始时可能是相对局限的浅表软骨退化,随着时间的推移可能发展为全层损伤和相对关节面的双极病变。最后,剥脱性骨软骨炎患者可在数年内仅出现轻微症状,但当软骨碎片脱落时会立即出现疼痛和关节积液。在这种情况下,治疗可能只需要去除游离体,因为病变较小时,缺损本身可能没有明显症状。因此,了解关节软骨退化的时间轴可能有助于评估软骨修复过程的相对紧迫性和必要性。

用药史和手术史

明确患者既往治疗史和术后病程至关重要。医生应评估患者既往的手术记录、关节镜图像和视频。直接与先前的外科医生进行沟通也有助于掌握病情。如果患者较早之前接受过关节镜检查,可能需要再次检查以明确诊断和病变特征。

医患沟通和患者预期管理

从病史中获取的一个最重要但往往被忽视的信息是对患者的简短心理评估,尤其是了解患者的期望。患者通常会看多名医生,并可能接受多次不同的治疗,在某些情况下可能无法获得良好的治疗效果。患者第一次见医生时,往往会经历高度的沮丧或抱有不切实际的期望。心理因素可能会显著影响手术效果,这种影响往往与关节软骨损伤本身无关。Minas和Bryant[11]的研究显示,自体软骨细胞移植成功与否一个最有力的预测因素是患者的“整体幸福感”,这说明患者的心理状态对治疗效果有巨大的影响。因此,从第一次接触开始,医生就应与患者建立信任关系,通过开放有效的沟通确定符合现实的治疗预期。虽然外科医生定义的治疗成功是指病灶被治愈,但这种“成功”可能无法达到患者的预期,他们只是希望能够减轻疼痛。治疗的最终目标是患者满意,而非单纯地修复病灶,这一目标的实现需要外科医生和患者之间相互理解[12]。幸运的是,随着文献研究对症状缓解程度和每个治疗方案成功率理解的不断深入[13-16],外科医生理论上可以将治疗方案与患者的期望、生理、心理和情感需求相匹配[12]。未来的研究有必要更清楚地阐明不同手术治疗方案的成功率,以优化患者的治疗效果和期望。

体格检查

应首先评估整个下肢的动力链。评估髋关节和骨盆的肌肉力量、萎缩或挛缩至关重要。检查肌力的方法是要求患者分别做患侧和健侧肢体单腿站立及单腿下蹲,如果出现对侧骨盆下垂则为阳性。步态评估可以发现步态是否协调或有无异常。此外,还要评估双下肢的对称度和力线。评估膝关节时,首先应检查关节有无畸形或手术瘢痕,最好能确定患者膝关节疼痛的确切位置。

髌股关节

对于有髌股关节症状或膝前痛的患者,应全面评估髌股关节。髌骨研磨试验是对髌骨进行轴向压迫,如果出现疼痛则为阳性。有软骨缺损时,该试验通常

表3-1 急性局灶性软骨缺损:直接损伤和间接损伤机制

损伤类型	损伤机制	损伤部位
急性直接损伤	• 滑倒或跌倒	• 髌股关节软骨病变
	• “仪表盘”损伤	• 滑车和(或)内/外侧髌骨面
	• 髌骨脱位/半脱位	• 股骨外侧髁和髌骨内侧远端关节面
急性间接损伤	• 扭转或旋转损伤*	• 合并后交叉韧带损伤:髌股关节缺损
		• 合并前交叉韧带损伤:股骨外侧髁和外侧胫骨平台后方

*常合并前/后交叉韧带撕裂。

为阳性。可以在不同的屈曲角度进行试验，以判断软骨缺损的位置[14]。当膝关节伸直时，髌骨在股骨滑车接触面上自近端向远端滑动。因此，膝关节伸直位疼痛提示软骨缺损在髌骨或股骨滑车的远端，而膝关节屈曲90°或以上的疼痛则提示髌骨或滑车近端有软骨缺损。较大的软骨缺损，尤其是髌股关节面两侧均有缺损的患者，膝关节运动时可能会反复出现弹响。

此外，应检测所有膝前痛患者的髌骨稳定性，包括髌骨研磨试验、髌骨恐惧试验及通过"J"征评估髌骨轨迹[17,18]，尤其要评估髌骨是否存在对位不良或运动轨迹异常。Peterson等人[19]对94例自体软骨细胞移植(ACI)的患者进行了2~9年的随访。结果发现治疗效果存在显著差异，髌骨ACI的优良率只有62%，疗效较胫股关节ACI差[20]。随后他们开始对髌骨对位不良进行矫正，结果显示ACI的优良率提高到85%[19]，与股骨髁ACI的疗效相当。这些发现表明，准确诊断和治疗髌骨对位不良和运动轨迹异常非常重要。

胫股关节内/外侧间室

在胫股关节内/外侧间室疼痛的患者中，最常见的两个体征是相关间室的积液和压痛，但这两个体征都不是软骨损伤的特异性表现。有必要完善相关病史和影像学检查。虽然脱落的骨软骨碎片会导致膝关节间断的交锁，但膝关节活动范围通常正常。关节内游离体形成通常是关节软骨损伤的客观证据。

然而，在许多软骨缺损患者中，客观体征可能很少或根本不存在[21]。因此，体格检查的首要目标是发现可能的合并症，如髌股运动轨迹异常、韧带不稳定、半月板损伤和力线异常[8]。对于胫股关节面损伤，冠状面的力线可能是中立、内翻或外翻的。如果软骨损伤位于生理负荷增加的间室，可以考虑通过截骨术矫正力线来减少损伤处的应力。还需要动态评估膝关节在行走过程中的内翻或外翻状态，以判断关节周围软组织有无异常。由于软骨组织无神经支配，因此评估膝关节周围是否存在诱发疼痛的因素非常重要。膝前痛的其他原因包括髌骨外侧支持带紧张、髌骨韧带或股四头肌肌腱炎、症状性的滑膜皱襞增生、症状性的髌下脂肪垫、隐神经瘤或神经炎。尤其对于关节镜术后疼痛的患者，应重点检查隐神经相关的疼痛来源。此外，股四头肌、腘绳肌、腓肠肌和髂胫束的痉挛也可导致膝关节疼痛，应进行相应的评估和治疗。

危险因素

对于每例软骨病变的患者，医生都必须仔细评估潜在的可能降低疗效的危险因素。其中三个重要的危险因素是：患者的症状和影像学表现之间缺乏临床相关性、吸烟史及BMI升高(表3-2)。在这些病例中，医生和患者可能对软骨缺损手术的临床治疗效果都不甚满意[22,23]，因此，术前应对每一个危险因素予以干预。

结论

评估和治疗软骨缺损是一个具有挑战性的过程。对于任何膝关节疼痛的患者，医生首先要进行全面的病史问询和体格检查。虽然软骨损伤没有特异性的体征和症状，但评估时需要特别注意以下几点：①患者的体重、疼痛的严重程度、部位、持续时间、发作时机及加重/缓解疼痛的因素；②损伤机制；③既往治疗的反应；④患者的预期。体格检查应针对整个肢体，重点检查可能影响治疗策略的合并病变，如畸形、半月板损伤、韧带损伤、肌肉无力或萎缩等。最后，必须考虑危险因素(如吸烟、肥胖)的影响，还要警惕症状和影像学之间缺乏临床相关性的情况，这会导致医生偏离软骨缺损的诊断。将这些简单的概念用于评估每例软骨缺损的患者，是准确诊断和制订合理治疗方案的关键。

表3-2 软骨损伤患者病情评估的危险因素

危险因素	举例	评估/下一步方案
缺乏临床相关性	剧烈的全膝痛或不典型膝痛,影像学显示局灶性软骨缺损	• 避免线性思考,防止对无临床症状的软骨缺损进行不必要的治疗 • 评估其他病因,包括肌肉来源、慢性区域性疼痛综合征,以及关节外原因导致的膝痛
吸烟史	一天一包的吸烟者伴有症状性、局灶性软骨缺损,其表现与影像学相符	• 治疗软骨缺损前鼓励患者戒烟
BMI升高/肥胖	肥胖患者伴有股骨内侧髁软骨缺损和膝内翻畸形;BMI升高可导致关节承受过度的生物力学负荷,使患者的治疗效果变差[23]	• 治疗前鼓励减重,确保患者对减重计划具有较好的依从性

(刘晓琳 译 岳冰 校)

参考文献

1. Arøen A, Løken S, Heir S, et al. Articular cartilage lesions in 993 consecutive knee arthroscopies. *Am J Sports Med.* 2004;32(1):211-215.
2. Curl WW, Krome J, Gordon ES, Rushing J, Smith BP, Poehling GG. Cartilage injuries: a review of 31,516 knee arthroscopies. *Arthroscopy.* 1997;13(4):456-460.
3. Hjelle K, Solheim E, Strand T, Muri R, Brittberg M. Articular cartilage defects in 1,000 knee arthroscopies. *Arthroscopy.* 2002;18(7):730-734.
4. Cole BJ, Pascual-Garrido C, Grumet RC. Surgical management of articular cartilage defects in the knee. *Instr Course Lect.* 2010;59:181-204.
5. Ellman MB, An HS, Muddasani P, Im HJ. Biological impact of the fibroblast growth factor family on articular cartilage and intervertebral disc homeostasis. *Gene.* 2008;420(1):82-89.
6. Iannone F, Lapadula G. The pathophysiology of osteoarthritis. *Aging Clin Exp Res.* 2003;15(5):364-372.
7. Heir S, Nerhus TK, Røtterud JH, et al. Focal cartilage defects in the knee impair quality of life as much as severe osteoarthritis: a comparison of knee injury and osteoarthritis outcome score in 4 patient categories scheduled for knee surgery. *Am J Sports Med.* 2010;38(2):231-237.
8. Farr J, Lewis P, Cole BJ. Patient evaluation and surgical decision making. *J Knee Surg.* 2004;17(4):219-228.
9. Walczak BE, McCulloch PC, Kang RW, Zelazny A, Tedeschi F, Cole BJ. Abnormal findings on knee magnetic resonance imaging in asymptomatic NBA players. *J Knee Surg.* 2008;21(1):27-33.
10. Flanigan DC, Harris JD, Trinh TQ, Siston RA, Brophy RH. Prevalence of chondral defects in athletes' knees: a systematic review. *Med Sci Sports Exerc.* 2010;42(10):1795-1801.
11. Minas T, Bryant T. The role of autologous chondrocyte implantation in the patellofemoral joint. *Clin Orthop Relat Res.* 2005;436:30-39.
12. Cole BJ, Lee SJ. Complex knee reconstruction: articular cartilage treatment options. *Arthroscopy.* 2003;19(Suppl 1):1-10.
13. Farr J, Cole B, Dhawan A, Kercher J, Sherman S. Clinical cartilage restoration: evolution and overview. *Clin Orthop Relat Res.* 2011;469(10):2696-2705.
14. Farr JC, Cole BJ, Salata MJ, Collarile M, Bajaj S. Cartilage restoration in the patellofemoral joint. In: Sanchis-Alfonso V, ed. *Anterior Knee Pain and Patellar Instability.* London: Springer-Verlag; 2011.
15. Gomoll AH, Farr J, Gillogly SD, Kercher J, Minas T. Surgical management of articular cartilage defects of the knee. *J Bone Joint Surg Am.* 2010;92(14):2470-2490.
16. McNickle AG, Provencher MT, Cole BJ. Overview of existing cartilage repair technology. *Sports Med Arthrosc.* 2008;16(4):196-201.
17. Ficat P, Hungerford D. *Disorder of the Patellofemoral Joint.* Baltimore: Williams & Wilkins; 1977.
18. Fulkerson JP. The etiology of patellofemoral pain in young, active patients: a prospective study. *Clin Orthop Relat Res.* 1983;179:129-133.
19. Peterson L, Minas T, Brittberg M, Nilsson A, Sjögren-Jansson E, Lindahl A. Two- to 9-year outcome after autologous chondrocyte transplantation of the knee. *Clin Orthop Relat Res.* 2000;374:212-234.
20. Brittberg M, Peterson L, Sjögren-Jansson E, Tallheden T, Lindahl A. Articular cartilage engineering with autologous chondrocyte transplantation. a review of recent developments. *J Bone Joint Surg Am.* 2003;85-A(Suppl 3):109-115.
21. Browne JE, Branch TP. Surgical alternatives for treatment of articular cartilage lesions. *J Am Acad Orthop Surg.* 2000;8(3):180-189.
22. Kanneganti P, Harris JD, Brophy RH, Carey JL, Lattermann C, Flanigan DC. The effect of smoking on ligament and cartilage surgery in the knee: a systematic review. *Am J Sports Med.* 2012;40(12):2872-2878.
23. Behery O, Siston RA, Harris JD, Flanigan DC. Treatment of cartilage defects of the knee: expanding on the existing algorithm. *Clin J Sport Med.* 2014;24(1):21-30.

第 4 章

术前关节软骨和软骨下骨的影像学表现

Amit Gupta, Michael C. Forney, Carl S. Winalski

虽然关节镜检查是评估关节软骨的金标准，但MRI作为一种有价值的辅助检查技术，目前是评估软骨损伤最理想的无创检查方式。它不仅对软骨异常的诊断具有很高的敏感性，而且可以为治疗计划的制订提供重要信息。MRI可以评估软骨损伤的面积、深度和其他特征。除了关节软骨，它还可以评估软骨下骨囊肿和骨髓水肿，甚至可以识别关节镜难以检测到的深层软骨损伤。此外，MRI还可以提供韧带、半月板和其他关节外结构的影像信息，这些结构的异常可能也需要手术来干预。

正常关节软骨和软骨缺损的MRI

为了准确测量软骨的厚度和缺损深度，软骨MRI必须清楚地区分软骨与上方的关节液及其下的软骨下骨区。MRI还可以显示软骨组织内的异常，并检测尚未出现明显的软骨-关节液或软骨-骨界面的软骨基质损伤。当体素的尺寸大于结构或组织异常（如裂缝和缺陷）时，需要用更高的空间分辨率成像，以便将局部的平均体积伪影降到最小。由于正常的关节软骨厚度一般<5mm，因此图像很难既保证质量又具备足够的分辨率。目前，全面的软骨评估需要仔细检查各个序列的影像。

正常关节软骨的MRI随影像学序列和关节内位置的变化而改变(图4-1)。即使在同一序列中，正常软骨也能显示为不同信号强度的层状结构。研究者对比了关节软骨的MRI信号与扫描电子显微镜图像，结果显示信号强度的差异主要源于软骨内胶原纤维与磁场方向的不同[1,2]。软骨内胶原纤维与磁场方向呈55°角时，T2加权弛豫时间较长，此处软骨在MRI上更亮，产生“魔角”效应。正常的关节软骨MRI分为三层，深层和浅层较暗，中间层较亮。每一层的厚度均不同，取决于软骨的T2加权弛豫（软骨的定位和磁场方向）。靠近软骨下骨的深层软骨的T2弛豫时间较短，因此成像信号更低。在标准的MRI中很难区分深层软骨和软骨下骨，尤其是应用脂肪抑制图像时(图4-1)。

临床上最常用的影像学序列是快速（或turbo）自旋回波(FSE/TSE)序列，有或无脂肪饱和。一般来说，关节软骨显像比液体更暗。脂肪抑制T1加权(T1W)三维梯度回波，也称为SPGR或快速低角影像(FLASH)，检测软骨损伤的敏感性更强。在这些序列中，软骨显像比液体和骨髓组织更亮(图4-2)[3]。另一种梯度回波技术是双回波稳态(DESS)显像技术，该序列软骨显像比液体更暗[4]。然而，梯度回波技术在半月板和韧带评估中的作用有限，而且检查骨科内植物和某些类型的软骨修复时容易产生伪影。梯度回波显像主要用于定量测量软骨的体积和厚度。

可以使用二维(2D)或三维(3D)技术成像。一般来说，2D图像切面较厚，因而更容易产生伪影。然而，3D

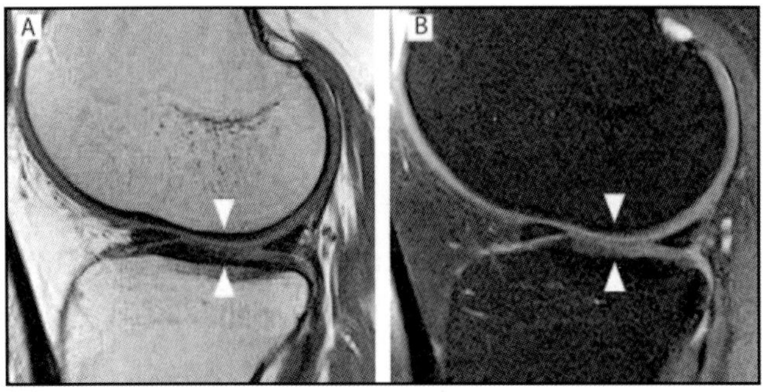

图 4-1　正常软骨。信号强度受胶原走行方向影响，随位置和深度而变化；在短的 T2 图像上，深层软骨呈深色。信号强度随位置的正常变化是渐进的；信号突变可能是软骨损伤的征象。对于软骨-骨交界处，矢状位非脂肪抑制 IW FSE 图像（A）比脂肪抑制 PDW 图像（B）更清楚。脂肪饱和会使软骨-骨交界处模糊不清。与非脂肪抑制图像的比较有助于评估软骨的真实厚度。

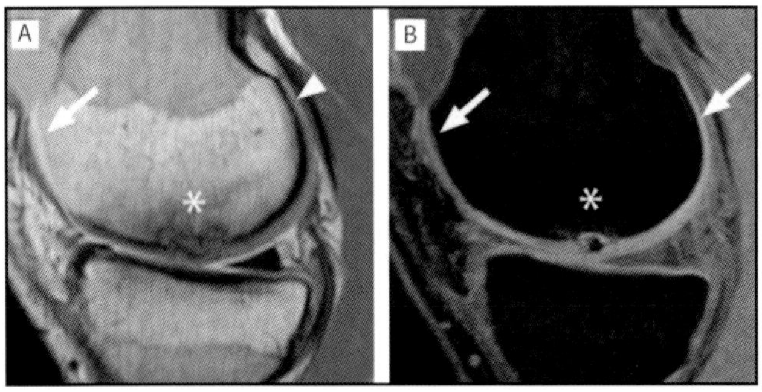

图 4-2　化学位移伪影。（A）矢状位非脂肪抑制 PDW FSE 图像显示膝关节的化学位移伪影。由于脂肪和水信号配准误差，股骨后髁深层软骨和骨板的黑线过粗（箭头所示），而前方软骨因信号带较亮（三角箭所示）而未能显示。化学位移使软骨厚度难以判断。（B）脂肪抑制 T1W FLASH 图像通过消除化学位移伪影（箭头所示）可以更准确地显示软骨的真实厚度。然而，在脂肪抑制图像上，胫骨深层软骨/软骨下骨与骨髓的区别并不明显，因为在这个序列上，骨髓脂肪和深层软骨的信号强度较暗。注意股骨侧关节软骨负重部分的骨软骨缺损（星号所示）。

图像获取时间较长，并且分辨率较低。用各项同性的体素（如立方体形状的体素）获得的三维图像可以在任何方向上进行重建，且不会损失过多的分辨率，从而允许单次采集创建多个图像平面。

FSE 序列对软骨损伤的检测具有较高的敏感性和特异性，因为该序列可在软骨与其他组织（半月板、关节囊、骨髓脂肪组织和关节液）的界面提供良好的信噪比和图像对比度。成像参数决定了组织的对比度。T1W 图像的软骨-液体分辨能力较差。质子密度加权（PDW）、中间加权（IW）和 T2 加权（T2W）图像可以为软骨提供最佳的对比度分辨率。这些序列间的区别在于回波时间（TE）的长度（T2W 比 IW 长，IW 比 PDW 长）。IW 和 T2W 图像可以很好地区分较亮的液体和较暗的软骨，并且对表面缺损的检测敏感性较高。随着 TE 时间的延长（即 T2 加权更大），软骨变得更暗，尤其是深层软骨，对内部软骨结构的检测敏感性降低，软骨、皮质骨和骨髓脂肪抑制的辨别能力变差。

非脂肪抑制图像对骨-软骨界面的显像最有利，因为其可在明亮的骨髓脂肪和深色的软骨之间产生强烈对比。虽然通过频率选择或短 tau 反转恢复技术加入的脂肪抑制可能会使骨-软骨界面的显像清晰度下降，但消除脂肪信号可以明显改善对与软骨损伤相关骨髓水肿的检测。脂肪抑制还可减少甚至消除化学位移伪影，这些伪影会使软骨变得模糊（图 4-2）。这两种图像类型的组合可以提供充足的信息。

3D-FSE 技术（如 SPACE、CUBE 和 VISTA）利用长回声序列在较短的时间内获取薄层、连续的切面数据集。具有各项同性或近各项同性体素的图像采集系统，通过类似于 3D 梯度回波技术的空间分辨率生成，但具有更好的图像对比度，这点与 2D-FSE 类似。3D-FSE 技术对半月板和韧带撕裂的诊断价值几乎等同于 2D-FSE[5,6]。

关节造影使用的对比剂可以增加关节液和软骨之间的图像对比，从而使软骨缺损的显像更清晰。对比剂可以通过关节内注射或静脉注射给药。关节造影可以清楚显示软骨表面的组织破坏，这可能提示局部有骨软骨碎片。然而，常规关节造影在临床中已不常用。对于无法进行 MR 检查的患者，CT 是评估软骨的一种合理选择，但 CT 不能检测骨髓水肿。

软骨损伤的 MRI

MRI 显示的软骨异常可以反映结构性损伤的程度。大多数软骨缺损的表面均不规则，软骨损伤的深度存在区域差异。对比软骨损伤的关节镜分级和 MRI 分级可以发现，MRI 对软骨损伤的检测具有较高的敏感性和特异性，但对软骨损伤深度分级的检测准确性较低[7-10]。表 4-1 列出了一些与关节镜检查相比较的 MRI 分级系统[7,11-13]。各等级之间的区分较为困难(例如,浅表的软骨损伤与正常软骨、接近全层的软骨缺损与全层软骨缺损)[13]。与关节镜一样,不同检查者描述软骨损伤的术语也各不相同。“磨损”和“裂隙”通常是指与关节面垂直的软骨裂隙,“缺损”则是指更广泛的软骨组织缺失(图 4-3)。软骨剥脱是指非钙化软骨与钙化软骨及软骨下骨的分离(图 4-4)[14]。剥脱的组织可能形成软骨瓣,也可能完全脱落形成局灶性软骨空洞。

使用标准临床技术对软骨进行形态学成像主要依赖于受损软骨内部的异常信号(通常是类似液体或中等强度的信号),以此进行诊断和分级。在 FSE 图像中,被液体充盈的软骨损伤处通常比正常软骨更亮;而在 SPGR 或 FLASH 图像中,软骨裂隙或缺损区域会比邻近的正常软骨更暗。在胶原走行和磁场作用下,正常信号强度随位置的变化呈平滑过渡,而软骨损伤通常表现为突变信号。

关节软骨内粗糙的磨损和宽的裂隙区域呈现线

表 4-1 软骨损伤分级:关节镜和 MRI

NOYES 关节镜分级	NOYES MRI 改良分级	ICRS 关节镜分级	ICRS MRI 改良分级
正常 1:软骨面完整 1A:残存一定弹性 1B:变形	0:软骨面完整(MRI 不能准确检测软骨软化)	0:正常 1:接近正常 1A:表面完整,轻度软化或浅表纤维化 1B:表面裂隙或撕裂	0:正常形态和信号强度 1:信号强度异常,无形态改变 (ICRS 1A 和 1B 很难区分)
2A:软骨面破坏(裂缝、纤维化、裂隙或破碎);累及的软骨厚度<50%	2A:软骨缺损厚度<50%	2:异常;软骨缺损厚度<50%	2:软骨缺损厚度<50%
2B:软骨面破坏;累及的软骨厚度>50%,但尚未达到骨面	2B:累及的软骨厚度>50%,但尚未达到骨面	3:严重异常;累及的软骨厚度>50%,但尚未达到软骨下骨 3A:累及的软骨厚度>50%,但尚未延伸到钙化层 3B:累及的软骨厚度>50%,且已累及钙化层 3C:缺损向下延伸,但未累及软骨下骨 3D:累及的软骨厚度>50%,损伤表面出现空泡征	3:累及的软骨厚度>50% (3A、3B 和 3C 在 MRI 上很难区分,因为软骨钙化层和软骨下骨板具有相似的信号强度。空泡征,3D,在 MRI 上可能显示为一个局灶性凸起)
3:骨显露 3A:表面骨质完整 3B:骨面侵犯(骨软骨损伤)	3A:骨显露,骨轮廓正常 3B:骨显露,软骨下骨髓水肿,骨侵犯或骨质增生	4:严重异常;缺损延伸到软骨下骨(骨软骨损伤)	4:骨软骨损伤

Adapted from Noyes FR, Stabler CL. A system for grading articular cartilage lesions at arthroscopy. Am J Sports Med. 1989;17(4):505-513; Recht MP, Piraino DW, Paletta GA, Schils JP, Belhobek GH. Accuracy of fat-suppressed three-dimensional spoiled gradient-echo FLASH MR imaging in the detection of patellofemoral articular cartilage abnormalities. Radiology. 1996;198 (1):209-212; International Cartilage Repair Society. ICRS Cartilage Injury Classification. ICRS cartilage injury evaluation package from the ICRS. www.cartilage.org; and Brittberg M, Winalski CS. Evaluation of cartilage injuries and repair. J Bone Joint Surg Am. 2003;85-A(Suppl 2):58-69.

性液体信号，而部分或全层软骨缺损则汇聚成片状液体信号(图 4–3)。液体信号填充缺损部位。充满细碎组织或存在薄层裂隙的区域可能很明显，表现为软骨组织边缘完整但内部出现异常信号。在这些情况下，必须查看所有的影像学平面，因为病变可能仅在一个平面内显示。局灶性骨髓水肿信号可能是深部软骨病变的征象[15]。虽然软骨剥脱移位时可能很明显，但当剥脱的软骨组织未移位时，即使其面积很大，也可能不明显(图 4–4)。由于软骨在 T2 图像的软骨–骨界面最暗，软骨–骨交界处的任何亮线都应怀疑是否有软骨剥脱性损伤。剥脱性损伤下方通常可见骨髓水肿，但有时不会显示。软骨缺损的边缘可以与相邻的正常软骨融合。病灶边缘可能是倾斜或垂直的。病灶边缘常可见裂隙或软骨瓣，测量病灶大小时也应包含这些区域。MRI 可能会遮蔽不明确的边界；超出缺损边缘的骨髓水肿可以更好地反映病变的真实大小(图 4–4)。

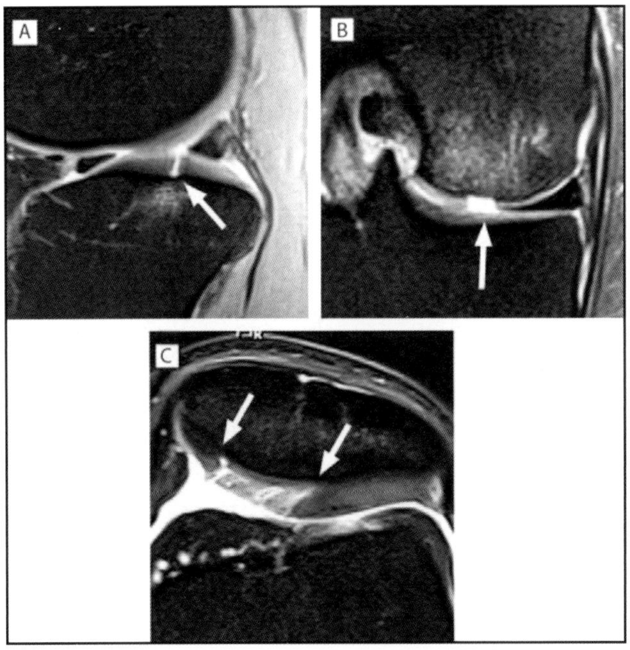

图 4–3 软骨损伤的类型。3 例患者的膝关节 MR 图像：脂肪抑制 PDW FSE(A)矢状位图像，(B)PDW 冠状位图像，(C)脂肪抑制 T2W 轴位图像。(A)胫骨内侧关节软骨内高信号的线性区域，该区域向下延伸至软骨下骨(箭头所示)，与“裂隙”一致。(B)在股骨内侧髁的负重区有一个更大的液体信号区域，延伸至软骨下骨(箭头所示)，诊断为“全层软骨缺损”。(C)一个异常明亮的软骨信号区域(箭头之间)，多个线性液体信号区域与髌骨中心和内侧的“磨损”一致。

软骨下骨损伤的 MRI

软骨和软骨下骨可被看作一个生物力学单元，因此软骨损伤通常会导致软骨下骨的病变，反之亦然。MRI 可以很好地评估骨软骨单元中软骨下骨的两个组成部分：软骨下骨板和其下的骨髓。这些结构通常无法在关节镜检查中被观察到。

正常的软骨下骨板非常薄，小于一个 MRI 的体素宽度。然而，软骨–骨界面的黑线通常看起来较厚，因为深层软骨的信号也较暗。因此软骨–骨交界处的黑色区域仅有一部分代表软骨下骨。此外，这个交界面在 MRI 上更厚，并且 TE 较长(在 T2W 上比在 PDW 上更厚)。深层的关节损伤可能也会有软骨下骨板的破坏。MRI 可以测量缺损的深度。即使初期没有肉眼可见的损伤，软骨损伤处也可能存在骨板增厚或形成骨赘。这种“病变内骨赘”也称为“中央”或“钮扣”形骨赘、“骨刺”或“软骨下骨板增生”，在关节软骨修复过程中可能需要通过手术进行处理(图 4–5)。

骨髓水肿信号是骨髓骨异常的表现，此时骨小梁结构在液体敏感序列上较亮(通常比骨髓亮)，提示该结构未被破坏(图 4–6)。在非脂肪抑制 T1W 图像上，这些区域被视为骨小梁内减弱的信号，但通常不明显。非脂肪抑制的 PDW、IW 和 T2W 对骨髓水肿信号

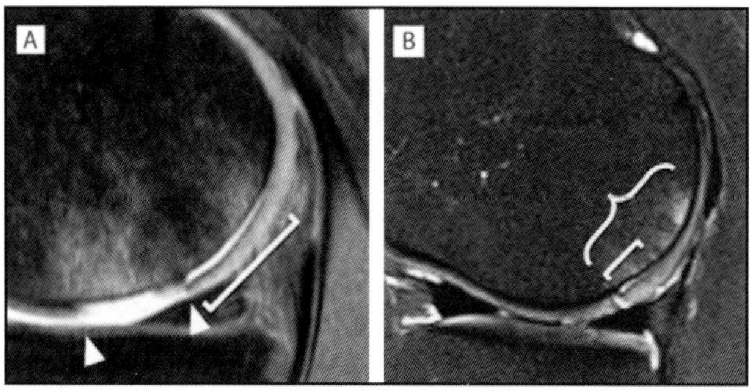

图 4–4 软骨损伤大小的测定。2 例患者膝关节矢状位脂肪抑制 PDW FSE 图像。(A)股骨内侧髁的全层软骨缺损(三角箭头之间)。缺损后方软骨–骨界面的长液体信号线提示软骨剥脱(方括号所示)。在确定损伤区域大小时，应将剥脱的区域与全层缺损区域相加。(B)另 1 例患者小的全层剥脱软骨片(方括号所示)。延伸到软骨瓣后方的骨髓水肿信号提示软骨损伤的区域可能更大，弯括号的区域可以更准确地测量软骨损伤的真实长度。

不敏感。此外，骨髓水肿信号特异性较低，可见于骨挫伤、骨折、肿瘤、缺血性坏死和感染等其他病变。这种表现有很多名称，包括骨髓水肿、骨水肿、骨髓病灶、骨髓水肿样病灶(BMEL)及骨挫伤。相比软骨病变，BMEL的大小和深度变化较大，从小的、位于裂隙下的局灶性"火焰状"病灶，到大的、弥漫性病灶。软骨下骨囊肿周围也可能存在BMEL。BMEL有时比软骨损伤本身更容易识别，常提示实际的软骨损伤深度可能超出影像学表现。早期发现BMEL对明确关节损伤部位有很大帮助。BMEL可能与疼痛相关，而有些患者的BMEL与疼痛无关[16-19]。

软骨下骨囊肿的MRI表现为局灶性圆形病灶，通常边界清楚(图4-7)。其信号强度取决于"囊肿"内容物的性质，可能与液体、纤维组织或脂肪类似。静脉造影后，软骨下骨囊肿可出现显像增强，但这种情况较为少见。软骨下骨囊肿可能比轻微的软骨损伤更容易观察到。在距骨MRI上，软骨下骨囊肿通常不会伴随软骨裂隙或缺损[20]。当软骨下骨囊肿较大需要治疗时，MRI可以根据囊肿位置提示软骨损伤的位置，因为这种囊肿在关节镜下可能不会被发现。

MRI的缺陷

有些软骨缺损很难通过MRI诊断，通常是由于病变的类型、图像空间分辨率的限制和(或)成像平面相对于缺损的方向。标准的成像技术可能会遗漏软骨表面软化或纤维化的区域，只能通过定量"成分"或"显微结构"MRI技术来检测。含有受损组织的细小裂纹和缺损通常难以辨别，因为它们可能表现为区域性的异常信号而非独立的缺损。

部分体积平均伪影

MRI由像素或体素组成，组织交界处的体素(如弯曲的软骨表面和液体之间或裂隙边缘)通常"包含"一种以上的组织类型，此时显示的图像将是各组织信号强度的加权平均值。小于体素的结构很难辨认。这

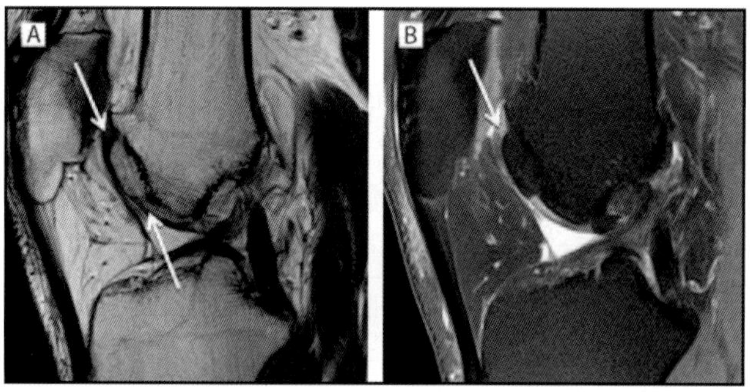

图4-5 软骨下骨改变：损伤区内骨赘形成。膝关节矢状位(A)非脂肪抑制IW图像和(B)脂肪抑制PDW图像显示股骨滑车内全层软骨缺损，形成大的骨赘(箭头所示)。注意骨赘区域的骨髓脂肪组织在脂肪抑制图像上呈黑色。

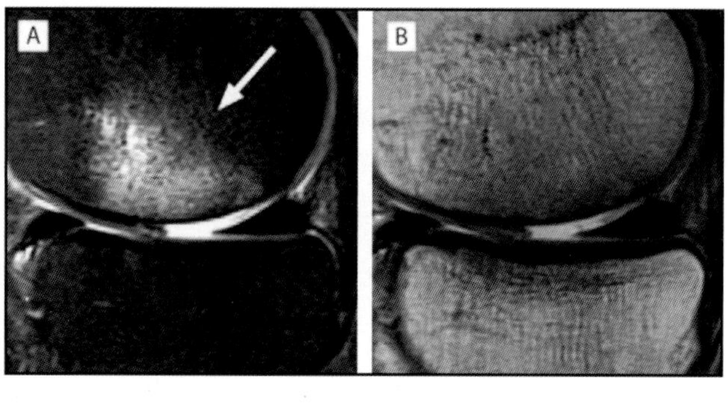

图4-6 软骨下骨髓水肿样信号。股骨内侧髁矢状位(A)脂肪抑制T2W图像和(B)非脂肪抑制图像显示大的全层软骨缺损。在脂肪抑制图像上，骨髓水肿样信号很容易被识别，在暗背景上呈明亮信号(箭头所示)，而在非脂肪抑制图像上则较难被识别，在亮背景下呈暗信号。

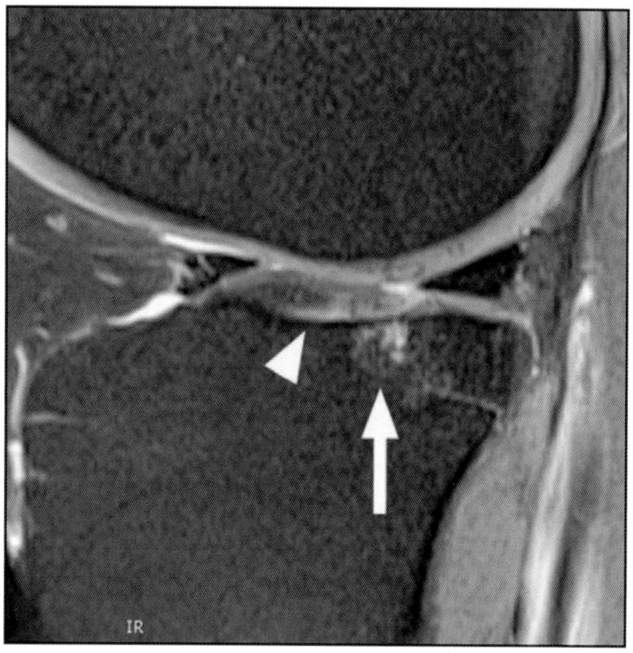

图4-7 软骨下骨囊肿。胫骨外侧矢状位脂肪抑制PDW FSE图像显示一个明亮的圆形结构(箭头所示)，提示为一个小的软骨下骨囊肿。它位于一个软骨剥脱区域的下方边缘(三角箭头所示)。

些伪影在曲面上最为明显；因此在轴位和冠状位上，股骨滑车下方和股骨后髁的关节软骨是相对的“盲点”,而这些部位的软骨影像在矢状位上更可靠。垂直于关节面的斜位片有助于评估这些区域。当比 MRI 切片厚度更薄的裂缝与成像平面平行时,它们可能被误认为是完整的高信号软骨;此时软骨的评估需要转到正交平面上进行。

化学位移伪影

MRI 的一部分是通过不同位置的质子在某一方向上的频率(频率编码轴)差异来进行组织的空间定位的。因为脂肪和水的固有频率不同,所以 MRI(化学位移伪影) 上脂肪和水在频率编码轴上存在定位失准。定位失准的方向(x 轴或 y 轴)和数量取决于技术因素,如接收器带宽(较低的带宽产生较大的偏移)和场强(较强的场强产生较大的偏移)。脂肪抑制可以消除化学位移伪影,因为在脂肪抑制图像上脂肪信号几乎不显示。在非脂肪抑制图像上,来自骨髓(脂肪)和软骨(水)的定位失准信号可导致软骨下骨板看起来比实际更厚,而软骨的显像更薄(见图 4-2)。在所有图像序列上测量软骨厚度有助于避免误判。

软骨修复手术的术前评估

MRI 在评估软骨损伤和术前整体的关节状况时非常有用。对病变深度、软骨损伤面积和骨损伤程度的评估,可为手术方式的选择提供依据。然而,MRI 难以分辨移位不明显的软骨损伤,术前 MRI 可能低估软骨病变的实际大小[21]。检测病灶内骨赘和软骨下骨囊肿、确定软骨损伤的位置,以及明确合并损伤,可能有助于手术方案的制订。浅表软骨损伤或伴随韧带及半月板损伤的患者不适合进行生物学修复,他们可能需要接受重建、移植、截骨等其他手术[22]。因此,MRI 检查有助于外科医生进行术前医患沟通。

成分或显微结构 MRI 技术

近年来,许多 MRI 技术被用于检测关节软骨的显微结构或生物化学成分。虽然这些技术提供了标准 MRI 无法获得的重要信息,但由于时间长、成本高及临床意义有限,这些技术在临床实践中并不常用。使用这些技术进行定量检测时,应进行仔细处理,可能还需要特定的图像采集和后期处理软件,但并不是所有技术都适用于各种不同的系统。这些技术不是本章讨论的范围,本章仅简要介绍一些正在研究的技术。

T2 成像

软骨的 T2 弛豫时间取决于胶原蛋白的含量和走行方向,以及细胞外基质的水化状态。因此,任何损伤引起的软骨含水量或胶原结构的变化都可以改变局部软骨组织的 T2 值。

软骨的延迟钆增强 MRI

软骨细胞外基质中的固定负电荷密度(FCD)由糖胺聚糖(GAG)侧链产生。静脉注射带负电荷的对比剂钆二乙烯三胺五乙酸后,T1 图像上的值将反映 FCD 在软骨中的分布。使用对比剂后[软骨的低延迟钆增强磁共振成像(dGEMRIC)指数],T1 值较低的区域 GAG 浓度降低,提示细胞外基质受损。

钠离子成像

钠离子是天然的阳性离子，与 GAG 侧链上的阴离子匹配。通过高强度磁场的专用硬件,钠离子成像可以直接产生反映软骨局部 FCD 的图像。

T1-Rho 成像

软骨 T1-Rho 是自旋晶格弛豫时间，与细胞外基质的大分子组成有关。虽然与 T2 有关，但其对 GAG 更敏感,对胶原走行方向敏感性较差。目前,该序列不适用于部分临床系统。

糖胺聚糖化学交换饱和转移成像

该技术通过测量射频脉冲引起的 MRI 信号抑制程度来确定局部软骨组织中的 GAG 含量。射频脉冲偏离中心频率，指向 GAG 上羟基和细胞外基质中自由水之间的水化学交换。这项技术需要较高的场强和特定的脉冲序列,可能不适用于部分临床系统。

（刘晓琳　译　岳冰　校）

参考文献

1. Goodwin DW, Wadghiri YZ, Dunn JF. Micro-imaging of articular cartilage: T2, proton density, and the magic angle effect. *Acad Radiol.* 1998;5(11):790-798.
2. Goodwin DW, Zhu H, Dunn JF. In vitro MR imaging of hyaline cartilage: correlation with scanning electron microscopy. *AJR Am J Roentgenol.* 2000;174(2):405-409.
3. Eckstein F, Westhoff J, Sittek H, et al. In vivo reproducibility of three-dimensional cartilage volume and thickness measurements with MR imaging. *AJR Am J Roentgenol.* 1998;170(3):593-597.
4. Kijowski R. Clinical cartilage imaging of the knee and hip joints. *AJR Am J Roentgenol.* 2010;195(3):618-628.
5. Kijowski R, Davis KW, Woods MA, et al. Knee joint: Comprehensive assessment with 3D isotropic resolution fast spin-echo MR imaging—diagnostic performance compared with that of conventional MR imaging at 3.0 T. *Radiology.* 2009;252(2):486-495.
6. Subhas N, Kao A, Freire M, Polster J, Obuchowski N, Winalski CS. MRI of the knee ligaments and menisci: comparison of isotropic-resolution 3D and conventional 2D fast spin-echo sequences at 3T. *AJR Am J Roentgenol.* 2011;197(2):442-450.
7. Recht MP, Piraino DW, Paletta GA, Schils JP, Belhobek GH. Accuracy of fat-suppressed three-dimensional spoiled gradient-echo FLASH MR imaging in the detection of patellofemoral articular cartilage abnormalities. *Radiology.* 1996;198(1):209-212.
8. Bredella MA, Tirman PF, Peterfy CG, et al. Accuracy of T2-weighted fast spin-echo MR imaging with fat saturation in detecting cartilage defects in the knee: comparison with arthroscopy in 130 patients. *AJR Am J Roentgenol.* 1999;172(4):1073-1080.
9. Kawahara Y, Uetani M, Nakahara N, et al. Fast spin-echo MR of the articular cartilage in the osteoarthrotic knee. Correlation of MR and arthroscopic findings. *Acta Radiol.* 1998;39(2):120-125.
10. Kijowski R, Blankenbaker DG, Davis KW, Shinki K, Kaplan LD, De Smet AA. Comparison of 1.5- and 3.0-T MR imaging for evaluating the articular cartilage of the knee joint. *Radiology.* 2009;250(3):839-848.
11. Noyes FR, Stabler CL. A system for grading articular cartilage lesions at arthroscopy. *Am J Sports Med.* 1989;17(4):505-513.
12. International Cartilage Repair Society. ICRS Cartilage Injury Classification. ICRS cartilage injury evaluation package from the ICRS. www.cartilage.org. Accessed December 2013.
13. Brittberg M, Winalski CS. Evaluation of cartilage injuries and repair. *J Bone Joint Surg Am.* 2003;85-A(Suppl 2):58-69.
14. Levy AS, Lohnes J, Sculley S, LeCroy M, Garrett W. Chondral delamination of the knee in soccer players. *Am J Sports Med.* 1996;24(5):634-639.
15. Rubin DA, Harner CD, Costello JM. Treatable chondral injuries in the knee: Frequency of associated focal subchondral edema. *AJR Am J Roentgenol.* 2000;174(4):1099-1106.
16. Kröner AH, Berger CE, Kluger R, Oberhauser G, Bock P, Engel A. Influence of high tibial osteotomy on bone marrow edema in the knee. *Clin Orthop Relat Res.* 2007;454:155-162.
17. Kornaat PR, Kloppenburg M, Sharma R, et al. Bone marrow edema-like lesions change in volume in the majority of patients with osteoarthritis; associations with clinical features. *Eur Radiol.* 2007;17(12):3073-3078.
18. Sowers MF, Hayes C, Jamadar D, et al. Magnetic resonance-detected subchondral bone marrow and cartilage defect characteristics associated with pain and X-ray-defined knee osteoarthritis. *Osteoarthritis Cartilage.* 2003;11(6):387-393.
19. Unay K, Poyanli O, Akan K, Guven M, Demircay C. The relationship between bone marrow edema size and knee pain. *Knee Surg Sports Traumatol Arthrosc.* 2009;17(11):1298-1304.
20. van Dijk CN, Reilingh ML, Zengerink M, van Bergen CJ. The natural history of osteochondral lesions in the ankle. *Instr Course Lect.* 2010;59:375-386.
21. Azer NM, Winalski CS, Minas T. MR imaging for surgical planning and postoperative assessment in early osteoarthritis. *Radiol Clin North Am.* 2004;42(1):43-60.
22. Gomoll AH, Yoshioka H, Watanabe A, Dunn JC, Minas T. Preoperative measurement of cartilage defects by MRI underestimates lesion size. *Cartilage.* 2011;2(4):389-393.

第 5 章

术后关节软骨和软骨下骨的影像学表现

Michael C. Forney, Amit Gupta, Carl S. Winalski

磁共振成像(MRI)在膝关节软骨修复术后评价中起着重要作用。MRI 是评估软骨修复组织和软骨下骨最可靠的无创检查方法。尽管软骨评估的金标准是关节镜或修复部位的组织学检查,但 MRI 提供了一种无创的检查方法。MRI 的另一个优势是可以检测软骨下骨,这为有症状患者(尤其是翻修患者)的治疗提供了重要的信息。MRI 检测时效性更强,能及时发现新出现的软骨损伤或半月板损伤等。在一定程度上,MRI 可减少临床试验中二次关节镜检查的需求。成分 MRI 技术可以评估修复组织的微观结构和生物化学成分,并替代传统组织学检查方法。计算机断层扫描(CT)关节造影可作为影像学检查的补充,显示骨性移植和软骨下骨的细节。虽然 CT 对软组织的显示较差,且无法显示骨髓水肿,但对于不能接受 MRI 检查的患者来说,CT 关节造影是一种有用的替代方法。

定量评估修复后软骨组织的关节镜评分系统也可作为 MRI 评分系统的模型。两个常用的关节镜评分系统是国际软骨修复协会(ICRS)软骨修复的大体评分系统和 Oswestry 关节镜软骨修复评分系统(OAS)[1]。目前,MRI 不能显示组织质地、颜色和表面规则性(如纤维化),但它可以评估软骨下骨病变和深层软骨病变(如剥脱),而直视下很难发现上述表现。

MRI 评分系统已被用于量化软骨修复组织的状态。这些系统包括 Henderson 评分系统、Roberts 评分系统、软骨修复组织的磁共振观察(MOCART)和同种异体骨软骨磁共振成像评分系统 (OCAMRISS)[2-4],它们主要用于临床试验中定量分析和指导临床评估。在这些评分系统中,与关节镜评分一致的项目包括缺损填充、修复组织的特征、修复组织的整合性、软骨下骨和非修复部位的状态。值得注意的是,软骨修复术后的 MRI 结果可能与症状无关,但对判断预后具有意义(如无症状的软骨剥脱)。在术后的前 6 个月,修复组织的 MRI 可出现显著的改变,这取决于手术类型和修复组织的状态。一项评估 MRI 与临床结果相关性的研究显示,术后 6~36 个月时相关性最好[5]。

虽然有多种软骨修复技术,但修复部位的术后 MRI 大体相似;某些手术可能会有特殊的注意事项。下面将讨论各种常见的软骨修复术后的 MRI 评估和 MRI 表现,重点讨论的技术包括骨髓刺激术(如微骨折、软骨下钻孔、磨削成形术)、同种异体骨软骨移植和自体移植、自体软骨细胞移植(ACI)。

缺损填充

软骨缺损的填充程度可能是治疗成功的最重要指标,并且与症状缓解程度相关[6]。应评估缺损填充量和表面轮廓恢复度(即修复厚度)。由于所有的修复技术均彻底清除受损组织,所以在修复部位观察到的所有组织均可视为修复组织。虽然缺损填充量大于或小于 50%是一个便捷的指标,但填充组织通常是不规则的，软骨下骨裸露区（缺损部位）或修复组织过度生长（移植物“肥大”）的区域可出现显著的临床症状。理想的修复部位表面应光滑，并与邻近的正常软骨一致。

骨髓刺激（如微骨折）术后，修复部位可能在一开始就被信号较亮的组织填充，特别是在使用支架填充后。然而，更常见的情况是填充缺损可能会更慢，需要2年才能完全填充（图5-1）[6]。尽管如此，最近许多报道均显示术后2年的临床修复效果显著。目前关于术后超过2年的修复效果尚无定论，但一些研究表明，随着修复失败率的增加，关节功能和重返运动率均会下降。

同种异体骨软骨移植或自体移植可以立即完成缺损的填充，因为这类技术使用完好的整块移植物。然而，应仔细评估修复部位的关节表面轮廓，以确定移植物与邻近的正常软骨是否齐平、有无凸起或凹陷。修复部位的凹陷可被纤维软骨逐渐填充（图5-2）。值得注意的是，骨软骨移植物的软骨下骨板通常与周围骨板位于不同水平，因为移植物的软骨厚度与缺损周围正常软骨的厚度不同（骨软骨单元内的构成比不同）。

在使用第一代ACI[骨膜补片（pACI）]和第二代ACI[胶原覆盖（cACI）]术后早期，缺损部位通常被完全填充或略微过度填充[7]。使用第三代ACI[基质介导ACI（MACI）]后，缺损最初会出现填充不足，但随着时间的推移，缺损最终被完全填充（最长达2年）（图5-3）[8]。缺损填充量<50%的患者更容易出现症状[9]。过度增生较常见于pACI，cACI和MACI则较为少见[10]。

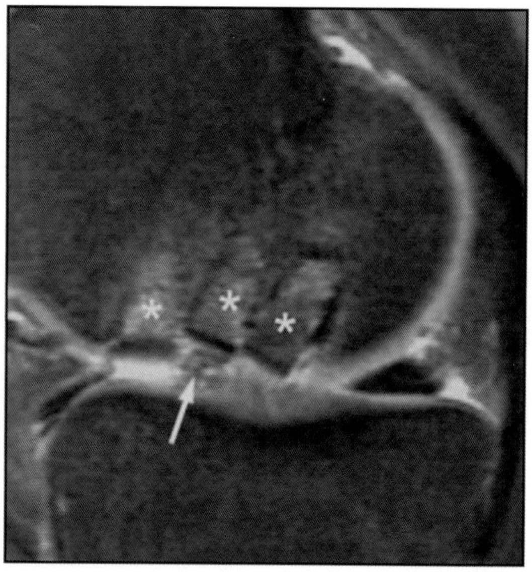

图5-2 自体骨软骨移植（马赛克成形术）术后组织表面连续性差。术后3个月，移植的骨软骨组织（星号所示）不能恢复关节表面，可能是初次移植或术后移植物下沉造成的。可见局部纤维软骨过度生长（箭头所示）。

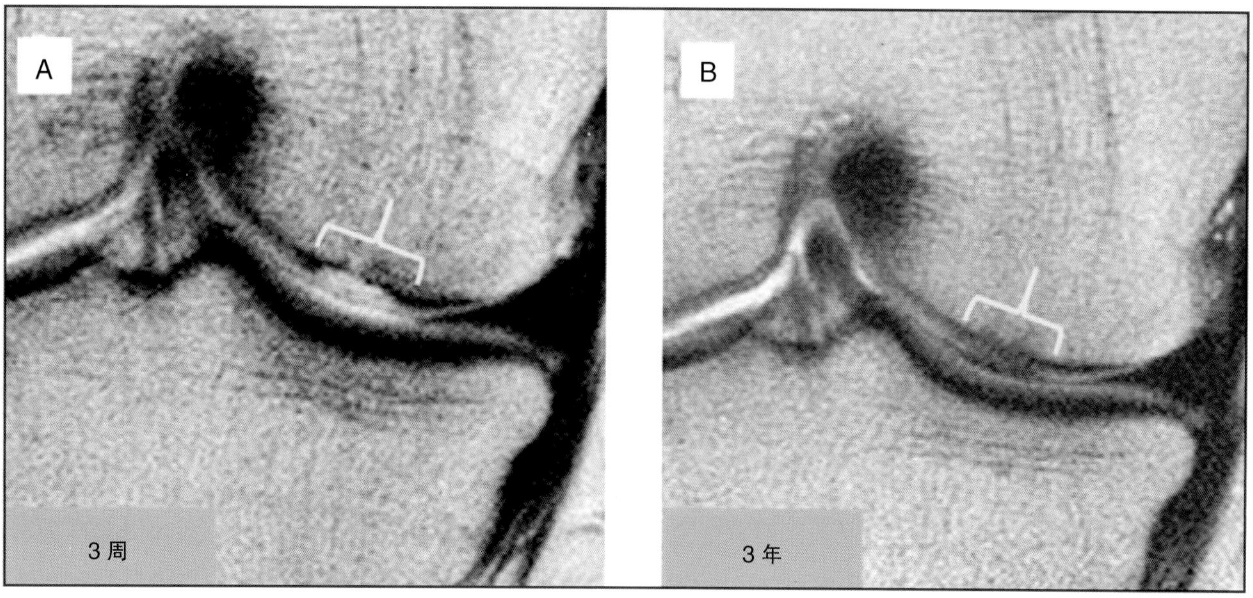

图5-1 冠状位MRI显示股骨内侧髁微骨折术后修复组织的正常成熟过程。（A）在第3周，修复部位被完全填充，且表面轮廓与周围组织一致。未成熟的修复组织的信号接近液体信号（括号所示）。（B）3年后，修复部位被完全填充。成熟的修复组织比天然软骨颜色更深（括号所示）。

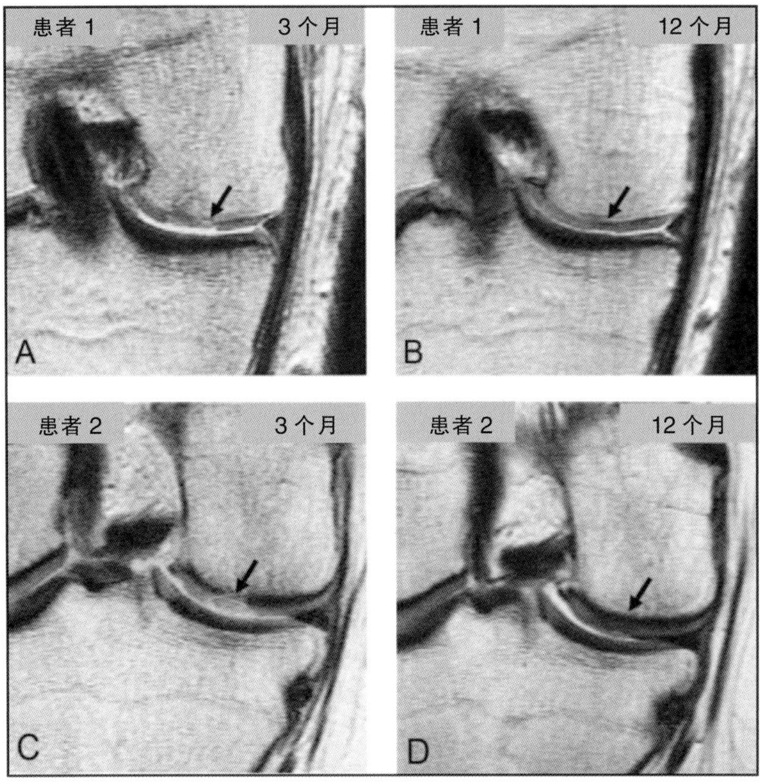

图 5-3　MACI 术后修复部位正常外观的变化。患者 1：(A,B)冠状位 MRI 显示股骨内侧髁 MACI 修复部位在术后初期未能完全填充缺损，修复组织与正常软骨之间存在高信号未成熟界面(A，箭头所示)。12 个月时，填充组织和周围正常软骨的界面融合情况改善，修复组织与相邻软骨类似(B，箭头所示)。患者 2：(C,D)股骨内侧髁 MACI 术后 3 个月 MRI 显示修复骨与修复软骨的界面均有亮线；其表观可能与组织剥脱混淆(C，箭头所示)。12 个月时，修复部位被整合良好的组织完全填充(D，箭头所示))。

与轻度增生相比，厚度大于周围正常软骨 150%的增生更容易产生症状(图 5-4)[10]。厚度增加<125%的轻度增生可能会自行消退[10,11]。

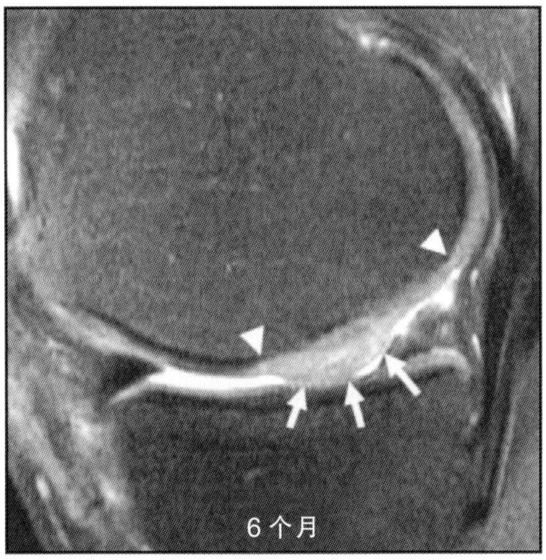

图 5-4　pACI 术后修复组织肥大。在使用骨膜补片对股骨内侧髁进行 ACI 术后 6 个月，修复部位的前部新生组织凸出于预期的关节轮廓之上，超过正常软骨厚度的 2 倍以上[>200%(箭头所示；三角箭头=ACI 边缘)]。与本例患者类似，超过正常软骨厚度 150%的肥大通常有症状，需要手术干预[10]。

修复组织的特征

修复组织的特征是指软骨修复组织的信号强度和均一性。透明关节软骨的正常三层外观反映了Ⅱ型胶原的微观排列方向。同种异体骨软骨移植和自体移植手术是将完整的成熟关节软骨移植到修复部位，术后 MRI 表现与正常软骨类似。对于其他类型的软骨修复，包括骨髓刺激、ACI、非细胞支架和特殊类型软骨移植，修复组织没有正常的胶原结构，即使在组织学上具有透明软骨特征，其 MRI 表现也往往与正常的关节软骨不同。成分 MRI 技术可以计算糖胺聚糖的含量和(或)检测胶原蛋白的走行方向[12]。

骨髓刺激术后，修复组织最初信号强度较高，有时甚至接近液体信号强度(见图 5-1)。随着时间的推移，修复组织(主要是纤维软骨，Ⅰ型胶原浓度高于正常透明关节软骨)的信号强度与正常软骨接近，但仍然存在一定的异质性[6]。骨髓刺激修复失败时，缺损处的信号强度可因磨损和裂隙的出现而增强。

同种异体骨软骨移植和自体移植的预期疗效是

修复组织具有正常的透明软骨外观，修复组织除了退行性变以外不再出现显著改变。由于移植物组织取自其他部位、胶原走行方向不同，移植物的信号与邻近的正常软骨可能有细微的差异。

ACI 和 MACI 术后，修复组织以可预测的方式逐步成熟(最长 2 年)。最初，修复组织呈高信号，有时接近液体信号。随着细胞扩增和细胞外基质的形成，修复组织的信号强度更接近关节软骨，尽管与正常软骨相比，其信号强度会稍高，并且存在轻度的异质性(见图 5-3)[13]。

整合性

整合性是指修复组织与邻近的正常软骨和软骨下骨的整合状态。理想情况下，在 MRI 上观察不到明显的界面。在术后早期的 MRI 上，界面可表现为高信号线，提示整合尚未完成(见图 5-1 和图 5-3)。如果高信号的裂隙持续存在或界面间出现明显的间隙，则提示修复组织整合不完全或修复失败(图 5-5)。界面的评估应该涵盖整个修复区。局部整合失败可能会产生症状。界面下形成局灶性的囊肿，或者出现新的或持续的骨髓水肿信号，可提示整合不良。然而，值得注意的是，MRI 显示修复组织界面整合的能力逊色于组织学评估。在同种异体骨软骨移植和自体移植后，即使界面从组织学层面并未整合，MRI 也可能无法辨识或者仅显示出低信号线[4,14]。

一般来说，如果修复组织和软骨下骨成功整合，MRI 则表现为界面的信号强度与修复组织相同或更暗。然而，由于使用支架固定的移植术后早期整合还不完全，MRI 上会有一条较细、较亮的线(见图 5-3)。如果界面整合失败，MRI 则表现为一条新的或持续存在的高信号线，通常为液体信号强度，界面上的信号表现类似软骨剥脱(图 5-5)。剥脱组织可能会保留在原位，形成软骨瓣，或者脱落造成全层缺损(图 5-5 和 5-6)。修复组织的剥脱通常只涉及部分修复区域。

微骨折的修复组织通常在 2 年内完成整合[6]。界面位置的骨髓水肿信号在早期常见，但通常会逐渐消失。自体骨软骨移植和同种异体移植的独特之处在于移植物是成熟的软骨，具有天然的骨整合能力；但移植软骨与正常软骨之间缺乏天然的整合能力[4]，因此，移植物与正常软骨之间可见液体间隙。然而，这个界面上往往表现为中等信号强度，可能是由于纤维软骨填充界面[13]或界面很薄，低于 MRI 的成像分辨率。在 ACI 和 MACI 的术后早期，修复软骨和修复软骨-骨界面处会出现液体信号。这些信号会随界面整合完成而消失[15]。界面上持续或新的液体信号是不正常的，可能提示修复失败。当软骨修复组织和软骨下骨板之间形成新的高信号线时，则提示修复组织剥脱。

软骨下骨状态

软骨修复后，软骨下骨板和骨髓将发生一系列变化。一些手术操作会穿透软骨下骨板，导致 MRI 表现不规则。所有术式术后早期均会出现反应性骨水肿信号，并可能远远超出修复区域的范围。这种骨髓信号通常会逐渐减弱，于 12~18 个月后恢复正常。当骨髓水肿持续时间较长、复发或加重时，应考虑修复部位出现了并发症。一般不会出现软骨下骨囊肿，除非它们术前就存在且未予以治疗。软骨下骨囊肿的形成可能与修复组织整合不良或修复组织全层缺损有关。MRI 特别有助于发现软骨下骨囊肿，而通过关节镜或开放关节切开术难以发现这些囊肿。术后软骨下骨板变厚，提示修复组织基底部存在骨化(“潮线推进”)。这些“中央的”“软骨下的”或“缺损区域内部的”骨赘可见于任何一种修复手术(图 5-7)。软骨下骨板增厚是 ACI 手术作为骨髓刺激术的翻修手术失败率高的重要原因[16]。

微骨折术后会扰乱软骨下骨板的结构，使其不易辨认。随着时间的推移，软骨下骨板增厚和中央骨赘的形成很常见(图 5-7)。理论上，较硬的关节面可能会对相对的关节面造成冲击和退行性变。骨髓水肿信号通常在术后不久出现，且在数月内消退，但无症状患者可能会持续数年[17,18]。当修复组织发生退行性变时，骨髓水肿信号可再次增强，或形成软骨下骨囊肿。

自体和同种异体骨软骨移植术后，可出现移植的软骨下骨板和相邻骨软骨单元不匹配，这是由于两者的软骨厚度存在差异。判断移植物下陷或突起应基于关节面的一致性(见图 5-2)。与其他修复手术一样，术后移植物内部和周围会出现骨髓水肿信号，并逐步恢复到正常的骨髓信号。在自体骨软骨移植的病例中，

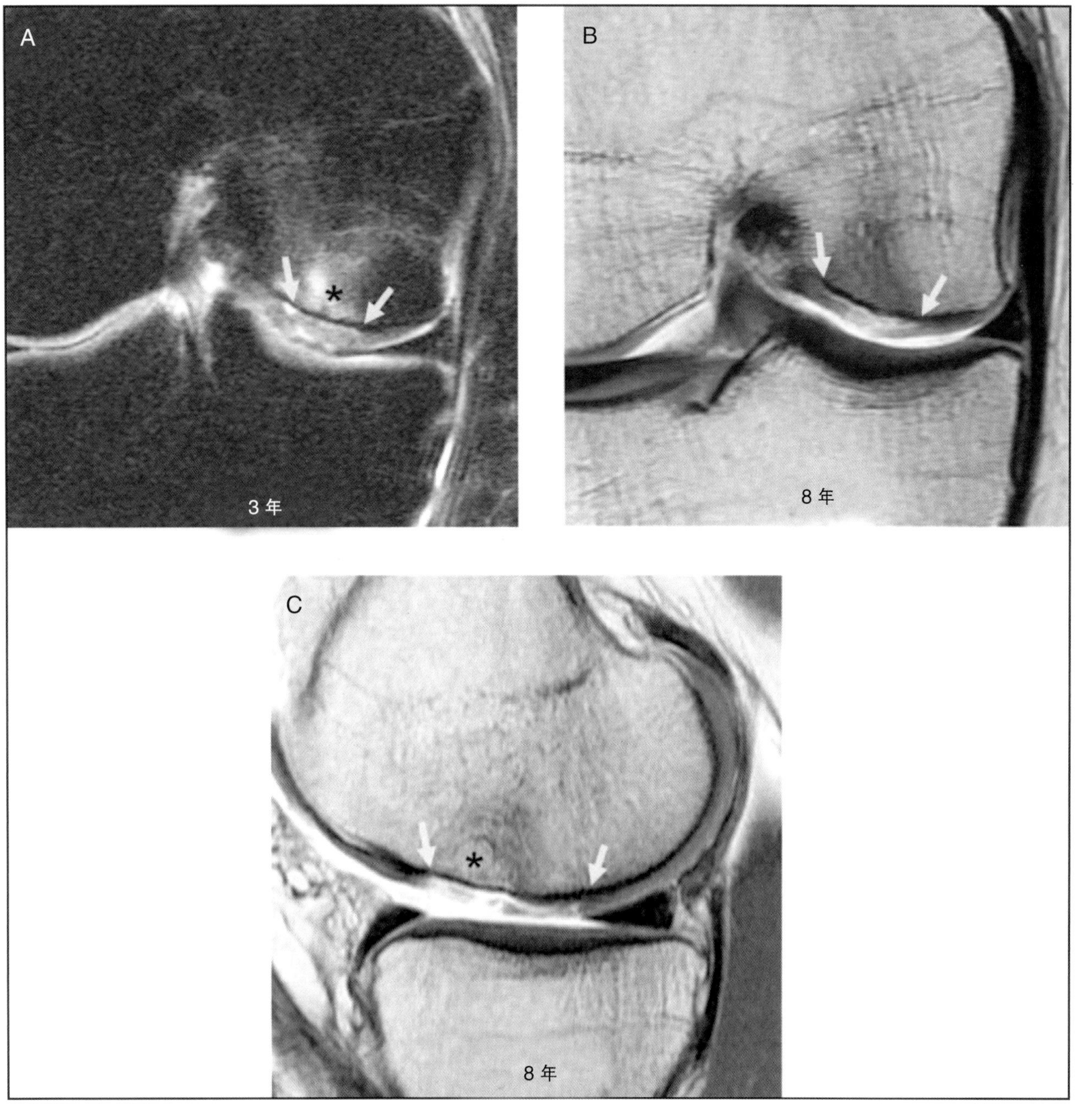

图 5-5　修复组织分层。pACI 术后 35 个月，在 ACI 修复组织和骨面（箭头= ACI 边缘）之间存在一条高信号线，其下方有反应性骨髓水肿信号（A，星号所示），提示组织分层。分层的修复组织被二次手术修复，术后 5 年（首次 ACI 术后 8 年，B，C）修复组织发生了更严重的剥脱，伴随一部分修复组织移位，其余组织仍在原位。在修复部位下方形成了一个软骨下骨囊肿（C，星号所示）。

骨髓水肿通常在 1 年后消失，也可持续到术后 2 年[19,20]。供区可为自体软骨移植提供有用的内部参考，因为供区和受区的骨髓信号变化速度相近。大多数情况下，整合完成后无法观察到受区和移植物间的界面。若移植物在大多数脉冲序列上信号变低，则提示出现了硬化，易导致移植失败和移植物存活率降低[21]。修复软骨界面往往无法完全整合，可能会形成软骨下骨囊肿；但是这些囊肿不一定有症状。自体移植术后，移植物会被骨髓样脂肪组织及表面纤维软骨样致密组织填充，这种填充起初多不完全，随时间推移逐渐接近正常关节面。有症状的移植物供区常有持续或显著的骨髓水肿信号。

同种异体骨软骨移植术后，骨髓的 MRI 改变通常在 1 年内消失。当同种异体骨融合时，受体-供体界面

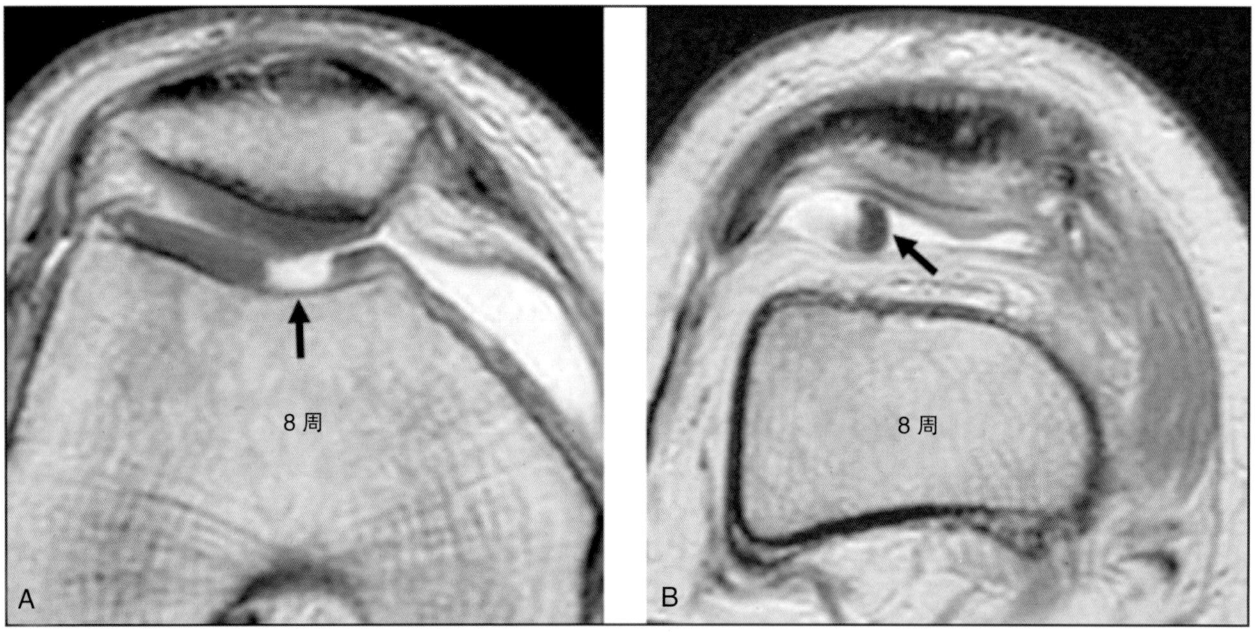

图 5-6 分层修复组织的移位。股骨内侧滑车 pACI 术后 8 周，修复组织与骨面分层，移位至髌上囊。(A)轴位 MRI 显示修复部位有一个空的缺损区(箭头所示)。(B)移位的修复组织在髌上囊内被发现(箭头所示)。

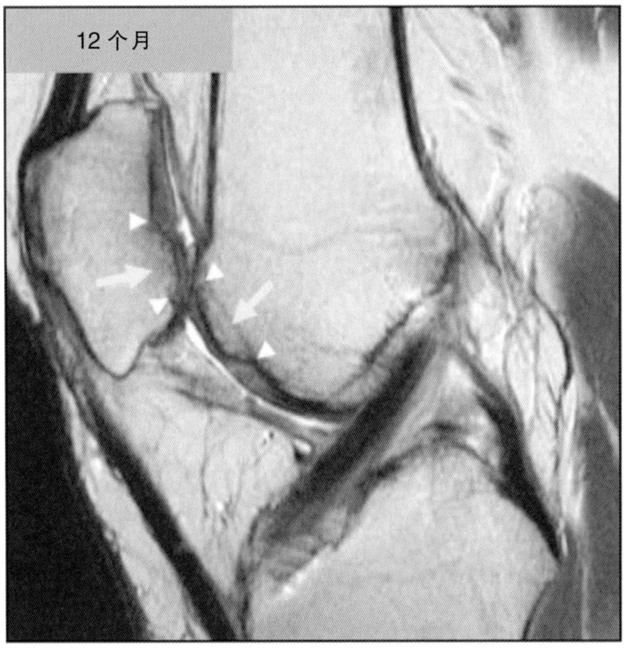

图 5-7 修复组织内的成骨。股骨滑车和髌骨下段微骨折术后 1 年的矢状位 MRI，修复部位的基底部有骨赘形成(箭头所示；三角箭头=修复部位的边缘)。骨赘表面覆盖着薄层纤维软骨。

会出现与缺血性坏死类似的环状高信号线，并逐渐扩大。这一现象通常会缓慢消失，反映了移植骨的爬行替代过程[12,22]。文献报道中严重的骨髓水肿、囊肿形成、移植界面增厚和软骨塌陷等表现比较罕见，免疫反应更常见于体内存在抗体的患者[23]。

ACI 术后，软骨下骨板是否完整取决于术前状态和骨清创的深度(是否穿透软骨钙化层)。术后早期骨髓水肿信号会逐渐消失，如果持续超过 12 个月，则可能出现症状并提示修复失败。修复区下方出现新的局灶性骨髓水肿或者骨髓水肿复发，往往提示移植失败。修复部位的软骨下骨囊肿可能提示软骨整合不良。修复部位还可出现软骨下骨板增厚及骨赘形成；然而，由于 ACI 常作为翻修技术，这些异常也可能在进行 ACI 之前就已经存在[16]。

非修复部位的并发症

术后出现症状的患者需要考虑非修复部位损伤，必须仔细检查软骨、半月板和韧带(图 5-8)。特别是行开放手术和复杂手术的患者，在远离修复区域的位置可能发生关节粘连(图 5-9)。粘连最常见于髌上囊和髌下脂肪垫，可造成髌骨滑动受限。直接附着在修复组织上的粘连可能需要手术清创，术后才允许关节活动，以避免损伤修复组织。

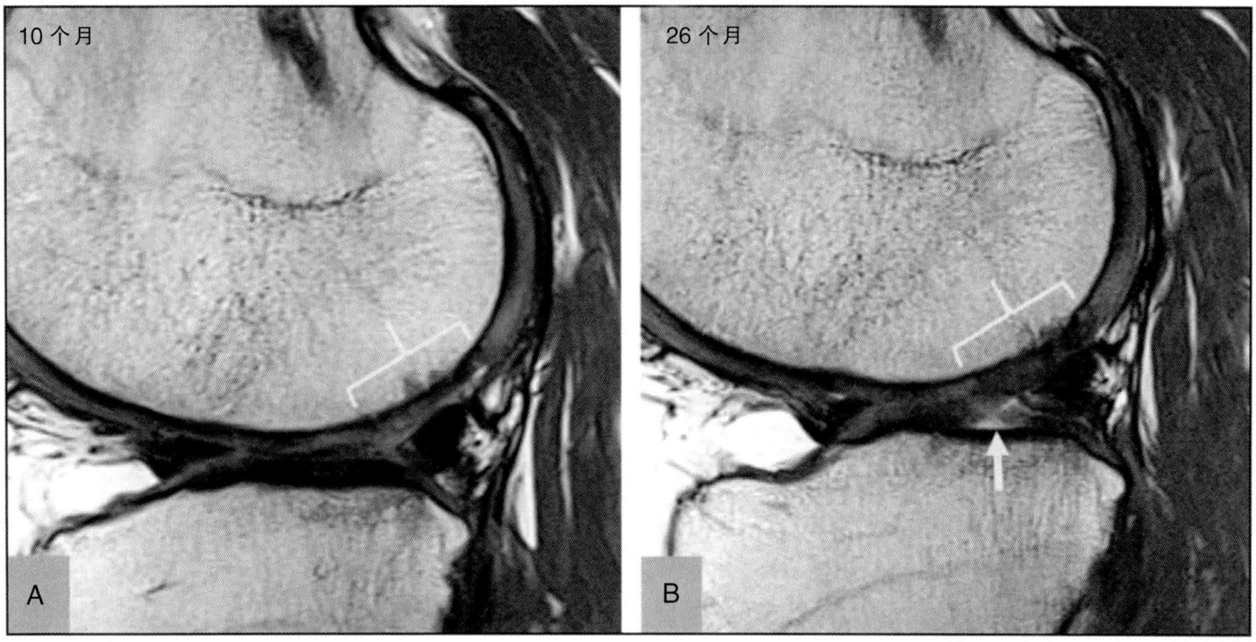

图 5-8 未修复部位的并发症。(A)股骨外侧髁微骨折术后 10 个月矢状位 MRI 显示修复区填充良好,相对的胫骨外侧关节面外观正常。(B)术后 26 个月,胫骨外侧出现新的全层缺损(箭头所示),而股骨侧修复部位组织完好。新缺损的出现可能提示更广泛的骨关节炎的进展。

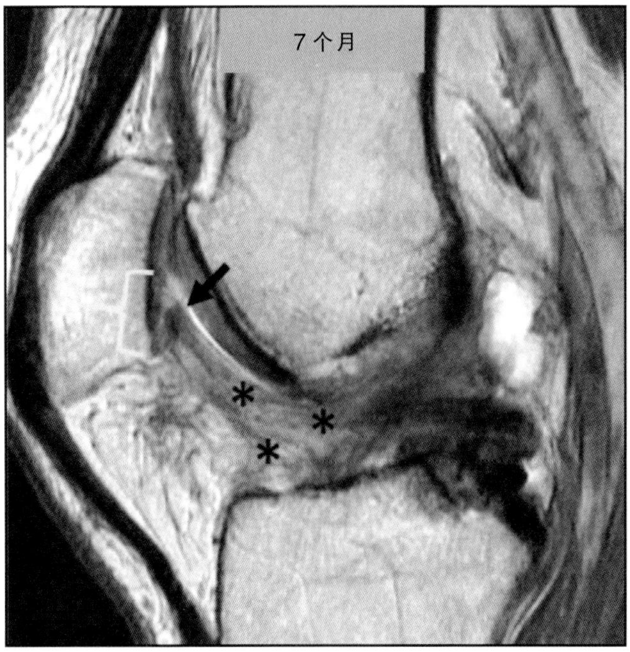

图 5-9 髌骨(括号所示)和股骨外侧髁 pACI+半月板同种异体移植(未显示)术后 7 个月的矢状位 MRI。髌下脂肪垫(星号所示)中有广泛的纤维组织带,使髌骨与 ACL 和胫骨粘连。粘连范围已超过髌骨上的修复组织 (箭头所示), 可导致修复组织剥脱。注意髌上囊增厚提示关节纤维化。

(刘晓琳 译 岳冰 校)

参考文献

1. van den Borne MP, Raijmakers NJ, Vanlauwe J, et al. International Cartilage Repair Society (ICRS) and Oswestry macroscopic cartilage evaluation scores validated for use in Autologous Chondrocyte Implantation (ACI) and microfracture. *Osteoarthritis Cartilage.* 2007;15(12):1397-1402.
2. Henderson IJ, Tuy B, Connell D, Oakes B, Hettwer WH. Prospective clinical study of autologous chondrocyte implantation and correlation with MRI at three and 12 months. *J Bone Joint Surg Br.* 2003;85(7):1060-1066.
3. Marlovits S, Striessnig G, Resinger CT, et al. Definition of pertinent parameters for the evaluation of articular cartilage repair tissue with high-resolution magnetic resonance imaging. *Eur J Radiol.* 2004;52(3):310-319.
4. Chang EY, Pallante-Kichura AL, Bae WC, et al. Development of a comprehensive osteochondral allograft MRI scoring system (OCAMRISS) with histopathologic, micro-computed tomography, and biomechanical validation. *Cartilage.* 2014;5(1):16-27.
5. Blackman AJ, Smith MV, Flanigan DC, Matava MJ, Wright RW, Brophy RH. Correlation between magnetic resonance imaging and clinical outcomes after cartilage repair surgery in the knee: a systematic review and meta-analysis. *Am J Sports Med.* 2013;41(6):1426-1434.
6. Mithoefer K, Williams RJ 3rd, Warren RF, et al. The microfracture technique for the treatment of articular cartilage lesions in the knee. A prospective cohort study. *J Bone Joint Surg Am.* 2005;87(9):1911-1920.
7. Alparslan L, Minas T, Winalski CS. Magnetic resonance imaging of autologous chondrocyte implantation. *Semin Ultrasound CT MR.* 2001;22(4):341-351.

8. Kon E, Filardo G, Perdisa F, et al. A one-step treatment for chondral and osteochondral knee defects: clinical results of a biomimetic scaffold implantation at 2 years of follow-up. *J Mater Sci Mater Med.* 2014;25(10):2437-2444.
9. Moradi B, Schönit E, Nierhoff C, et al. First-generation autologous chondrocyte implantation in patients with cartilage defects of the knee: 7 to 14 years' clinical and magnetic resonance imaging follow-up evaluation. *Arthroscopy.* 2012;28(12):1851-1861.
10. Kreuz PC, Steinwachs M, Erggelet C, et al. Classification of graft hypertrophy after autologous chondrocyte implantation of full-thickness chondral defects in the knee. *Osteoarthritis Cartilage.* 2007;15(12):1339-1347.
11. Matricali GA, Dereymaeker GP, Luyten FP. Donor site morbidity after articular cartilage repair procedures: a review. *Acta Orthop Belg.* 2010;76(5):669-674.
12. Trattnig S, Zbýň S, Schmitt B, et al. Advanced MR methods at ultra-high field (7 Tesla) for clinical musculoskeletal applications. *Eur Radiol.* 2012;22(11):2338-2346.
13. Trattnig S, Domayer S, Welsch GW, Mosher T, Eckstein F. MR imaging of cartilage and its repair in the knee—a review. *Eur Radiol.* 2009;19(7):1582-1594.
14. Horas U, Pelinkovic D, Herr G, Aigner T, Schnettler R. Autologous chondrocyte implantation and osteochondral cylinder transplantation in cartilage repair of the knee joint. A prospective, comparative trial. *J Bone Joint Surg Am.* 2003;85-A(2):185-192.
15. Ebert JR, Robertson WB, Woodhouse J, et al. Clinical and magnetic resonance imaging-based outcomes to 5 years after matrix-induced autologous chondrocyte implantation to address articular cartilage defects in the knee. *Am J Sports Med.* 2011;39(4):753-763.
16. Minas T, Gomoll AH, Rosenberger R, Royce RO, Bryant T. Increased failure rate of autologous chondrocyte implantation after previous treatment with marrow stimulation techniques. *Am J Sports Med.* 2009;37(5):902-908.
17. Recht M, White LM, Winalski CS, Miniaci A, Minas T, Parker RD. MR imaging of cartilage repair procedures. *Skeletal Radiol.* 2003;32(4):185-200.
18. Chen H, Sun J, Hoemann CD, et al. Drilling and microfracture lead to different bone structure and necrosis during bone-marrow stimulation for cartilage repair. *J Orthop Res.* 2009;27(11):1432-1438.
19. Sanders TG, Mentzer KD, Miller MD, Morrison WB, Campbell SE, Penrod BJ. Autogenous osteochondral "plug" transfer for the treatment of focal chondral defects: postoperative MR appearance with clinical correlation. *Skeletal Radiol.* 2001;30(10):570-578.
20. Akens MK, Weishaupt D, Nadler D, et al. Integration of osteochondral grafts: comparison of MR imaging and histological results in osteochondral photo-oxidized grafts and allografts in sheep. International Cartilage Repair Society Symposium, Toronto, June 2002.
21. Williams RJ 3rd, Ranawat AS, Potter HG, Carter T, Warren RF. Fresh stored allografts for the treatment of osteochondral defects of the knee. *J Bone Joint Surg Am.* 2007;89(4):718-726.
22. Collins M, Stuart MJ. Magnetic resonance imaging osteonecrosis pattern within an osteochondral dowel allograft. *J Knee Surg.* 2010;23(1):45-50.
23. Sirlin CB, Brossmann J, Boutin RD, et al. Shell osteochondral allografts of the knee: comparison of MR imaging findings and immunologic responses. *Radiology.* 2001;219(1):35-43.
24. Minas T, Peterson L. Autologous chondrocyte transplantation. *Oper Techn Sports Med.* 2012;20(1):72-86.

第 6 章

早期骨关节炎和创伤后骨关节炎的生物标志物

Ariel M. Bodker, Christian Lattermann, Susan Chubinskaya

急性膝关节创伤常见于运动员和运动活跃的人群，它是创伤后骨关节炎(PTOA)的危险因素[1,2]。骨关节炎(OA)的治疗费用中大约有12%源于关节创伤[3]。OA的早期发病可在关节创伤后10年才出现，表明PTOA比原发性OA发病年龄更小(18~44岁)。在美国，PTOA患者约为560万人，每年产生的医疗费用高达120亿美元[3]。

研究认为，PTOA的骨与软骨破坏主要是由创伤、炎症及关节长期负荷的变化引起[5]。创伤可导致异常的关节运动和负荷，进而促进关节内分解代谢增强，这是创伤导致的最主要的生物学反应[6,7]。然而，与原发性OA不同，PTOA的发病时间是已知的，即关节损伤的时间。因此，对PTOA进行早期干预比原发性OA更容易[5]。

目前原发性OA的诊断主要基于影像学和各种临床标准，但是这些指标会因观察者不同而产生较大的差异[8]。此外，现有的成像技术无法检测急性关节损伤导致的早期关节病变，影像学表现明显时往往表示关节已经出现严重的结构性破坏[9,10]。PTOA的发病时间差异很大，关节内骨折可能在2年内出现PTOA，而较轻的关节损伤可能需要数十年[1]。磁共振成像(MRI)的广泛应用可能会受成本、普及性和缺乏可靠的OA评分等因素的限制[11]。因此，影像学检查的局限性促使研究者去发掘与早期骨软骨损伤相关的分子生物标志物，这些标志物可用于疾病的诊断和监测、药物的研发和靶向治疗的疗效评估。

生物标志物

世界卫生组织将“生物标志物”定义为“任何检测出的、可以影响或预测疾病发生或转归的生物物质”[12]。诊断软骨损伤和早期OA的关键是明确创伤后早期出现的细胞因子、可溶性蛋白或分解产物。这些生物标志物应有效、可靠、可行和实用，它们必须是经济的、可定量的，并且可以在体液(血清、尿液和滑膜液)中获得。目前，大多数研究都集中在原发性OA上，本章则对PTOA相关生物标志物的重要性和应用进行综述。预防创伤后软骨退行性变和关节内稳态失衡对于有PTOA风险的人群来说具有重要意义。有证据显示这是一个可以实现的目标[13-19]。

创伤后骨关节炎生物标志物的临床研究意义

美国骨科运动医学学会/美国国立卫生研究院(AOSSM/NIH)U-13关节创伤与骨关节炎会议Ⅱ认定，早期OA和PTOA的生物标志物(表6-1)应作为未来研究的重点[20]，特别是“通过检测和验证敏感性和可预测的生物标志物来优化早期、影像学阴性的骨关节炎的分级”。软骨代谢性生物标志物的优点包括易获取、敏感性高、相比影像学检查更为经济[21]。与伤口

表 6-1 早期骨关节炎和软骨损伤的分子生物标志物

生物标志物	描述	检测方法	来源
IL-1β	促炎细胞因子	ELISA	SF，血清
hsCRP	促炎细胞因子	ELISA	SF，血清
TNF-α	促炎细胞因子	ELISA	SF，血清
IL-6	促炎趋化因子	ELISA	SF，血清
IL-8	促炎趋化因子	ELISA	SF，血清
IL-10	抗炎细胞因子	ELISA	SF，血清
MMP-3	溶基质蛋白酶，蛋白水解酶	ELISA	SF，血清
MMP-1	胶原酶，胶原裂解蛋白酶	ELISA	SF，血清
ADAM-TS	聚集蛋白聚糖裂解蛋白酶	ELISA	SF，血清
ADAM-TS5	聚集蛋白聚糖酶，聚集蛋白聚糖裂解蛋白酶	ELISA	SF，血清
CS846	聚集表位	竞争 ELISA	血清
C2C	Ⅱ型胶原的胶原酶新表位	ELISA	SF，血清
CTxII	Ⅱ型胶原降解标志物	ELISA	SF，尿
C1,2C	Ⅰ/Ⅱ型胶原降解	ELISA	SF，血清
CPII	Ⅱ型胶原合成标志物	ELISA	SF，血清
COMP	软骨基质蛋白	ELISA	SF，血清

ADAM-TS，一类具有凝血酶敏感蛋白的分解蛋白和金属蛋白酶；COMP，软骨寡聚基质蛋白；CPⅡ，Ⅱ型前胶原；ELISA，酶联免疫吸附试验；hsCRP，高敏性C反应蛋白；IL，白细胞介素；MMP，基质金属蛋白酶；SF，滑液；TNF-α，肿瘤坏死因子-α。

Adapted from Catterall JB, Stabler TV, Flannery CR, Kraus VB. Changes in serum and synovial fluid biomarkers after acute injury. Arthritis Res Ther. 2010;12(6):R229.

愈合过程类似，急性创伤后促炎细胞因子开始增加。这些因子包括肿瘤坏死因子-α（TNF-α）、白细胞介素-1β(IL-1β)、IL-6、IL-8、IL-1受体拮抗剂、IL-10[22]。蛋白聚糖和胶原碎片释放提示合并有软骨损伤，它们的释放可在前交叉韧带(ACL)撕裂后的前几周达到峰值，并可能长期维持较高的水平[23,24]。其他基质分子，如基质金属蛋白酶(MMP)-3、组织抑制剂金属蛋白酶(TIMP)-1和软骨寡聚基质蛋白(COMP)，在ACL损伤后浓度也可持续升高[25,26]。因此，生物标志物不仅可以通过特定的关节组织细胞外基质成分来预测进展为PTOA的风险，而且对靶向药物的研发和疗效的检测也有帮助。

生物标志物的临床前和临床研究

急性关节损伤(特别是ACL和半月板撕裂)的早期生物反应可分为3个重叠阶段。①早期：细胞死亡/凋亡和炎症(如蛋白酶、促炎细胞因子、C反应蛋白、一氧化氮、活性氧自由基、成纤维细胞生长因子等表达增加)导致蛋白水解酶的激活(蛋白聚糖酶和基质金属蛋白酶)，进而导致软骨细胞外基质主要成分(包括蛋白聚糖和Ⅱ型胶原)的降解；②中期：以分解代谢和合成代谢的潜在平衡为特征；③晚期：以有限或异常的修复和基质重塑或形成为特征[1,27]。该分期可以为确定治疗方案和预防干预的潜在生物靶点提供平台。

促炎细胞因子（如IL-1β和TNF-α）可以刺激MMP的产生，并抑制软骨特征性的聚集蛋白聚糖和Ⅱ型胶原的合成，二者是维持和修复细胞外基质所必需的[10]。关节软骨损伤和OA患者可以出现硫酸软骨素(CS)和硫酸角质素(KS)浓度变化、聚集蛋白聚糖新表位，以及胶原酶作用下的Ⅱ型胶原分裂和变性(检测到C2C；C1，2C；CTXⅡ；或CTXⅠ)[2,5,28,29]。Yoshida等人[28]证实，硫酸软骨素和硫酸角质素与ACL撕裂后出现的严重软骨病变有关，但与患者的年龄或受伤时间无关。Svoboda 等人[2]比较了 ACL 损伤患者与 ACL 完好患者，发现前者血清 C1、2C 和 C2C 浓度显著降低，CS846 水平变化，而且Ⅱ型胶原降解与合成比例（如 C2C:CPⅡ和 C1、C2:CPⅡ）随时间推移出现差异。重要的是，本研究明确了 ACL 损伤组和对照组中 C1、C2、C2C、CS846 和 CPⅡ在受伤前的基线差异，因此这些血清生物标志物可用于预测哪些患者更容易受伤。同样，Catterall 等人[5]报道急性 ACL 损伤后血清 CPⅡ、C2C 和 C1、2C 浓度较基线下降。作者还发现，血清中 C2C 浓度与滑膜液浓度呈显著的负相关，提示受影响关节中 C2C 浓度越高，血清中 C2C 浓度就越低。Chmielewski 等人[29]发现，ACL 重建术后尿 CTX-Ⅱ浓度升高，且这种改变会逐步消失，可能与膝关节症状和功能改变有关。

另一个值得关注的生物标志物是 COMP，它是一种五聚体非胶原糖蛋白，可以与Ⅰ型、Ⅱ型和Ⅸ型胶原结合。通过结合 5 个胶原分子，COMP 形成了一个复杂的胶原网络，并促进胶原蛋白的相互作用和微纤维的形成[10]。多项研究表明，关节软骨细胞可以产生 COMP，滑膜液和血清 COMP 水平可能与软骨损伤有关[30–32]。Verma 和 Dalal[10]发现，在早期膝关节 OA 患者中，COMP 浓度升高是关节软骨细胞代谢增强的指征[10]。该研究同时发现 COMP 和 IL-1α 之间存在正相关。这与 Joosten 等人[33]的研究发现类似，他们发现抗 IL-1α 和 IL-1β 抗体治疗可以降低血清 COMP 水平[33]。因此，我们得出结论：血清 COMP 水平可以作为 PTOA 诊断、预后和治疗的重要指标。

多项研究报道，在进行了包括适度步行在内的单次体育活动后，COMP 的水平会发生变化[34–39]。Hoch 等人[39]发现，随着运动员（来自大学足球一级联赛）竞技水平（Lysholm 评分和 IKDC 运动评分）的提升，其 COMP 水平也会显著提高[39]。然而，COMP 水平的提高是否会对整个关节的健康有不良影响尚不清楚。

基于生物标志物的干预策略

美国食品药品监督管理局（FDA）和欧洲药品管理局（EMA）尚未接受 MRI 作为临床试验中 OA 的影像学终点[40]。因此，由于平片对与疾病进展有关的关节形态变化的检测能力有限，疾病治疗方法的改良已经放缓[40]。尽管如此，PTOA 还是克服了这一障碍，急性创伤期为早期干预提供了一个独特的机会。

当干预策略针对疾病发生和进展的特定机制或生物标志物时，干预策略就有可能成功。例如，生物干预可以减少机械应激导致的软骨细胞凋亡，表明限制关节损伤后软骨损伤的进展是可能的[41,42]。D'Lima 等人[42]的研究显示，广谱半胱天冬酶（负责凋亡的蛋白酶）抑制剂 z-Vad.fmk 能够降低机械诱导的软骨细胞凋亡；而 Rundell 等人[43]报道，关节内注射 P188 表面活性剂可以限制冲击导致的软骨细胞坏死。除了潜在的作用机制，P188 对人软骨细胞的作用也已明确[44,45]。此外，Martin 和 Buckwalter[41]发现，伤后数小时内在体外应用抗氧化剂可以防止渐进性机械性诱导的软骨细胞损伤和基质降解。体外研究表明，丝裂原活化蛋白激酶的合成抑制剂可以抑制由撞击性软骨损伤激活的纤连蛋白通路，从而防止细胞的损伤和基质的降解[1,46]。针对损伤关节表面采取的这些早期促代谢/促炎症反应（如抗感染治疗或负重限制）的干预，可以最大限度地降低组织损伤，并加速愈合[33,47]。

结论

对可溶性生物标志物综合分析并预测膝关节损伤的风险，可以提示 PTOA 的发生和进展风险，并可用于监测改良方法的疗效。基础和临床研究使人们认识了早期细胞损伤反应的分子机制。然而，还需要通过进一步的研究来寻找早期 PTOA 特有的、与特发性 OA 不同的生物标志物。而且，也需要通过大样本队列研究来探索针对 PTOA 的治疗方法。今天，我们的处境是：理解生物标志物的分子基础已经建立，并且有足够的知识来招募和维持大量患者参与临床试验。现在重要的是将这两种优势结合起来，创建一个有意义的数据库来预测疾病的发生并监测疾病的进展，最终更好地诊断和治疗 PTOA。

（刘晓琳　译　岳冰　校）

参考文献

1. Anderson DD, Chubinskaya S, Guilak F, et al. Post-traumatic osteoarthritis: improved understanding and opportunities for early intervention. *J Orthop* Res. 2011;29(6):802-809.
2. Svoboda SJ, Harvey TM, Owens BD, et al. Changes in serum biomarkers of cartilage turnover after anterior cruciate ligament injury. *Am J Sports Med*. 2013;41(9):2108-2116.
3. Brown TD, Johnston JC, Saltzman CL, Marsh JL, Buckwalter JA. Post-traumatic osteoarthritis: a first estimate of incidence, prevalence, and burden of disease. *J Orthop Trauma*. 2006;20(10):739-744.
4. Roos H, Adalberth T, Dahlberg L, Lohmander LS. Osteoarthritis of the knee after injury to the anterior cruciate ligament or meniscus: the influence of time and age. *Osteoarthritis Cartilage*. 1995;3(4):261-267.
5. Catterall JB, Stabler TV, Flannery CR, Kraus VB. Changes in serum and synovial fluid biomarkers after acute injury. *Arthritis Res Ther*. 2010;12(6):R229.
6. Lohmander LS, Englund PM, Dahl LL, Roos EM. The long-term consequence of anterior cruciate ligament and meniscus injuries: osteoarthritis. *Am J Sports Med*. 2007;35(10):1756-1769.
7. Chaudhari AM, Briant PL, Bevill SL, Koo S, Andriacchi TP. Knee kinematics, cartilage morphology, and osteoarthritis after ACL injury. *Med Sci Sports Exerc*. 2008;40(2):215-222.
8. Bijilsma JW, Berenbaum F, Lafeber FP. Osteoarthritis: an update with relevance for clinical practice. *Lancet*. 2011;18:377(9783):2115-2126.
9. Ishikima M, Watari T, Naito K, et al. Relationships between biomarkers of cartilage, bone, synovial metabolism and knee pain provide insights into the origins of pain in early knee osteoarthritis. *Arthritis Res Ther*. 2011;13(1):R22.
10. Verma P, Dalal K. Serum cartilage oligomeric matrix protein (COMP) in knee osteoarthritis: a novel diagnostic and prognostic biomarker. *J Orthop Res*. 2013;31(7)999-1006.
11. Lotz M, Pelletier JM, Christiansen C, et al. Value of biomarkers in osteoarthritis: current status and perspectives. *Ann Rheum Dis*. 2013;72(11):1756-1763.
12. Strimbu K, Tavel JA. What are biomarkers? *Curr Opin HIV AIDS*. 2010;5(6)463-466.
13. El Hajjaji H, Williams JM, Devogelaer JP, Lenz ME, Thonar EJ, Manicourt DH. Treatment with calcitonin prevents the net loss of collagen, hyaluronan and proteoglycan aggregates from cartilage in the early stages of canine experimental osteoarthritis. *Osteoarthritis Cartilage*. 2004;12(11):904-911.
14. Ewers BJ, Haut RC. Polysulphated glycosaminoglycan treatments can mitigate decreases in stiffness of articular cartilage in a traumatized animal joint. *J Orthop Res*. 2000;18(5):756-761.
15. Jovanovic DV, Fernandes JC, Martel-Pelletier J, et al. In vivo dual inhibition of cyclooxygenase and lipoxygenase by ML-3000 reduces the progression of experimental osteoarthritis: suppression of collagenase 1 and interleukin-1beta synthesis. *Arthritis Rheum*. 2001;44(10):2320-2330.
16. Myers SL, Brandt KD, Burr DB, O'Connor BL, Albrecht M. Effects of a bisphosphonate on bone histomorphometry and dynamics in the canine cruciate deficiency model of osteoarthritis. *J Rheumatol*. 1999;26(12):2645-53.
17. Pelletier JP, Lajeunesse D, Jovanovic DV, et al. Carprofen simultaneously reduces progression of morphological changes in cartilage and subchondral bone in experimental dog osteoarthritis. *J Rheumatol*. 2000;27(12):2893-2902.
18. Phillips DM, Haut RC. The use of a non-ionic surfactant (P188) to save chondrocytes from necrosis following impact loading of chondral explants. *J Orthop Res*. 2004;22(5):1135-1142.
19. Smith GN Jr, Myers SL, Brandt KD, Mickler EA, Albrecht ME. Diacerhein treatment reduces the severity of osteoarthritis in the canine cruciate-deficiency model of osteoarthritis. *Arthritis Rheum*. 1999;42(3):545-54.
20. Chu CR, Beynnon BD, Buckwalter JA, et al. Closing the gap between bench and bedside research for early arthritis therapies (EARTH): report from the AOSSM/NIH U-13 Post-Joint Injury Osteoarthritis Conference II. *Am J Sports Med*. 2011;39(7):1569-1578.
21. Kraus VB. Waiting for action on the osteoarthritis front. *Curr Drug Targets*. 2010;11(5):518-520.
22. Irie K, Uchiyama E, Iwaso H. Intraarticular inflammatory cytokines in acute anterior cruciate ligament injured knee. *Knee*. 2003;10:93-96.
23. Lohmander LS, Atley LM, Pietka TA, Eyre DR. The release of crosslinked peptides from type II collagen into human synovial fluid is increased soon after joint injury and in osteoarthritis. *Arthritis Rheum*. 2003;48(11):3130-3139.
24. Lohmander LS, Dahlberg L, Ryd L, Heinegård D. Increased levels of proteoglycan fragments in knee joint fluid after injury. *Arthritis Rheum*. 1989;32(11):1434-1442.
25. Lohmander LS, Roos H, Dahlberg L, Hoerrner LA, Lark MW. Temporal patterns of stomelysin-1, tissue inhibitor, and proteoglycan fragments in human knee joint fluid after injury to the cruciate ligament or meniscus. *J Orthop Res*. 1994;12(1):21-28.
26. Lohmander LS, Saxne T, Heinegard DK. Release of cartilage oligomeric matrix protein (COMP) into joint fluid after knee injury and in osteoarthritis. *Ann Rheum Dis*. 1994;53:8-13.
27. Lidder S, Chubinskaya S. Chapter 10: Post-traumatic osteoarthritis: biologic approaches to treatment. In: Bruce M. Rothschild, ed. *Principles of Osteoarthritis: Its Definition, Character, Derivation and Modality-Related Recognition*. Rijeka, Croatia: InTech; 2012:233-260.
28. Yoshida H, Kojima T, Kurookouchi K, et al. Relationship between pre-radiographic cartilage damage following anterior cruciate ligament injury and biomarkers of cartilage turnover in clinical practice: a cross-sectional observational study. *Osteoarthritis Cartilage*. 2013;21(6):831-838.
29. Chmielewski TL, Trumble TN, Joseph AM, et al. Urinary CTX-II concentrations are elevated and associated with knee pain and function in subjects with ACL reconstruction. *Osteoarthritis Cartilage*. 2012;20(11):1294-1301.
30. Mörgelin M, Heinegård D, Engel J, Paulsson M. Electron microscopy of native cartilage oligomeric matrix protein purified from the Swarm rat chondrosarcoma reveals a five-armed structure. *J Biol Chem*. 1992;267(9):6137-6141.
31. Hedborm E, Antonsson P, Hjerpe A, et al. Cartilage matrix proteins. An acidic oligomeric protein (COMP) detected only in cartilage. *J Biol Chem*. 1992;267(9):6132-6136.
32. DiCesare PE, Mörgelin M, Carlson CS, Pasumarti S, Paulsson M. Cartilage oligomeric matrix protein: isolation and characterization from human articular cartilage. *J Orthop Res*. 1995;13(3):422-428.
33. Joosten LA, Helsen MM, Saxne T, van De Loo FA, Heinegård D, van Den Berg WB. IL-1 alpha beta blockade prevents cartilage and bone destruction in murine type II collagen-induced arthritis, whereas TNF-alpha blockade only ameliorates joint inflammation. *J Immunol*. 1999;163(9):5049-5055.
34. Kim HJ, Lee YH, Kim CK. Changes in serum cartilage oligomeric matrix protein (COMP), plasma CPK and plasma hs-CRP in relation to running distance in a marathon (42.195 km) and an ultramarathon (200 km) race. *Eur J Appl Physiol*. 2009;105(5):765-770.
35. Mundermann A, Dyrby CO, Andriacchi TP, King KB. Serum concentration of cartilage oligomeric matrix protein (COMP) is sensitive to physiological cyclic loading in healthy adults.

Osteoarthritis Cartilage. 2005;13(1):34-38.
36. Mündermann A, King KB, Smith RL, Andriacchi TP. Change in serum COMP concentration due to ambulatory load is not related to knee OA status. *J Orthop Res.* 2009;27(11):1408-1413.
37. Neidhart M, Müller-Ladner U, Frey W, et al. Increased serum levels of non-collagenous matrix proteins (cartilage oligomeric matrix protein and melanoma inhibitory activity) in marathon runners. *Osteoarthritis Cartilage.* 2000;8(3):222-229.
38. Niehoff A, Kersting UG, Helling S, et al. Different mechanical loading protocols influence serum cartilage oligomeric matrix protein levels in young healthy humans. *Eur J Appl Physiol.* 2010;110(3):651-657.
39. Hoch JM, Mattacola CG, Bush HM, Medina McKeon JM, Hewett TE, Lattermann C. Longitudinal documentation of serum cartilage oligomeric matrix protein and patient-reported outcomes in collegiate soccer athletes over the course of an athletic season. *Am Jour Sports Med.* 2012;40(11):2583-2589.
40. Hunter DJ, Guermazi A. Imaging techniques in osteoarthritis. *PM R.* 2012;4(5 Suppl):S68-S74.
41. Martin JA, Buckwalter JA. Post-traumatic osteoarthritis: the role of stress induced chondrocyte damage. *Biorheology.* 2006;43(3-4):517–521.
42. D'Lima DD, Hashimoto S, Chen PC, Lotz MK, Colwell CW JR. Prevention of chondrocyte apoptosis. *J Bone Joint Surg Am.* 2001;83-A(Suppl 2):25-26.
43. Rundell SA, Baars DC, Phillips DM, Haut RC. The limitation of acute necrosis in retro-patellar cartilage after severe blunt impact to the in vivo rabbit patello-femoral joint. *J Orthop Res.* 2005;23(6):1363-1369.
44. Bajaj S, Shoemaker T, Hakimiyan AA, et al. Protective effect of P188 in the model of acute trauma to human ankle cartilage: the mechanism of action. *J Orthop Trauma.* 2010;24(9):571-576.
45. Pascual Garrido C, Hakimiyan AA, Rappoport L, Oegema RT, Wimmer MA, Chuminskaya S. Anti-apoptotic treatments prevent cartilage degradation after acute trauma to human ankle cartilage. *Osteoarthritis Cartilage.* 2009;17(9):1244-1251.
46. Ding L, Heying E, Nicholson N, et al. Mechanical impact induces cartilage degradation via mitogen activated protein kinases. *Osteoarthritis Cartilage.* 2010;18(11):1509-1517.
47. Green DM, Noble PC, Bocell JR Jr, Ahuero JS, Poteet BA, Birdsall HH. Effect of early full weight-bearing after joint injury on inflammation and cartilage degradation. *J Bone Joint Surg Am.* 2006;88(10):2201-2209.

第 7 章

软骨和骨软骨缺损的分级

Jonathan M. Frank, Bernard R. Bach Jr

关节软骨损伤很常见,美国每年新发 90 000 例膝关节软骨损伤[1]。一项针对 31 516 例关节镜手术的回顾性研究表明,63%的膝关节存在关节软骨缺损[2]。这些病变可导致显著的疼痛和功能障碍。此外,局灶性缺损可随着时间的推移发展为骨关节炎,这取决于许多复杂因素,如患者、肢体、膝关节和病灶情况。症状性缺损有多种手术干预方式,包括软骨成形术、清创术、骨髓刺激术(微骨折、钻孔)和增强型骨髓刺激技术(自体基质诱导的软骨形成术)、自体细胞移植(自体软骨细胞移植)、幼年异体细胞移植及骨软骨移植(自体和异体移植)。仅在美国,每年就有超过 50 万例关节软骨相关手术[3]。手术决策和技术选择很大程度上取决于病变的病理解剖特征,包括部位、大小、深度、周围软骨组织和软骨下骨的状态。在膝关节软骨损伤的临床研究中,已经建立和应用了许多分级系统,本章将进行详细介绍。

病理生理学

关节软骨损伤根据损伤深度可以分为两类。部分损伤可以是肉眼无法辨认的仅累及软骨细胞和细胞外基质的破坏;也可以是肉眼可见的关节软骨部分或全层缺损,但并未穿透软骨下骨。虽然这种损伤有修复的可能性,但是修复往往不完全或不彻底。相反,全层缺损累及软骨下骨,可引发炎症级联反应,导致出血、纤维蛋白凝块形成和纤维软骨修复组织的生成。纤维软骨主要由Ⅰ型胶原组成,与富含Ⅱ型胶原的透明软骨相比,纤维软骨更软、渗透性更高。

分级和评估

最常用的两个分级系统是 Outerbridge 分级[4]和国际软骨修复协会(ICRS)分级系统[5](表 7-1 和表 7-2,图 7-1 至图 7-4)。1961 年,Outerbridge 系统首次用于髌骨软化症,其评分是基于膝关节开放手术中的大体外观,目前也可用于关节镜手术中评估软骨缺损。根据损伤大体表现,可分为 4 个等级。该系统虽被广泛应用,但存在许多缺陷。Cameron 等人[6]研究了该系统在膝关节评估中的准确性和可重复性,结果显示该系统在观察者间的可靠性[组内相关系数(ICC)为 0.52]一般,而在观察者内部的可靠性较好(ICC 为 0.8)。他们还发现,关节镜检查的分级比开放手术高 63%。此外,Outerbridge 系统不考虑缺损的部位或深度。

为了开发一个不仅具有描述性而且有助于判断预后和治疗决策的分级系统,Hunt 等人[7]根据解剖、负重和运动学关系,将股骨和胫骨关节面分为 10 个区,髌骨分为 6 个区。这些区域可在矢状面上进一步细分。该系统包含缺损的部位、大小[表面积(cm^2)]和深度,ICRS 系统包含了上述参数及受损软骨的特性。

ICRS 分级与国际膝关节文献委员会(IKDC)评分相结合,可以综合评估关节病变和关节的整体生物力学状态,从而指导手术治疗决策的制订[5]。与 Outerbridge 系统类似,ICRS 系统根据软骨损伤的不同深度分为 4 级,并根据软骨损伤的不同程度将以上分级进

表 7-1 软骨损伤的 Outerbridge 分级

分级	描述
Ⅰ	软化和肿胀
Ⅱ	裂隙或破碎，累及区域直径<1.27cm
Ⅲ	裂隙或破碎，累及区域直径>1.27cm
Ⅳ	软骨损伤累及软骨下骨（骨硬化）

表 7-2 软骨损伤的 ICRS 分级

分级		描述
0		正常软骨
1		软骨表面完整，但有浅表损伤
	1a	纤维化或软化
	1b	浅表撕裂或裂隙
2		损伤小于软骨层厚的 50%
3		损伤大于软骨层厚的 50%，但未累及软骨下骨
	3a	损伤未累及钙化层
	3b	损伤累及钙化层
	3c	损伤深达软骨下骨，但未累及软骨下骨
	3d	水肿
4		累及软骨下骨的全层软骨损伤

一步细分。此外，剥脱性骨软骨炎（OCD）有单独的 ICRS 分级系统（表 7-3）。

病灶大小是影响手术治疗决策的重要因素[8]。缺损的绝对大小（cm^2）及与股骨髁的相对大小非常重要。因此，$2cm^2$ 的缺损对于体重约 45kg 的体操运动员和约 136kg 的橄榄球运动员来说具有不同的意义。认识到这一点在术前规划和无创性影像学分析中至关重要。MRI 仍然是检查和测量膝关节软骨、软骨下骨损伤最敏感的成像技术。Mohr[9]发现，使用脂肪饱和质子密度加权涡轮、自旋回波序列检查的软骨损伤等级与关节镜检查的软骨损伤等级之间存在显著相关性。其诊断性能优良，敏感性和特异性分别为 91%和 98%。Reed 等人[10]进行了一项前瞻性队列研究，评估 3.0T MRI 检测关节损伤的能力。他们发现，与关节镜检查相比，3.0T MRI 的敏感性、特异性和准确性分别为 57%、71%和 63%（Outerbridge）。同样，使用 ICRS 分级系统评估时，其敏感性、特异性和准确性分别为

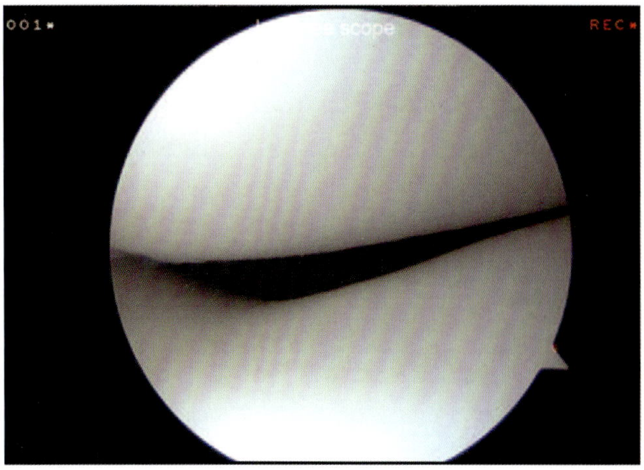

图 7-1 左膝关节镜显示髌骨内侧面的 Outerbridge Ⅰ级软骨损伤。

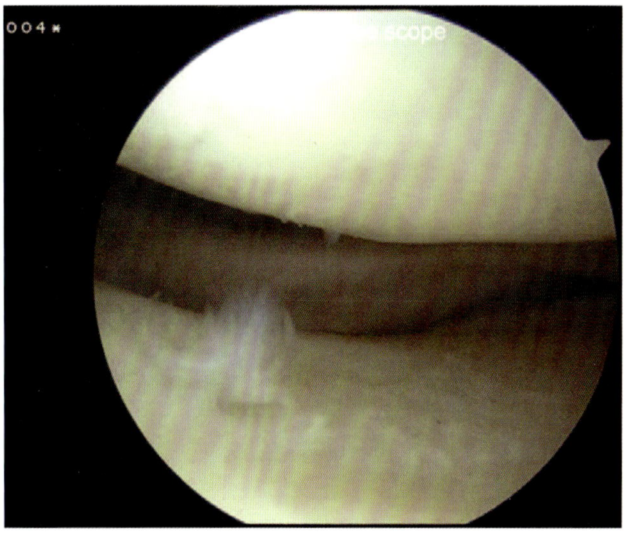

图 7-2 左膝关节镜显示股骨内侧髁的 Outerbridge Ⅱ级软骨损伤。

59%、71%和 69%。该方法仍然难以检测浅表的非全层软骨病变（Outerbridge Ⅰ、Ⅱ、Ⅲ级，ICRS 1、2 级）。Campbell 等人[11]对比 MRI 和关节镜下所见的缺损大小，结果发现 MRI 低估了缺损面积的 70%。虽然本研究同时包含了 1.5T 和 3.0T MRI，但两者均低估了缺损大小（3.0T 达 55%，1.5T 达 75%）。

确定缺损大小最常用的方法是开放或关节镜手术。关节镜也可作为一种检查手段，通过明确缺损的特征来制订适当的手术治疗方案。然而，即使在手术中进行测量，也可能出现误差。Siston 等人[12]评估了 4 种不同关节镜测量软骨缺损的方法。超过 60%的测量

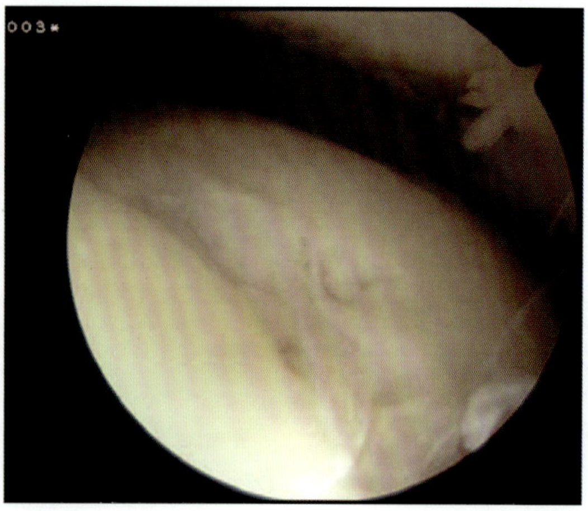

图 7-3 右膝关节镜显示股骨内侧髁的 Outerbridge Ⅲ级软骨损伤。

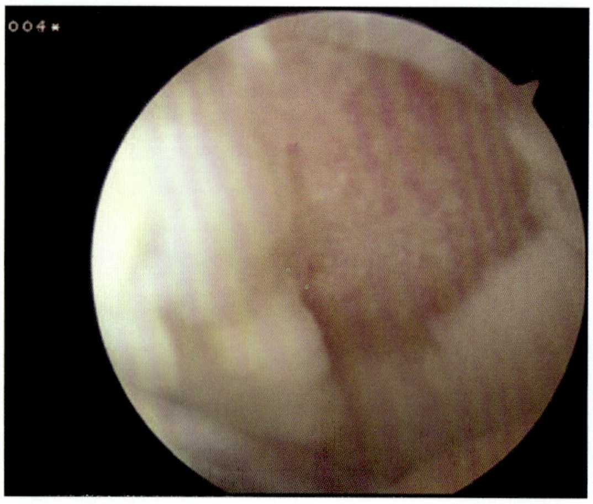

图 7-4 左膝关节镜显示股骨滑车的 Outerbridge Ⅳ级软骨损伤。

表 7-3 剥脱性骨软骨炎损伤程度的 ICRS 分级

分级	描述
Ⅰ	走行连续的软骨软化区,软骨面完整
Ⅱ	部分中断,但探查时局部是牢固的
Ⅲ	完全中断,但尚未移位
Ⅳ	软骨缺损,剥脱的软骨碎片脱落或原位松动

*每一级分为 A 和 B 两个亚型。A 型损伤深度<10mm;B 型损伤深度>10mm。

结果与实际缺损的误差>$0.5cm^2$。有趣的是,缺损的位置也影响对缺损大小的判断,与关节中心部位缺损相比,对周围部位缺损大小的判断准确性更高。Niemeyer 等人[13] 也发现,关节镜评估的缺损面积明显大于开放手术;超过 80%的患者可以得到正确的分级。

(刘晓琳 徐一宏 译 岳冰 校)

参考文献

1. Farr J, Cole B, Dhawan A, Kercher J, Sherman S. Clinical cartilage restoration: evolution and overview. *Clin Orthop Relat Res.* 2011;469(10):2696-2705.
2. Curl WW, Krome J, Gordon ES, Rushing J, Smith BP, Poehling GG. Cartilage injuries: a review of 31,516 knee arthroscopies. *Arthroscopy.* 1997;13(4):456-460.
3. McNickle AG, Provencher MT, Cole BJ. Overview of existing cartilage repair technology. *Sports Med Arthrosc.* 2008;16(4):196-201.
4. Outerbridge RE. The etiology of chondromalacia patellae. *J Bone Joint Surg Br.* 1961;43-B:752-757.
5. Brittberg M, Winalski CS. Evaluation of cartilage injuries and repair. *J Bone Joint Surg Am.* 2003;85-A(Suppl 2):58-69.
6. Cameron ML, Briggs KK, Steadman JR. Reproducibility and reliability of the Outerbridge classification for grading chondral lesions of the knee arthroscopically. *Am J Sports Med.* 2003;31(1):83-86.
7. Hunt N, Sanchez-Ballester J, Pandit R, Thomas R, Strachan R. Chondral lesions of the knee: A new localization method and correlation with associated pathology. *Arthroscopy.* 2001;17(5):481-490.
8. Cole BJ, Pascual-Garrido C, Grumet RC. Surgical management of articular cartilage defects in the knee. *Instr Course Lect.* 2010;59:181-204.
9. Mohr A. The value of water-excitation 3D FLASH and fat-saturated PDw TSE MR imaging for detecting and grading articular cartilage lesions of the knee. *Skeletal Radiol.* 2003;32(7):396-402.
10. Reed ME, Villacis DC, Hatch GF 3rd, et al. 3.0-Tesla MRI and arthroscopy for assessment of knee articular cartilage lesions. *Orthopedics.* 2013;36(8):e1060-e1064.
11. Campbell AB, Knopp MV, Kolovich GP, et al. Preoperative MRI underestimates articular cartilage defect size compared with findings at arthroscopic knee surgery. *Am J Sports Med.* 2013;41(3):590-595.
12. Siston RA, Geier D, Bishop JY, et al. The high variability in sizing knee cartilage defects. *J Bone Joint Surg Am.* 2013;95(1):70-75.
13. Niemeyer P, Pestka JM, Erggelet C, Steinwachs M, Salzmann GM, Südkamp NP. Comparison of arthroscopic and open assessment of size and grade of cartilage defects of the knee. *Arthroscopy.* 2011;27(1):46-51.

第 8 章

患者报告结局和医生报告结局评估

Brandon Beamer*, *Frank McCormick

数十年来，医生一直在通过测量来评估患者对治疗的反应。传统上，结局指标是由医生测量并报告的，主要侧重于客观指标，如关节活动度、韧带松弛程度及影像学结果。近年来，相比传统的医生报告结局（CRO），患者报告结局（PRO）受到越来越多的关注[1,2]。患者报告结局中的主观部分在评估疗效时的权重有所增加。患者满意度与功能评分直接相关[3]。相应的，美国食品药品监督管理局将疼痛和生理功能作为评价一项干预有效性的最重要的终末指标[4]。在以价值为导向的医疗环境中，通过第三方支付者（如医疗保险公司）来评价某种治疗手段的疗效时，更重视患者的满意度而非医生的测量和评估，因为医生得出的结果可能会因观察者偏倚而产生误差[1,5]。因此，PRO 被指定为主要的结局指标。

医生报告结局是由医生通过一系列检查和观察得出评分或分级[6]。其他医生报告的结局指标可包括二次关节镜探查时的软骨修复分级和影像学结果。医生报告结局提供了评价疗效的定量指标。在评价一项干预措施成功与否时，CRO 的权重通常低于 PRO[7]。

有许多已被验证的 PRO 和 CRO 可用于评价软骨修复技术。虽然大多数量表并不是专为软骨修复患者设计的，但文献中最常用的量表已经在这类人群中得到了验证[8]。有效的结局指标具有较高的信度、效度和反应性。信度是指测试在测试之间（重测信度、观察者内部信度）和观察者之间（观察者间信度）具有可重复性。效度是指测试在测量某项指标时的能力，测量结果应与公认的金标准接近。反应性是指在治疗或康复过程中检测临床表现变化的能力[9]。

关节软骨修复的临床结果评估主要集中在以下三个方面：一般健康指标、疾病/关节特异性指标和活动相关结果[9,10]（表 8-1）。一般健康指标的测量侧重于疾病发展和治疗过程中的社会心理方面，而疾病特异性和活动相关的指标侧重于与干预相关的解剖学、自然病程和恢复方面。一般来说，外科干预的临床研究应包括一般健康状况和疾病特异性结局指标[11]。

患者报告结局

一般健康状况

36 项医学结果研究简表（SF-36）是骨科最常用的一般健康状况量表[10]。该量表可以完全由患者报告，并

表 8-1　综合结局指标主要基于患者报告的结局，也包括临床和外科结局的评估

软骨修复的临床结果主要包含以下三个方面：
1.一般健康状况
2.疾病/关节特异性测量
3.活动相关测量
软骨修复的外科测量结果主要包含以下三个方面：
1.物理检查
2.修复组织的完整性
3.影像学参数

生成范围为0~100的评分(高分代表健康状况良好)。SF-36包括8个分量表,涉及物理功能、精神、情绪、疼痛、一般健康、活力、社会功能和心理健康,以及2个汇总测量,分别评估生理和心理健康状况[12-14]。量表的评分标准是按照一名普通的美国人可得50分设计的。完成问卷需要5~10分钟,其已在许多语言和骨科条件下得到验证[10,15,16]。SF-36已用于软骨修复的临床试验,队列大小可控时,其敏感性足以检测治疗过程中的变化[17-20]。

SF-12是SF-36的简化版本,提供了生理和心理健康的综合测量,评分为0~100分。SF-12的敏感性也在治疗软骨缺损的临床试验中得到验证[8]。欧洲生活质量五维问卷(EQ-5D)是另一种常用的评估软骨移植患者一般健康状况的方法,可检测出治疗过程中的变化。该量表涵盖了疼痛视觉模拟量表,以及疼痛/不适、活动度、焦虑/沮丧和活动能力等亚项。所有亚项汇总后得到一个有关健康状况的总体评分,可换算为质量调整生命年[8,21,22]。

疾病/关节特异性结局指标

疾病/关节特异性结局指标也可以由患者报告,该指标特别关注病变本身,而非损伤或治疗如何影响患者的一般健康状况。国际膝关节文献委员会主观评分(IKDC-S)、膝关节损伤和骨关节炎结果评分(KOOS)及Lysholm评分量表是评估软骨损伤和(或)接受软骨移植手术患者最常用的测量量表[9]。

IKDC量表最初于1987年制定,当前版本于2000年由美国运动医学骨科协会(AOSSM)修订[7]。该量表为患者报告的关节特异性量表,可评估包括关节软骨损伤在内的各种膝关节疾病的症状、功能和运动能力[7,23]。该量表包含18项内容,评分为0~100分,100分代表无疼痛或无功能受限。女性平均分低于男性[24]。这一主观评分量表已在多个膝关节病变中得到验证,包括韧带损伤、骨关节炎和半月板损伤[7]。多中心骨科结果网络(MOON)和国际软骨修复协会(ICRS)均将IKDC主观量表作为主要结局指标。总分为100分,分数改变11.5分具有显著的临床意义[最小临床重要差异(MCID)][8]。在一项涉及533例韧带、半月板、髌股关节和关节软骨损伤患者的研究中,IKDC评分显示良好的内部一致性和重测信度,测量更侧重于患者的生理功能而非心理功能[7]。IKDC主观量表能够准确地检测出短期和中期的变化,同时可用于多种膝关节病变的组间对比研究[7,25,26]。

KOOS是另一种关节特异性结局量表,通常用于各种与骨关节炎相关的膝关节损伤,并已证实可用于评估软骨缺损手术患者[9,27]。KOOS是美国西部Ontario和McMaster大学骨关节炎指数(WOMAC)评分量表的延伸,包括24个初始项目,以及运动/娱乐和生活质量(QOL)子量表。该问卷包含42项内容,组成5个单独评分的子量表,涉及疼痛测量、其他症状(肿胀、机械症状等)、日常生活活动、运动/娱乐功能,以及与膝关节相关的生活质量。每个子量表的得分为0~100分,100分为最佳。完成测试大约需要10分钟[10]。KOOS结果具有良好的内部一致性、内部信度和重测信度[28],目前已有一般人群和接受各种膝关节手术患者的标准化数据。标准化数据存在年龄和性别差异,值得注意的是,55~74岁的女性和75~84岁的男性得分低于总体平均值[8,29]。MOON和ICRS都将KOOS评分作为主要的结局指标[9,10]。对于各个子量表而言,改变8~10分具有显著的临床意义(最小可测变化值)。运动/娱乐活动和膝关节生活质量子量表似乎对检测年轻、更活跃患者的临床变化最为敏感,这也体现了这些结果对于这一人群的重要性。因此,对于年轻运动员而言,KOOS可能比IKDC-S更为有效[10]。

Lysholm评分量表于1982开始使用[30],最初是为膝关节韧带损伤患者设计的,但2004年修订为患者报告量表后,也开始用于关节软骨损伤患者[31]。Lysholm评分具有疾病特异性,包含8个方面:跛行、交锁、疼痛、爬楼梯、使用支撑工具、不稳定、肿胀和下蹲能力。各方面得分相加为总分,范围为0~100分,100分为最佳[32]。疼痛和不稳定是该测量中权重最大的子量表,各占25分[10]。该量表存在一般人群的标准数据[33]。得分95~100分为优秀,84~94分为良好,65~83分为一般,<65分为差[34]。Lysholm评分量表显示了可接受的重测信度和内部一致性,可用于评估软骨疾病的结果[31,32]。

活动相关结局指标

对于接受骨科手术的年轻患者来说,恢复损伤前娱乐和(或)运动水平非常重要。除疼痛和功能以外,还应单独评估活动水平。与运动相关的结果用于跟踪特定患者的纵向进展，而不是在患者之间进行比较，因为不同患者损伤前的运动能力不可能完全相同[8,9]。由于活动相关结果和重返运动能力测量只反映了患者康复的一个方面，因此这些测量往往与一般健康测量和疾病/关节特异性测量共同使用。

Tegner 活动评分是在 1985 年制定的，用于量化前交叉韧带手术后患者的活动水平[30]。此后被广泛用于数百项各种膝关节疾病的研究中[8]。该量表是数值量表，范围为 0~10 分，参加精英/专业水平的能力为 10 分，高水平的娱乐性运动为 7~9 分，不能参与或不能工作为 0 分。该活动评分还考虑了体力要求较高的工作，如军事活动或公共服务职业（如消防队员、警察），能够从事这些活动评为 5 分[8,30]。一般人群的中位数为 6 分。该问卷的问题是针对具体活动设计的，目前已为 170 多项活动制定了评分[9]。Tegner 活动评分是自我报告评分，易于使用，虽然尚未在软骨损伤患者中得到验证，但已有研究证实其可反映软骨损伤患者术后的临床变化，因此具有临床应用价值[27]。

Marx 活动评分量表[35]是另一个评估软骨修复技术的 PRO[36]。该量表可评估患者的转身、突破、跑动和减速频率，与 Tegner 活动评分不同，它不是运动特异性量表。其评分范围为 0~16 分，0 分表示患者在给定时间内不能进行上述 4 项活动中的任何一项。1 周内每项动作可做 4 次以上计 4 分[35]。与 Tegner 活动评分一样，Marx 活动评分量表尚未在软骨修复患者中得到验证，但可反映临床变化，因此具有临床应用价值[19]。

参加娱乐和体育活动的年轻患者关节软骨损伤的发生率高于一般人群，因为这些损伤往往与运动员常见的韧带损伤同时发生。35%的关节软骨损伤发生在年轻运动员中，而一般人群中这一比例为 5%~11%[37]。软骨修复手术后，应重点评估患者重返运动的能力。以运动员为主体的研究应包括重返赛场的比率，并阐明运动员是否能达到损伤前的活动水平。很多软骨修复相关研究实际上也包含了上述数据。自体骨软骨植入术后患者的重返运动率为 74%，微骨折为 68%，自体骨软骨移植为 91%，异体骨软骨移植为 88%[38-42]。随着软骨修复技术的不断发展，能否重返运动应成为结局指标不可或缺的一部分，这对于运动员这一特殊的群体尤为重要。

医生报告结局

外科医生报告的结局主要包括体格检查、修复组织的完整性及影像学（X 线片、MRI、CT）结果等客观指标。虽然患者的满意度与 PRO 关系更为密切，但使用外科医生报告的结局评分可以监测疾病进展过程中的客观指标。

在 2000 年增加主观指标之前，IKDC 评分最初为 CRO。CRO 测量包括病史、既往手术史和术中情况。此外，它还包括体格检查结果（运动范围、韧带检查、关节捻发感和移植物病理检查）、功能测试（单腿单跳）和影像学结果。关节镜检查时，软骨可以根据 ICRS[43] 标准分为 1~4 级。X 线片可显示冠状面和矢状面关节间隙的狭窄程度（从无狭窄到严重狭窄），关节间隙狭窄<50%为中度，狭窄>50%为重度[7]。

关节软骨的 ICRS 分级是 IKDC 医生报告结局的一部分，它详细评估了术中软骨的大体表现。对于软骨修复疗法而言，修复后组织的质量和组分是判断治疗效果的重要指标。ICRS 概述了软骨修复的组织学分级标准，按照修复组织的类型、组织结构和细胞活力进行分级[44,45]。早期证据表明软骨修复组织的组织学分级与功能相关，因此术后组织活检结果与 PRO 之间存在相关性[45,46]。

MRI 是评价修复后软骨质量和完整性的重要手段。Marlovits 等人[47]开发了软骨修复组织的 MOCART 评分，以定量评估软骨修复组织的重要因素。MOCART 量表分析了 11 个变量，如缺损填充、软骨与软骨下骨修复界面、修复部位表面光滑程度、修复组织的结构、修复组织内的信号强度、骨髓水肿、软骨下骨板、骨赘和积液[47]。MOCART 评分改善与功能指标（如视觉模拟量表、KOOS 疼痛子量表、日常生活活动、运动及与膝关节相关的生活质量）呈正相关。在 MOCART 评分测量的变量中，缺损填充、修复组织的结构、修复组织内的信号强度（组织稳定性的标志）与这些临床结局指标显著相关[48]。

结论

膝关节软骨损伤是一种常见的损伤类型，其治疗技术日新月异。为了判断这些干预措施的有效性，需要在该人群中验证临床结局指标。PRO 是判断软骨修复手术是否成功的主要终末指标，因为患者术后体验的主观成分最为重要。CRO 提供了客观和定量的结果，可以随着时间的推移检测疾病和关节的状态变化，并进行组间对比研究。软骨修复患者往往年轻、活跃且热爱运动，因此恢复运动能力对这一人群尤为重要。评估软骨修复手术的试验应考虑三个方面：一般健康、疾病/关节特异性及活动相关结果。虽然目前使用的大多数结局指标最初是为其他病变设计的，但它们已在软骨缺损患者中得到验证。同时，也需要进一步研究开发软骨修复手术专用的评估系统。

（朱戈 译　徐卫东 校）

参考文献

1. Beaton DE, Schemitsch E. Measures of health-related quality of life and physical function. *Clin Orthop Relat Res.* 2003;413:90-105.
2. Heckman JD. Are validated questionnaires valid? *J Bone Joint Surg Am.* 2006;88(2):446.
3. Kocher MS, Steadman JR, Briggs, Zurakowski D, Sterett WI, Hawkins RJ. Determinants of patient satisfaction with outcome after anterior cruciate ligament reconstruction. *J Bone Joint Surg Am.* 2002;84-A(9):1560-1572.
4. USFDA. Guidance for Industry. Preparation of IDEs and INDs for products intended to repair or replace knee cartilage. http://www.fda.gov/downloads/biologicsbloodvaccines/guidancecompliance-regulatory. Accessed January 2014.
5. Neeb TB, Aufdemkampe G, Wagener JH, Mastenbroek L. Assessing anterior cruciate ligament injuries: the association and differential value of questionnaires, clinical tests, and functional tests. *J Orthop Sports Phys Ther.* 1997;26(6):324-331.
6. Roos E. Rigorous statistical reliability, validity, and responsiveness testing of the Cincinnati Knee Rating System in 350 subjects with uninjured, injured, or anterior cruciate ligament-reconstructed knee. *Am J Sports Med.* 2000;28(3):436-438.
7. Irrgang JJ, Anderson AF, Boland AL, et al. Development and validation of the international knee documentation committee subjective knee form. *Am J Sports Med.* 2001;29(5):600-613.
8. Roos EM, Englehart L, Ranstam J, et al. ICRS recommendation document: patient-reported outcome instruments for use in patients with articular cartilage defects. *Cartilage.* 2011;2(2):122-136.
9. Mithoefer K, Acuna M. Clinical outcomes assessment for articular cartilage restoration. *J Knee Surg.* 2013;26(1):31-40.
10. Wright RW. Knee injury outcomes measures. *J Am Acad Orthop Surg.* 2009;17(1):31-39.
11. Vangsness CT Jr, Mac P, Requa R, Garrick J. Review of outcome instruments for evaluation of anterior cruciate ligament reconstruction. *Bull Hosp Jt Dis.* 1995;54(1):25-29.
12. McHorney CA, Ware JE Jr, Lu JF, Sherbourne CD. The MOS 36-item Short-Form Health Survey (SF-36): III. Tests of data quality, scaling assumptions, and reliability across diverse patient groups. *Med Care.* 1994;32(1):40-66.
13. McHorney CA, Ware JE Jr, Raczek AE. The MOS 36-Item Short-Form Health Survey (SF-36): II. Psychometric and clinical tests of validity in measuring physical and mental health constructs. *Med Care.* 1993;31(3):247-263.
14. Ware JE Jr, Sherbourne CD. The MOS 36-item short-form health survey (SF-36). I. Conceptual framework and item selection. *Med Care.* 1992;30(6):473-483.
15. Patel AA, Donegan D, Albert T. The 36-item short form. *J Am Acad Orthop Surg.* 2007;15(2):126-134.
16. Keller SD, Ware JE Jr, Hatoum HT, Kong SX. The SF-36 Arthritis-Specific Health Index (ASHI): II. Tests of validity in four clinical trials. *Med Care.* 1999;37(5 Suppl):MS51-MS60.
17. Greco NJ, Anderson AF, Mann BJ, et al. Responsiveness of the International Knee Documentation Committee Subjective Knee Form in comparison to the Western Ontario and McMaster Universities Osteoarthritis Index, modified Cincinnati Knee Rating System, and Short Form 36 in patients with focal articular cartilage defects. *Am J Sports Med.* 2010;38(5):891-902.
18. Knutsen G, Drogset JO, Engebretsen L, et al. A randomized trial comparing autologous chondrocyte implantation with microfracture. Findings at five years. *J Bone Joint Surg Am.* 2007;89(10):2105-2112.
19. Mithoefer K, Williams RJ 3rd, Warren RF, et al. The microfracture technique for the treatment of articular cartilage lesions in the knee. A prospective cohort study. *J Bone Joint Surg Am.* 2005;87(9):1911-1920.
20. Ossendorf C, Kaps C, Kreuz PC, Burmester GR, Sittinger M, Erggelet C. Treatment of posttraumatic and focal osteoarthritic cartilage defects of the knee with autologous polymer-based three-dimensional chondrocyte grafts: 2-year clinical results. *Arthritis Res Ther.* 2007;9(2):R41.
21. Brooks R. EuroQol: the current state of play. *Health Policy.* 1996;37(1):53-72.
22. Rabin R, de Charro F. EQ-5D: a measure of health status from the EuroQol Group. *Ann Med.* 2001;33(5):337-343.
23. Rossi MJ, Lubowitz JH, Guttmann D. Development and validation of the International Knee Documentation Committee Subjective Knee Form. *Am J Sports Med.* 2002;30(1):152.
24. Anderson AF, Irrgang JJ, Kocher MS, et al. The International Knee Documentation Committee Subjective Knee Evaluation Form: normative data. *Am J Sports Med.* 2006;34(1):128-135.
25. Hambly K, Griva K. IKDC or KOOS: which one captures symptoms and disabilities most important to patients who have undergone initial anterior cruciate ligament reconstruction? *Am J Sports Med.* 2010;38(7):1395-1404.
26. Hambly K, Griva K. *IKDC or KOOS? Which measures symptoms and disabilities most important to postoperative articular cartilage repair patients? Am J Sports Med.* 2008;36(9):1695-1704.
27. Bekkers JE, de Windt TS, Raijmakers NJ, Dhert WJ, Saris DB. Validation of the Knee Injury and Osteoarthritis Outcome Score (KOOS) for the treatment of focal cartilage lesions. *Osteoarthritis Cartilage.* 2009;17(11):1434-1439.
28. Engelhart L, Nelson L, Lewis S, et al. Validation of the Knee Injury and Osteoarthritis Outcome Score subscales for patients with articular cartilage lesions of the knee. *Am J Sports Med.* 2012;40(10):2264-2272.
29. Paradowski PT, Bergman S, Sundén-Lundius A, Lohmander LS, Roos EM. Knee complaints vary with age and gender in the adult population. Population-based reference data for the Knee injury and Osteoarthritis Outcome Score (KOOS). *BMC Musculoskelet Disord.* 2006;7:38.
30. Tegner Y, Lysholm J. Rating systems in the evaluation of knee ligament injuries. *Clin Orthop Relat Res.* 1985;198:43-49.
31. Kocher MS, Steadman JR, Briggs KK, Sterett WI, Hawkins RJ. Reliability, validity, and responsiveness of the Lysholm knee scale for various chondral disorders of the knee. *J Bone Joint Surg Am.* 2004;86-A(6):1139-1145.

32. Smith HJ, Richardson JB, Tennant A. Modification and validation of the Lysholm Knee Scale to assess articular cartilage damage. *Osteoarthritis Cartilage.* 2009;17(1):53-58.
33. Briggs KK, Steadman JR, Hay CJ, Hines SL. Lysholm score and Tegner activity level in individuals with normal knees. *Am J Sports Med.* 2009;37(5):898-901.
34. Lukianov AV, Gillquist J, Grana WA, DeHaven KE. An anterior cruciate ligament (ACL) evaluation format for assessment of artificial or autologous anterior cruciate reconstruction results. *Clin Orthop Relat Res.* 1987;218:167-180.
35. Marx RG, Stump TJ, Jones EC, Wickiewicz TL, Warren RF. Development and evaluation of an activity rating scale for disorders of the knee. *Am J Sports Med.* 2001;29(2):213-218.
36. Krych AJ, Harnly HW, Rodeo SA, Williams RJ 3rd. Activity levels are higher after osteochondral autograft transfer mosaicplasty than after microfracture for articular cartilage defects of the knee: a retrospective comparative study. *J Bone Joint Surg Am.* 2012;94(11):971-978.
37. Flanigan DC, Harris JD, Trinh TQ, Siston RA, Brophy RH. Prevalence of chondral defects in athletes' knees: a systematic review. *Med Sci Sports Exerc.* 2010;42(10):1795-1801.
38. Mithöfer K, Peterson L, Mandelbaum BR, Minas T. Articular cartilage repair in soccer players with autologous chondrocyte transplantation: functional outcome and return to competition. *Am J Sports Med.* 2005;33(11):1639-1646.
39. Gudas R, Kalesinskas RJ, Kimtys V, et al. A prospective randomized clinical study of mosaic osteochondral autologous transplantation versus microfracture for the treatment of osteochondral defects in the knee joint in young athletes. *Arthroscopy.* 2005;21(9):1066-1075.
40. Kreuz PC, Steinwachs M, Erggelet C, et al. Importance of sports in cartilage regeneration after autologous chondrocyte implantation: a prospective study with a 3-year follow-up. *Am J Sports Med.* 2007;35(8):1261-1268.
41. Marcacci M, Kon E, Delcogliano M, Filardo G, Busacca M, Zaffagnini S. Arthroscopic autologous osteochondral grafting for cartilage defects of the knee: prospective study results at a minimum 7-year follow-up. *Am J Sports Med.* 2007;35(12):2014-2021.
42. Steadman JR, Miller BS, Karas SG, Schlegel TF, Briggs KK, Hawkins RJ. The microfracture technique in the treatment of full-thickness chondral lesions of the knee in National Football League players. *J Knee Surg.* 2003;16(2):83-86.
43. van den Borne MP, Raijmakers NJ, Vanlauwe J, et al. International Cartilage Repair Society (ICRS) and Oswestry macroscopic cartilage evaluation scores validated for use in Autologous Chondrocyte Implantation (ACI) and microfracture. *Osteoarthritis Cartilage.* 2007;15(12):1397-1402.
44. Nehrer S, Spector M, Minas T. Histologic analysis of tissue after failed cartilage repair procedures. *Clin Orthop Relat Res.* 1999;365:149-162.
45. Knutsen G, Engebretsen L, Ludvigsen TC, et al. Autologous chondrocyte implantation compared with microfracture in the knee. A randomized trial. *J Bone Joint Surg Am.* 2004;86-A(3):455-464.
46. Lane JM, Brighton CT, Ottens HR, Lipton M. Joint resurfacing in the rabbit using an autologous osteochondral graft. *J Bone Joint Surg Am.* 1977;59(2):218-222.
47. Marlovits S, Singer P, Zeller P, Mandl I, Haller J, Trattnig S. Magnetic resonance observation of cartilage repair tissue (MOCART) for the evaluation of autologous chondrocyte transplantation: determination of interobserver variability and correlation to clinical outcome after 2 years. *Eur J Radiol.* 2006;57(1):16-23.
48. Moradi B, Schönit E, Nierhoff C, et al. First-generation autologous chondrocyte implantation in patients with cartilage defects of the knee: 7 to 14 years' clinical and magnetic resonance imaging follow-up evaluation. *Arthroscopy.* 2012;28(12):1851-1861.

第2部分

非手术治疗

第9章

药物治疗

Julia Bruene, Kathleen Weber

治疗膝关节骨关节炎(OA)的药物和生物制品种类繁多。非药物治疗包括:减轻体重、活动调整、家庭物理治疗锻炼计划和佩戴治疗性支具等,但这些方法有时无法良好地控制症状。各种口服、局部、关节内药物和生物制品治疗可以作为骨关节炎的重要治疗手段,在与非药物治疗联合使用时最为有效[1](图 9-1)。本章将着重介绍膝关节骨关节炎的药物和关节内治疗方法。

口服疗法

对乙酰氨基酚仍是治疗骨关节炎的一线口服镇痛药物,并且得到所有最新指南的支持[2,3]。对乙酰氨基酚对轻、中度骨关节炎疼痛的镇痛效果与非甾体抗炎药(NSAID)相当[3-5]。对乙酰氨基酚通常被认为是一种安全的镇痛药物;但是 24 小时内剂量超过 4g 会产生毒性,且在有潜在肝脏疾病或过量饮酒的患者中可能加剧。最近美国食品药品监督管理局(FDA)指南建议将对乙酰氨基酚的单次剂量限制为 325mg, 每天总剂量限制为 3g[6,7]。

对乙酰氨基酚控制不佳的个体,NSAID 可作为二线治疗药物。这些药物可以改善骨关节炎患者的静息痛和活动痛[8]。NSAID 的作用机制是抑制环氧合酶(COX)和阻断炎性介质(如前列腺素和血栓素)的形成[9],这种抑制作用会发挥镇痛和抗炎作用。由于 NSAID 可能导致毒性,仔细评估患者的风险因素至关重要。最常见的是肾脏和胃肠系统(GI)的不良反应。Kohli 等人最近的一项研究表明,患有稳定性动脉粥样硬化疾病或存在动脉粥样硬化危险因素的患者服用 NSAID 可导致发生急性心肌梗死、卒中和心力衰竭的风险显著增加[10]。

选择性 COX-2 抑制剂可作为非选择性 NSAID 的替代药物来减轻毒性。一些研究表明, 与非选择性 NSAID 相比,COX-2 抑制剂具有有效的镇痛作用,并且胃肠系统副作用的发生率降低[11,12]。人们对心血管疾病风险的担忧加剧, 促使罗非昔布最终退出市场。2005 年,FDA 召开会议审查与 NSAID 和 COX-2 抑制剂相关的心血管和胃肠道风险相关数据。这促使对 NSAID 和 COX-2 抑制剂的说明书进行了修订, 指出了危及生命的胃肠道和心血管副作用风险增加。目前的建议可在 FDA 网站上查询(www.fda.gov)。

阿片类镇痛药物可用于常规服用 NSAID 但仍有中度至重度疼痛的患者。麻醉性镇痛药物具有潜在的毒性和依赖性风险,应谨慎使用,该药也可用于那些不适合手术治疗或无法服用 NSAID 或 COX-2 抑制剂的患者[2,3]。曲马多是一种常用的阿片类药物,可与 NSAID、对乙酰氨基酚或 COX-2 抑制剂联合治疗暴发性疼痛。与传统麻醉药物相比,曲马多滥用成瘾的风险较低;但仍存在显著的不良反应风险,使用前应进行审查。可待因、氢可酮和羟考酮是常用的阿片类镇痛药物,可作为非麻醉性镇痛方案的辅助方法短期用于急性、短期疼痛症状加重的患者[1]。许多骨关节炎相关疼痛的患者年龄超过 65 岁, 对麻醉止痛药物的不良反应更敏感,必须谨慎用药并密切监控。

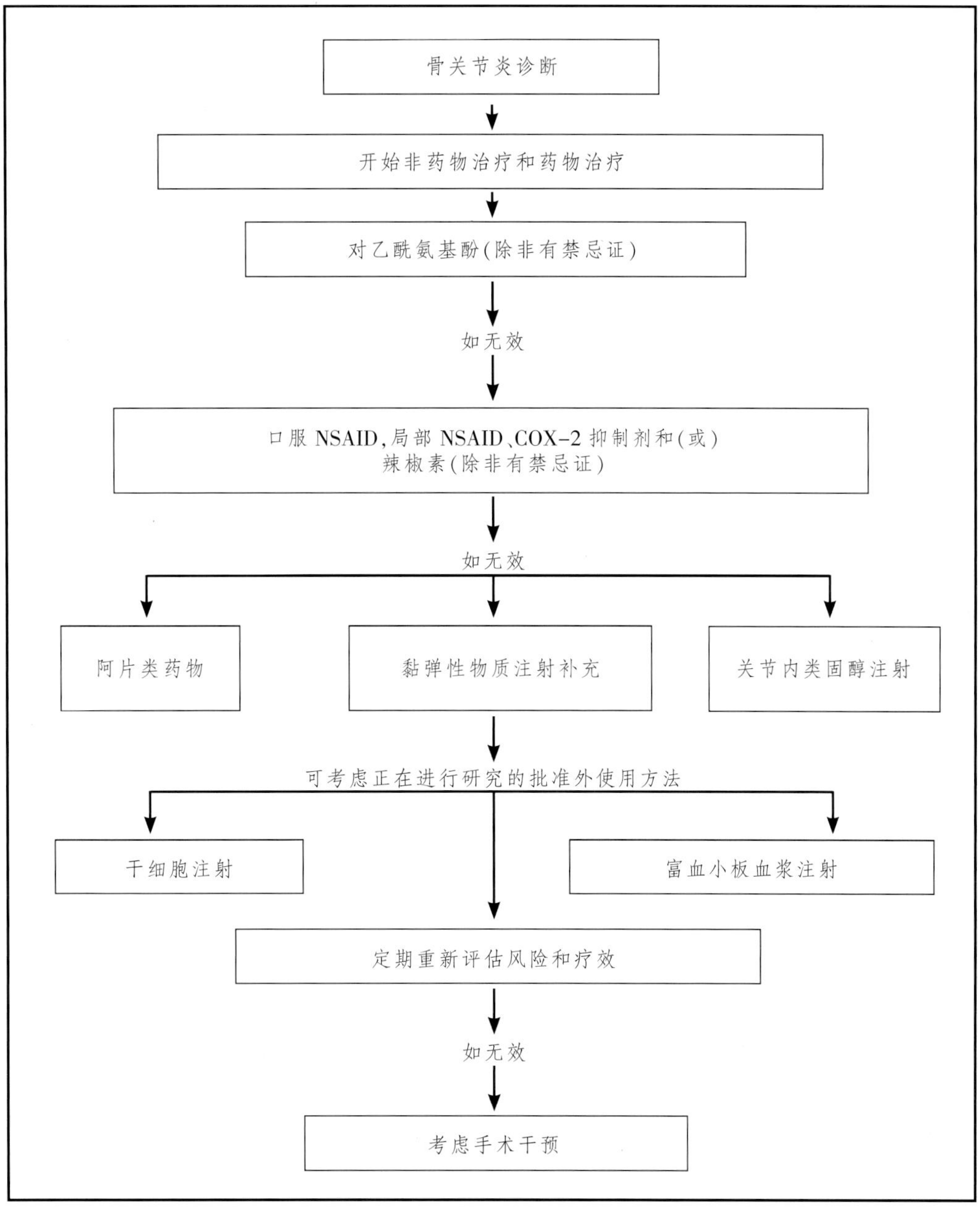

图 9–1　膝关节骨关节炎治疗规范流程。

局部 NSAID 也可用于骨关节炎的治疗，通常不良反应较轻。双氯芬酸凝胶和贴剂是口服药物的替代品。一些研究显示，局部 NSAID 的胃肠道副作用减少，且疗效与口服药物相当[13,14]。辣椒素提取自辣椒，可局部用于骨关节炎的治疗。虽然比较局部 NSAID 和辣椒素与口服药物疗效的对比研究数据有限，但研究表明，与安慰剂相比，这两种外用药物均能减轻骨关节炎疼痛[14,15]。

关节内注射治疗

皮质类固醇

关节内注射皮质类固醇是另一种缓解骨关节炎疼痛和肿胀的方法[3]。注射类固醇可作为口服药物治疗和非药物治疗的辅助手段，以及针对口服药物禁忌的患者的治疗方法。关节内注射类固醇治疗骨关节炎的作用机制尚不完全清楚。类固醇具有抗炎特性，可以通过结合细胞核而抑制转录，导致白细胞、肥大细胞、巨噬细胞和炎症介质减少[16]。有几种可注射的皮质类固醇制剂。与水溶性化合物不同，长效皮质类固醇更适合关节内注射。与水溶性皮质类固醇相比，长效制剂易于保留在滑液中并能在局部长时间起效，而水溶性皮质类固醇迅速从注射区扩散并被全身吸收[17]。可用的长效皮质类固醇见表 9-1。

文献综述表明，关节内注射类固醇可以改善骨关节炎导致的疼痛[17]。但症状缓解的持续时间仍不完全清楚，可能只是暂时的。如果患者出现肿胀、疼痛症状及影像学检查证实的骨关节炎，注射类固醇可能有效。症状缓解的持续时间和有效性因个体和使用的类固醇种类而异[18]。相关的研究表明，关节内注射类固醇安全有效，建议注射频率为每 3 个月 1 次[19-21]。

注射皮质类固醇可以导致关节内和全身副作用，最常见的副作用是注射后炎症、脂肪/皮肤萎缩、白癜风和面部潮红，不常见的副作用包括关节感染和关节血肿。关节内注射类固醇的禁忌证包括皮质类固醇过敏、感染（局部皮肤蜂窝织炎、化脓性关节炎或全身性感染）、关节不稳或关节内骨折及不可控制的出血[22]。

评估接受类固醇注射患者的风险和获益很重要。潜在的并发症和不良反应包括注射后炎症、脂肪/皮肤萎缩、白癜风和感染。注射后炎症的发生率为 1%~10%，通常在注射后数小时内发生，并在 48 小时后消退。患者可出现关节疼痛加重，需要冰敷和镇痛治疗。注射部位的脂肪/皮肤萎缩及白癜风可持续数月或数年[23]。注射类固醇后，关节感染很少见，研究表明发生率为 1/3000~1/50 000[24]。糖尿病患者可出现血糖瞬时升高[25]，应密切监测血糖水平，并相应地调整糖尿病治疗方案。

关节内注射皮质类固醇是控制骨关节炎症状的有效方法，通常患者的耐受性良好，副作用少。注射应由训练有素的医护人员进行操作，因为正确的穿刺位置和无菌操作技术是关键，临床疗效与注射技术和穿刺位置相关[26]。最近的研究表明，通过外上方和前外侧关节镜入路注射最容易进入膝关节滑膜腔[27]。对于困难病例，可以在超声引导下进行穿刺[28]。

治疗骨关节炎时，局部麻醉剂（如利多卡因、丁哌卡因或罗哌卡因）通常与类固醇和其他可注射制剂同时使用。局部麻醉剂有助于缓解注射相关的不适和确认正确的解剖学位置。最近，关于使用关节内局部麻醉剂的软骨细胞毒性问题受到关注。一些研究已证明，利多卡因和丁哌卡因在伴或不伴有皮质类固醇给药时，对体外软骨细胞具有毒性。虽然存在越来越多的担忧，但许多人认为现有研究的体外条件不能反映体内结果，并且关节内局部麻醉剂注射对软骨细胞损伤的影响很小[29,30]。

表 9-1 长效皮质类固醇

- 曲安奈德
- 己曲安奈德
- 醋酸甲基泼尼松龙
- 醋酸倍他米松
- 倍他米松磷酸酯钠
- 氢化可的松
- 泼尼松龙

黏弹性物质补充剂/透明质酸

透明质酸（HA）是在正常滑液和软骨细胞外基质中发现的黏多糖，可为关节活动提供黏弹性、润滑和减震。骨关节炎患者的透明质酸浓度和分子量降低 33%~50%[31]。骨关节炎的退行性进程可导致透明质酸浓度降低，并导致其分子破碎[32]。研究表明，碎片化的低分子量透明质酸具有促炎症作用。

关节内注射透明质酸衍生物有助于治疗膝关节骨关节炎，并可作为口服药物和类固醇注射的替代或辅助方法。目前有 5 种透明质酸衍生物经 FDA 批准用于治疗膝关节骨关节炎。有关制造商、来源、注射次数和分子量见表 9-2。

虽然作用机制尚不完全清楚，但补充透明质酸可以通过对关节软骨和滑膜的镇痛和抗炎作用来改善关节的黏弹性和整体功能[31]。注射后，透明质酸仅在关节中残留几天，而镇痛作用可持续数周或数月。最近对透明质酸黏弹性补充剂疗效的荟萃分析显示，在完成一个疗程注射后，疗效平均维持 5~13 周，一些研究报道镇痛效果可持续 1 年[33]。关节内注射透明质酸黏弹性补充剂与使用 NSAID 的对比研究发现，两者在症

表 9-2 可注射的透明质酸制剂

品牌	来源	分子量(KDA)	每周注射次数
Orthovisc	细菌	1000~2900	3
Synvisc	鸟类	5000~6000	3
Euflexxa	细菌	2400~3600	3
Supartz	鸟类	620~1200	3
Hyalgan	鸟类	500~720	3~5

状控制方面无差异[34]。关节内注射透明质酸和皮质类固醇的研究结果存在分歧:一部分研究显示两者效果相当, 另一些研究证明注射透明质酸在镇痛持续时间、程度及功能改善方面效果显著[35]。注射透明质酸比注射皮质类固醇起效晚,但疗效维持时间更长。尽管透明质酸黏弹性补充剂目前已获 FDA 批准用于治疗膝关节骨关节炎,但最近的研究显示该疗法也能改善其他关节的骨关节炎症状,因此透明质酸也可用于踝关节、髋关节和肩关节[36]。

选择合适的患者对于实现预期疗效非常重要。一般来说,疼痛明显且对口服药物或非药物治疗有禁忌证或效果不佳的骨关节炎患者,可以考虑补充透明质酸。注射的时机似乎与症状改善相关。研究表明,骨关节炎的严重程度与症状反应相关, 而且在病程早期(轻度骨关节炎)补充透明质酸可能更有效。目前的研究表明,注射透明质酸可以有效改善骨关节炎患者的疼痛和生活质量,并且安全有效[37]。透明质酸黏弹性补充剂的禁忌证与关节内皮质类固醇注射类似。

注射技术类似于关节内注射皮质类固醇。关节穿刺通常与透明质酸补充同时进行,以消除炎症介质并减少透明质酸的稀释。研究表明,同时进行关节穿刺时,透明质酸注射的失败率降低[38]。

一般来说, 患者对黏弹性补充剂的耐受良好; 然而,3%~20%的患者可能存在轻微的不良反应[31]。与透明质酸黏弹性补充剂相关的并发症包括注射后炎症、浅表瘙痒和头痛。注射后炎症可伴发关节疼痛和肿胀,持续 1~3 天,通常无须特殊治疗。假脓毒症反应往往伴发更严重的炎症反应,通常在注射后 2~3 天内发生,重复注射时更常见。因此,可进行关节穿刺检查以排除感染和结晶性关节病。假脓毒症反应很少自发消退,需要使用 NSAID 或关节内注射类固醇治疗。透明质酸黏弹性补充剂也可诱发结晶性关节病/假性痛风,但比较罕见[39]。

富血小板血浆注射

富血小板血浆(PRP)是一种自体血液产品,含有高浓度的生长因子和蛋白质,可增强参与组织再生细胞的增殖和招募[40]。随着 PRP 疗法广泛用于肌肉和肌腱损伤,研究者对其在骨关节炎治疗中的应用也越来越感兴趣。目前,PRP 已获 FDA 批准作为外科手术时骨移植的辅助手段,其他领域的所有注射均被视为批准外的应用。

血小板的主要功能是止血,但它们还含有许多参与启动和调节伤口愈合的蛋白质和细胞因子。PRP 可以使用患者的自体血液通过离心配制(图 9-2)。制备时在自体全血中添加抗凝血剂 (通常是柠檬酸盐)可以抑制凝血反应,随后离心,将红细胞和白细胞与血浆和血小板分离。收集 PRP,加入凝结剂(通常是氯化钙或凝血酶)以活化血小板,并通过脱粒释放生长因子。脱粒过程释放出多种生长因子和生物活性因子,包括胰岛素样生长因子、血小板衍生生长因子、血管内皮生长因子、血清素、组胺、腺苷、多巴胺和钙。这些物质能促进细胞增殖、分化、血管再生和伤口愈合[41]。使用不同生产商的设备提取出的 PRP 所含的血小板、白细胞和生长因子浓度存在显著差异。Mazzocca 等人的一项研究显示,在不同的时间使用相同的商业制剂从同一患者中取得 PRP,其成分存在显著变化[42]。目

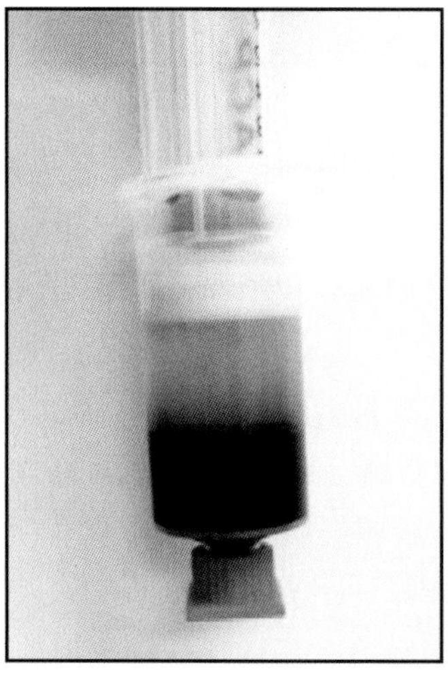

图 9-2 含有自体 PRP 的注射器。

前，对于PRP中是否应该包含白细胞的成分还存在争议。迄今为止，尚无临床试验比较富含白细胞及缺乏白细胞的PRP制剂的研究结果，因此需要进一步研究。

PRP已被用于治疗慢性肌腱病、急性肌肉和韧带损伤及骨愈合。术中使用PRP的方法已经普及，并已用于膝关节置换术、前交叉韧带重建、跟腱修复、肩袖修复和急性关节软骨修复的患者[40]。

最近Khoshbin等人的一项系统综述比较了关节内连续2~4次注射PRP与接受透明质酸黏弹性补充剂或生理盐水治疗膝关节骨关节炎的疗效[43]。6个月后，PRP注射组的患者Ontario和McMaster大学骨关节炎指数(WOMAC)和国际膝关节文献委员会(IKDC)主观问卷评分均改善。该结果表明，与对照组相比，PRP注射组的关节疼痛、僵硬和整体功能均得到了改善。然而，在视觉模拟评分疼痛评分或总体患者满意度方面，PRP注射组和对照组之间没有差异。PRP注射组不良事件有所增加，包括注射后疼痛和肿胀、活动受限、头晕、头痛和恶心，一般在4天内消退[43]。一项研究报道显示，与透明质酸注射组相比，PRP注射组疼痛持续时间更长，中位数为16.7天，而透明质酸注射组为9.2天[44]。

到目前为止，既没有关于PRP关节内注射的长期(>6个月)研究结果，也没有既定的指南概述注射的理想次数和时机、联合使用NSAID或关节内注射透明质酸或类固醇，以及注射后康复等相关问题。关节内注射PRP可能是治疗膝关节骨关节炎的有用手段；然而，还需要更多的研究来证实其疗效。

干细胞注射

间充质干细胞(MSC)关节内注射是治疗关节软骨缺损的新兴疗法。自体骨髓间充质干细胞易于培养、具有多向分化潜能且免疫原性低，因此在再生医学中具有治疗潜力[45]。具有软骨分化潜力的干细胞来源包括骨髓、脂肪、滑膜和脐带细胞[46]。脂肪来源的干细胞(ASC)分化为脂肪、肌肉、骨骼和软骨的能力与间充质干细胞类似。脂肪组织丰富，易于获取；髌下脂肪垫是ASC的热门来源。

有关干细胞治疗局灶性软骨缺损的研究很少，而干细胞治疗人类骨关节炎的研究报道则更少，主要是病例报告和Ⅰ期安全性试验[47]。Koh等人最近的一项研究调查了注射ASC联合PRP和关节镜下清创术治疗中度膝关节骨关节炎的疗效[45]。关节镜手术仅限于关节下清创术、滑膜切除术或骨赘切除术，没有进行软骨缺损的微骨折或清创。术中从髌下脂肪垫收集的ASC，经过培养后与PRP支架一起注射至关节腔。PRP能加速干细胞的软骨分化[48]。尽管样本量相对较少(18名成年人，年龄超过40岁)，但研究显示，ASC联合PRP在症状控制和影像学方面均有显著改善。治疗后随访1年和2年发现，WOMAC和视觉模拟评分疼痛评分显著改善。膝关节磁共振成像评分(WORMS)在2年多的随访中得到改善，表明软骨缺损好转。在这项研究中，症状和影像学改善评分并不仅仅归因于关节镜手术干预，因为先前的研究显示单纯接受关节镜清创的患者没有表现出类似的结果[45]。

MSC注射是治疗膝关节退行性关节炎和局灶性软骨缺损的一个令人振奋的前沿技术。尽管目前大多数药物和生物疗法主要是姑息性的，但干细胞有可能改变骨关节炎的进展。然而，目前的研究还存在一定的局限，需要进一步的研究来评估MSC治疗骨关节炎的有效性和长期效果。

结论

口服和关节内注射的几种药物均可有效治疗膝关节退行性关节炎。选择何种治疗方案通常取决于医生。没有一种最佳模式适合所有患者，治疗必须个体化。在制订治疗计划时，需要考虑年龄、骨关节炎程度、风险因素、患者目标和期望等因素。更重要的是，医生要及时了解有关治疗退行性关节炎的循证医学证据，尽可能为患者提供最合适和最有效的治疗。

(曾一鸣 译 张峻 校)

参考文献

1. American Geriatrics Society Panel on the Pharmacological Management of Persistent Pain in Older Persons. Pharmacological management of persistent pain in older persons. *J Am Geriatric Soc.* 2009;57:1331-1346.
2. Jordan, KM, Arden NK, Doherty M, et al. Standing Committee for International Clinical Studies Including Therapeutic Trials ESCISIT-Eular Recommendations 2003: an evidence based approach to the management of knee osteoarthritis. Report of a

Task Force of the Standing Committee for International Clinical Studies Including Therapeutic Trials (ESCISIT). *Ann Rheum Dis.* 2003;62(12):1145-1155.

3. American College of Rheumatology Subcommittee on Osteoarthritis Guidelines. Recommendations for the medical management of osteoarthritis of the hip and knee: 2000 update. *Arthritis Rheum.* 2000;43(9):1905-1915.
4. Towheed TE, Hochberg MC, Shea BJ, Wells G. Analgesia and non-aspirin, non-steroidal anti-inflammatory drugs for osteoarthritis of the hip. *Cochrane Database Syst Rev.* 2006;1:CD000517. DOI: 10.1002/14651858.CD000517.pub2.
5. Bradley JD, Brandt KD, Katz BP, Kalasinski LA, Ryan SI. Comparison of an anti-inflammatory dose of ibuprofen, and acetaminophen in the treatment of patients with osteoarthritis of the knee. *N Engl J Med.* 1991;325(2):87-91.
6. U.S Food and Drug Administration, Division of Drug Information. FDA recommends health care professionals discontinue prescribing and dispensing prescription combination drug products with more than 325 mg of acetaminophen to protect consumers. http://www.fda.gov/Drugs/DrugSafety/ucm381644.htm. Accessed January 14, 2014.
7. Whitcomb DC, Block GD. Association of acetaminophen hepatotoxicity with fasting and ethanol use. *JAMA.* 1994;273:1845-1850.
8. Eccles M, Freemantle N, Mason J. North of England evidence based guideline development project: summary guideline for non-steroidal antiinflammatory drugs versus basic analgesia in treating the pain of degenerative arthritis. *BMJ.* 1998;317(7157):526-530.
9. Fitzgerald GA, Patrono C. The coxibs, selective inhibitors of cyclooxygenase-2. *N Engl J Med.* 2001;345:433-442.
10. Kohli P, Steg G, Cannon CP, et al. NSAID use and association with cardiovascular outcomes in outpatients with stable atherothrombotic disease. *Am J Med.* 2014;127(1):53-60.
11. Bombardier C, Laine L, Reicin A, et al. Comparison of upper gastrointestinal toxicity of rofecoxib and naproxen in patients with rheumatoid arthritis. VIGOR Study Group. *N Engl J Med.* 2000;343(21):1520-1528.
12. Silverstein FE, Faich G, Goldstein JL, et al. Gastrointestinal toxicity with celecoxib vs nonsteroidal anti-inflammatory drugs for osteoarthritis and rheumatoid arthritis. The CLASS study: a randomized controlled trial. *JAMA.* 2000;284(10):1247-1255.
13. Roth SH, Shainhouse JZ. Efficacy and safety of a topical diclofenac solution (Pennsaid) in the treatment of primary osteoarthritis of the knee: a randomized, double-blind, controlled clinical trial. *Arch Intern Med.* 2004;164(18):2017-2023.
14. Towheed TE. Pennsaid therapy for osteoarthritis of the knee: a systematic review and metaanalysis of randomized clinical trials. *J Rheumatol.* 2006;33(3):567-573.
15. Zhang WY, Li Wan, Po A. The effectiveness of topically applied capsaicin. A meta-analysis. *Euro J Clin Pharmacol.* 1994;46(6):517-522.
16. Lavelle W, Lavelle ED, Lavelle L. Intra-articular injections. *J Anesthesiology Clin.* 2007;25(4):853-862.
17. Cole BJ, Schumacher HR. Injectable corticosteroids in modern practice. *J Am Acad Orthop Surg.* 2005;13:37-46.
18. Bellamy N, Campbell J, Robinson V, Gee T, Bourne R, Wells G. Intraarticular corticosteroid for treatmentof osteoarthritis of the knee. *Cochrane Database Syst Rev.* 2006;2:CD005328.
19. Raynauld JP, Buckland-Wright C, Ward R, et al. Safety and efficacy of long-term intraarticular steroid injections in osteoarthritis of the knee: a randomized, double-blind, placebo-controlled trial. *Arthritis Rheum.* 2003;48(2):370-377.
20. American College of Rheumatology Subcommittee on Rheumatoid Arthritis Guidelines. Guidelines for the management of rheumatoid arthritis: 2002 update. *Arthritis Rheum.* 2002;46(2):328-346.
21. Intra-articular injections for osteoarthritis of the knee. *Med Lett Drug Ther.* 2006;48(1231):25-27.
22. Monseau AJ, Nizran PS. Common injections in musculoskeletal medicine. *Prim Care Clin Office Pract.* 2013;40(4):987-1000.
23. Kumar N, Newman RJ. Complications of intra- and peri-articular steroid injections. *Br J Gen Pract.* 1999;49(443):465-466.
24. Charalambous CP, Tryfonidis M, Sadiq S, Hirst P, Paul A. Septic arthritis following intra-articular steroid injection of the knee—a survey of current practice regarding antiseptic technique used during intra-articular steroid injection of the knee. *Clin Rheumatol.* 2003;22(6):386-390.
25. Black DM, Filak AT. Hyperglycemia with non-insulin-dependent diabetes following intraarticular steroid injection. *J Fam Pract.* 1989;28(4)462-463.
26. Jackson DW, Evans NA, Thomas BM. Accuracy of needle placement into the intra-articular space of the knee. *J Bone Joint Surg Am.* 2002;84-A(9):1522-1527.
27. Wind WM Jr, Smolinski RJ. Reliability of common knee injection sites with low-volume injections. *J Arthroplasty.* 2004;19(7):858-861.
28. Sibbitt WL Jr, Kettwich LG, Band PA, et al. Does ultrasound guidance improve the outcomes of arthrocentesis and corticosteroid injection of the knee? *Scand J Rheumatol.* 2012;41(1):66-72.
29. Dragoo JL, Braun HJ, Kim HJ, Phan HD, Golish SR. The in vitro chondrotoxicity of single-dose local anesthetics. *Am J Sports Med.* 2012;40(4):794-799.
30. Braun HJ, Wilcox-Fogel N, Kim HJ, Pouliot MA, Harris AH, Dragoo JL. The effect of local anesthetic and corticosteroid combinations on chondrocyte viability. Knee surgery, sports traumatology. *Arthroscopy.* 2012;20(9):1689-1695.
31. Strauss EJ, Hart JA, Miller MD, Altman RD, Rosen JE. Hyaluronic acid viscosupplementation and osteoarthritis: current uses and future directions. *Am J Sports Med.* 2000;37(8):1636-1644.
32. Moreland LW. Intra-articular hyaluronan (hyaluronic acid) and hylans for the treatment of osteoarthritis: mechanisms of action. *Arthritis Res Ther.* 2003;5(2):54-67.
33. Rodriguez-Merchan EC et al. Intra-articular injections of hyaluronic acid and other drugs in the knee joint. *HSS J.* 2013;9(2):180-182.
34. Lo GH, LaValley M, McAlindon T, Felson DT. Intra-articular hyaluronic acid in treatment of knee osteoarthritis: a meta-analysis. *JAMA.* 2003;290(23):3115-3121.
35. Kolarz G, Kotz R, Hochmayer I. Long-term benefits and repeated treatment cycles of intra-articular sodium hyaluronate (Hyalgan) in patients with osteoarthritis of the knee. *Semin Arthritis Rheum.* 2003;32(5):310-319.
36. Marshall KW. Intra-articular hyaluronan therapy. *Foot Ankle Clin.* 2003;8(2):221-232.
37. Kon E, Buda R, Filardo G, et al. Platelet-rich plasma: intra-articular knee injections produced favorable results on degenerative cartilage lesions. *Knee Surg Sports Traumatol Arthrosc.* 2010;18(4):472-479.
38. Tanaka N, Sakahashi H, Sato E, Hirosae K, Ishima T, Ishii S. Intra-articular injection of high molecular weight hyaluronan after arthrocentesis as treatment for rheumatoid knees with joint effusion. *Rheumatol Int.* 2002;22(4):151-154.
39. Kroesen S, Schmid W, Theiler R. Induction of an acute attack of calcium pyrophosphate dihydrate arthritis by intra-articular injection of hylan G-F 20 (Synvisc). *Clin Rheumatol.* 2000;19(2):147-149.
40. Foster TE, Puskas BL, Mandelbaum BR, Gerhardt MB, Rodeo SA. Platelet-rich plasma: from basic science to clinical applications. *Am J Sports Med.* 2009;37: 2259-2272.
41. Alsousou J, Thompson M, Hulley P, Noble A, Willet K. The biology of platelet-rich-plasma and its application in trauma and orthopaedic surgery: a review of the literature. *J Bone Joint Surg Br.* 2009;91(8):987-996.

42. Mazzocca AD, McCarthy MBR, Chowaniec DM, et al. Platelet-rich plasma differs according to preparation method and human variability. *J Bone Joint Surg Am.*2012;94(4):308-316.
43. Khoshbin A, Leroux T, Wasserstein D, et al. The efficacy of platelet-rich plasma in the treatment of symptomatic knee osteoarthritis: a systematic review with qualitative synthesis. *Arthroscopy.* 2013;29(12):2037-2048.
44. Filardo G, Kon E, Di Martino A, et al. Platelet-rich plasma vs hyaluronic acid to treat knee degenerative pathology: study design and preliminary results of a randomizedcontrolled trial. *BMC Musculoskel Dis.* 2012;13:229.
45. Koh YG, Jo SB, Kwon OR, et al. Mesenchymal stem cell injections improve symptoms of knee osteoarthritis. *Arthroscopy.* 2013;29(4):748-755.
46. Anderson JA, Little D, Toth AP, et al. Stem cell therapies for knee cartilage repair: the current status of preclinical and clinical studies. *Am J Sports Med.* 2014;42(9):2253-2261.
47. Gimble JM, Bunnell BA, Chiu ES, Guilak F. Taking stem cells beyond discovery: a milestone in the reporting of regulatory requirements for cell therapy. *Stem Cells Dev.* 2011;20(8):1295-1296.
48. Krüger JP, Hondke S, Endres M, Pruss A, Siclari A, Kaps C. Human platelet-rich plasma stimulates migration and chondrogenic differentiation of human subchondral progenitor cells. *J Orthop Res.* 2012;30(6):845-852.

第 10 章

康复和物理治疗

Brandon Johnson, Bert R. Mandelbaum

膝关节软骨损伤是一种常见疾病，可导致严重的疼痛和功能障碍。据报道，高达63%的膝关节镜检查可以发现孤立的局灶性软骨缺损[1]。与前交叉韧带或半月板损伤相关的非孤立性软骨缺损更为常见[1-3]。这些损伤在运动员中尤为普遍，近年来引起了人们的极大兴趣[4]。随着影像技术的发展，可通过MRI对软骨损伤做出早期诊断。临床医生有机会制订治疗计划，并通过手术治疗来达到患者的预期目标和期望。膝关节软骨缺损的手术治疗和术后康复必须注意在保护修复与早期运动之间获得平衡，以促进关节软骨的修复。采用合适的保护软骨治疗策略，可以消除软骨损伤的机械诱因，有效刺激生物合成代谢，并抑制关节中的分解代谢。

有几种手术技术可以促进关节软骨的再生，包括骨髓刺激（微骨折、软骨下钻孔）、自体软骨细胞移植（ACI）、骨软骨同种异体移植和自体移植。手术干预可分为三类：姑息治疗（清创、灌洗、软骨成形术）、修复（有或没有支架增强的骨髓刺激）和恢复（ACI、自体骨软骨移植和同种异体移植）。手术干预的目的是恢复和完全填充正常的透明软骨至缺损区域。术后需要制订适当的康复方案来提高疗效，以避免并发症和再次手术[5]。

关节软骨修复术后的康复

关节软骨修复术后康复的重点是为膝关节提供机械和生物学的理想环境，以允许修复组织的重塑。在整个康复期间，关节必须在受控制的力量引导下活动，在逐渐恢复关节功能的同时不会过度增加愈合组织的负荷。软骨保护的措施应根据患者和运动员的需求，适当调整运动、个体化补充营养和黏弹剂，以及使用生物活性生长因子。

术前阶段

术前患者教育对于获得良好的手术效果至关重要。术前必须认真了解患者的期望，以确定手术是否能够满足患者的要求。术前还应制订包括日常活动、限制约束活动等在内的术后康复方案。大多数患者可能已经罹患膝关节疾病，有些患者可能已经进行了几次手术，十分渴望在关节软骨手术后积极地恢复膝关节功能。因此，术者应在术前耐心地进行患者教育。

术后急性期阶段

关节软骨修复术后2周是急性期。急性期康复的目标是提供适合关节软骨再生的环境。在此期间，避免对手术部位产生有害影响的剪应力和压力是至关重要的[6]。事实上，在手术后进入功能康复阶段的3个月内，软骨都处于脆弱的时期[7]。建议患者应严格遵守运动限制范围，并在术后接受有关负重计划的教育。一般来说，髌股关节病变部位可以在膝关节伸直过程中负重，而伴有胫股关节病变时必须避免早期负重。

急性期应控制疼痛，并通过减少积液来减轻股四头肌乏力和恢复神经肌肉控制。冷疗法可以减轻疼痛和积液[8],每天至少使用3次,每次15~20分钟。除了减少疼痛和加速恢复外,减少积液还可以帮助恢复神经肌肉控制,并减少股四头肌抑制[9]。如果关节中渗出增多,可以进行抽液以减轻关节内压力和关节源性股四头肌抑制[10]。恢复神经肌肉控制对于恢复膝关节功能和推进康复计划至关重要。术后早期阶段,可以应用神经肌肉电刺激来减少股四头肌力量障碍[11,12]。在整个康复过程中,临床医生都必须认识到对侧下肢可能存在本体感觉缺失。因此,必须重视双侧肢体神经肌肉的康复。关节纤维化可影响关节软骨手术的早期效果[5]。活动髌骨的练习应每天进行4~6次,以防止粘连和关节纤维化[13]。

在整个康复过程中,控制关节修复后所受的压力是最重要的,特别是病变位于膝关节负重区时[7,14]。在早期康复期间,应始终避免明显的剪应力,因为这可能会导致移植物失效。根据缺损部位、大小及其他伴随的手术(如半月板、力线、韧带)来调整负重[15]。对于主治医生来说,要详细记录(手术报告、物理治疗处方和术后临床记录)确切的缺损位置及其相对的关节表面,以便物理治疗师了解早期治疗阶段的安全运动弧。例如,关节屈曲>90°时,会增加外侧股骨髁后方与胫骨平台外侧病变的负荷。因此,安全的运动范围是0°~80°。

可使用持续被动运动(CPM)机,通常使用约6周,每天4~8小时,每分钟1~3个循环[16,17]。CPM机有助于防止粘连和僵硬,减少积液,保护和促进软骨组织修复[16]。周期性压力和放松为修复组织提供适宜的机械刺激,以促进软骨细胞的生长[16]。在整个急性期治疗期间,物理治疗师在指导运动和调节负重参数方面发挥着关键作用(图10-1)。如果没有CPM机,可供选择的被动运动替代方案是500个主动辅助足跟滑动,每天进行3次,可以起到CPM机类似的作用。

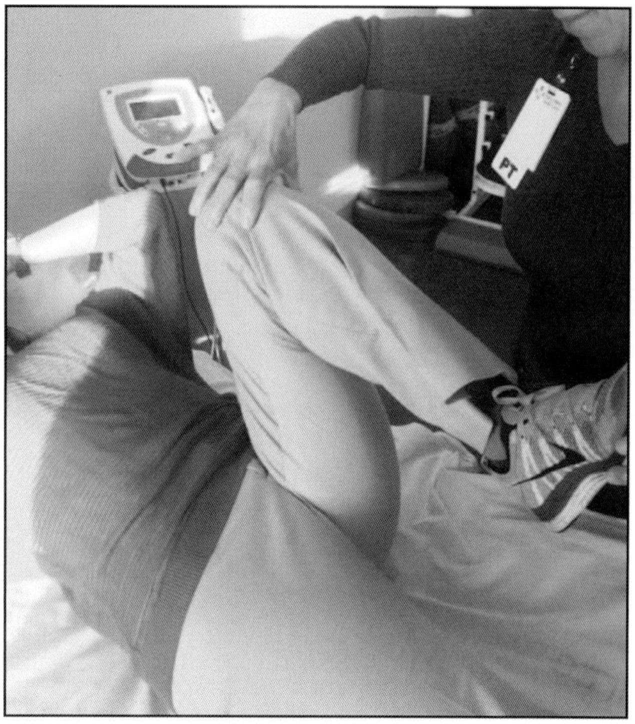

图10-1 在物理治疗师指导下进行运动范围控制是术后急性期治疗的重要内容。

渐进恢复阶段

第2~10周属于渐进期,这个阶段对于功能恢复十分重要。目标是改善下肢和核心肌群力量,恢复关节功能,并为软骨成熟提供健康的环境。但是,关节必须受到负重和运动限制(类似于急性期)的保护,并避免机械应力的不良刺激。

在渐进阶段,核心肌群、骨盆和髋部应优先进行锻炼。因此,在由扶拐辅助步行过渡到无辅助行走期间,确保适当的腰椎骨盆对线、核心力量和灵活性至关重要。重要的肌肉群包括腹直肌、腹斜肌、腹横肌、骶髂关节、髋关节外展肌和内收肌,以及髋屈肌和伸肌。臀大肌(髋伸展)、臀中肌和臀小肌(臀外展肌)在下肢力量分布中起重要作用。这些肌肉的力量增强可以减轻通过股四头肌和腘绳肌施加到修复部位的过度应力。力量增强还可以进一步增加对下肢的神经肌肉控制并防止动态外翻倾斜(由Trendelenberg试验引起),特别是对股骨外侧髁软骨的修复十分重要[18-20]。在这个阶段,纠正股四头肌与腘绳肌肌肉力量比例失衡也很重要。为纠正这些不平衡,训练时应注意防止膝关节受到剪应力。

当患者能够在负荷和力量的变化时保持肢体、关节和身体姿势后,可以进行本体感觉平衡练习[21]。一般在渐进阶段临近结束时进行。平衡练习可以增加患者对患侧功能的信心,并持续增加肌肉力量和神经肌肉控制(图10-2和图10-3)。练习包括双腿站立、单腿站立、闭眼站立平衡、扰动训练和不稳定的平台训练[如摆动板、BOSU平衡训练器(BOSU球)]。一旦解除了负重和运动限制,就可以组合运用以上的本体感受运动练习方法。不稳定平台上的扰动训练课程是从功能康复过渡到运动专项训练的极佳方法。全面进行这些练习可以充分训练髋部、骨盆、核心肌群和下肢，这对于膝关节健康和长期保护软骨至关重要。通过机械性再训练对运动员进行保护软骨的教育，是让运动员摆脱未来再次受伤的有效措施。运动分析和再训练可以让运动员更安全地运动并预防未来的伤害。

功能恢复阶段

功能恢复阶段可持续至术后 3 个月或 2 年以上，具体取决于所采取的治疗方法及患者术后活动水平恢复的目标。重点是继续纠正核心肌群、骨盆或下肢肌肉的失衡，加强锻炼和功能性运动。在渐进阶段的早期，可以使用极小到无阻力的固定自行车锻炼。在功能阶段中，可以优先进行抗阻、速率和耐久性训练。骑车时选择合适的座位高度很重要，因为这会明显影响关节的反作用力。如果座位太低，髌股关节可能负荷过大。如果座位太高，胫股关节可能负荷过大。相同的方式适用于椭圆机。骑行和使用椭圆机时，向后(反向)蹬踏需要更大的股四头肌肌力，与向前蹬踏相比需要在更大的膝关节屈曲度下激发。反向蹬踏时，膝关节接近伸直位，胫股关节反作用力较低，而髌股关节反作用力较高。因此，在髌股关节软骨手术后，应避免早期或渐进阶段的反向蹬踏。然而，胫股关节病变患者可以采用反向蹬踏。在过渡到地面接触活动前，水下跑步机或反重力跑步机是理想的选择(图 10–4)。在功能恢复阶段，可以逐渐进行慢跑及特定运动训练。

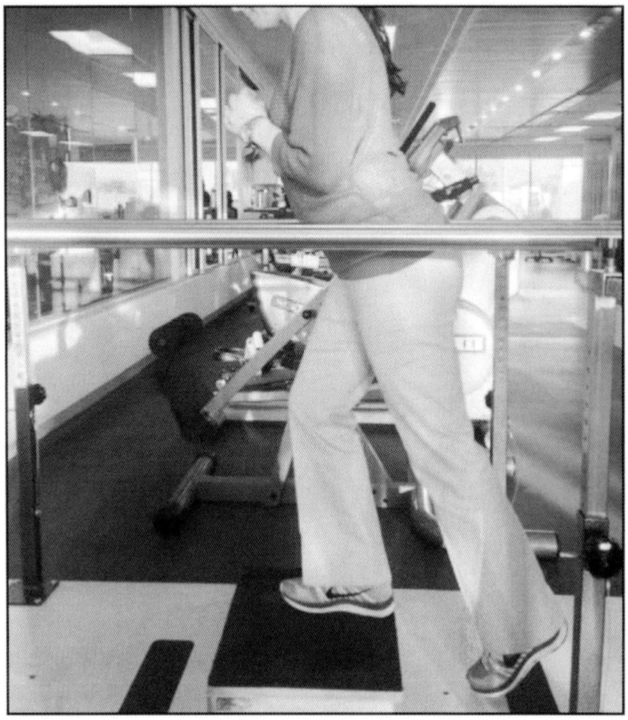

图 10–3　在渐进阶段，平衡和力量可以通过控制步伐训练来改善。

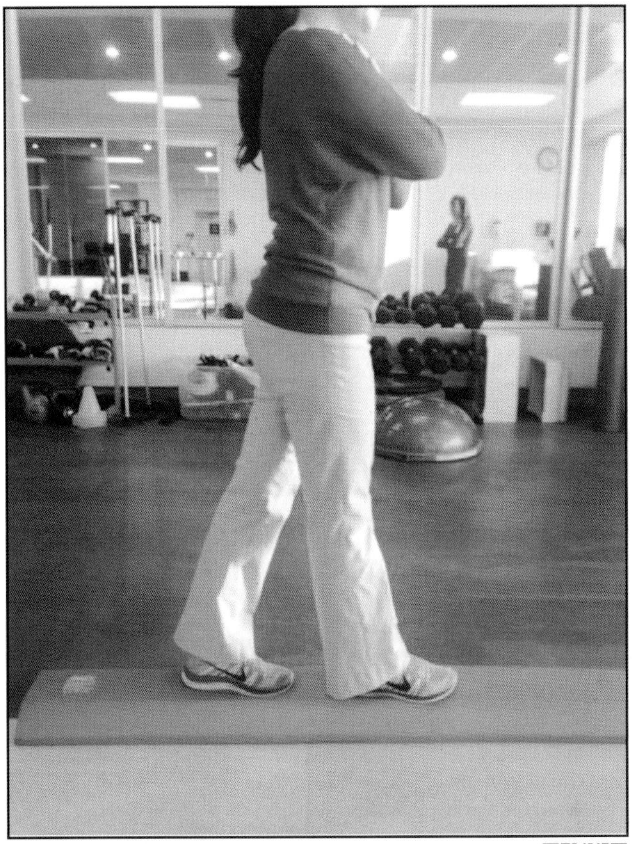

图 10–2　在渐进阶段的早期，平衡疗法可以改善步态和本体感觉。

恢复高级别体育活动的时间与患者个体、软骨缺损程度和恢复过程有关。微骨折和自体骨软骨移植术后，患者可在 6~12 个月恢复运动。同种异体骨软骨移植术后，患者至少需要 9~12 个月才能恢复运动。ACI 修复组织的重塑需要 2~3 年，许多运动员可在术后 9~12 个月恢复运动[22,23]。恢复受伤前运动水平的整体比率为 65%~66%[24,25]。总之，自体骨软骨移植术后恢复运动的比例最高，时间最快[24,25]。尽管 ACI 术后恢复运动的速度最慢，但从长期预后的研究证据来看，其疗效是最持久的[24,25]。已确定一些因素与膝关节软骨术后功能改善相关：缺损面积<2cm^2，术前症状持续时

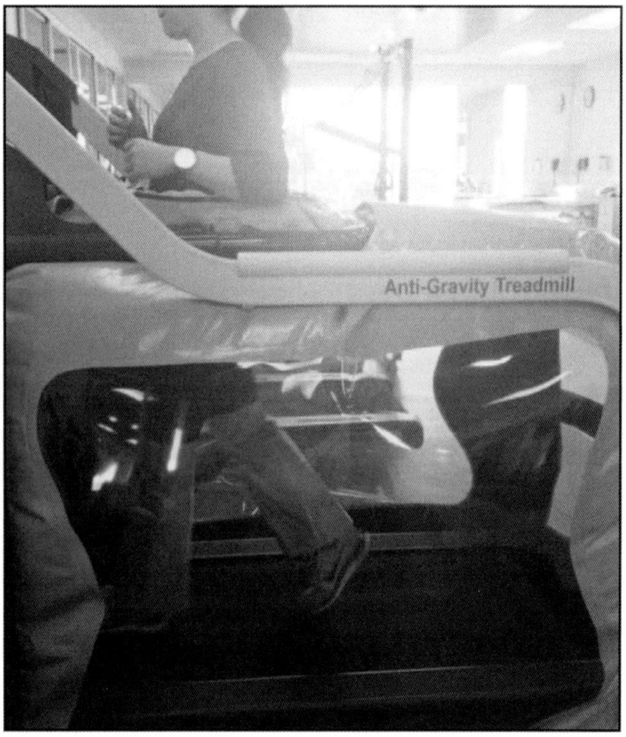

图 10-4 从功能恢复阶段进展到运动阶段。反重力跑步机是一种安全有效的工具。

间<18 个月，无手术史，患者年龄较小(<30 岁)，以及受伤前运动水平较高[24,25]。随着新的关节软骨修复技术的引入和实施，相关的文献报道也在迅速增多。在术前患者评估中，术者必须全面了解适应证、手术技术和临床结果，以获得最佳的术后疗效。

(曾一鸣 译 张峻 校)

参考文献

1. Curl W, Krome J, Gordon E, Rushing J, Smith B, Poehling G. Cartilage injuries: a review of 31,516 knee arthroscopies. *Arthroscopy.* 1997;13(4):456-460.
2. Brophy R, Zeltser D, Wright R, Flanigan D. Anterior cruciate ligament reconstruction and concomitant articular cartilage injury: incidence and treatment. *Arthroscopy.* 2010;26(1):112-120.
3. Shelbourne K, Jari S, Gray T. Outcome of untreated traumatic articular cartilage lesions of the knee: a natural history study. *J Bone Joint Surg Am.* 2003;85-A(Suppl 2):8-16.
4. Flanigan DC, Harris JD, Trinh TQ, Siston RA, Brophy RH. Prevalence of chondral defects in athletes' knees: a systematic review. *Med Sci Sports Exerc.* 2010;42(10):1795-1801.
5. Harris JD, Siston RA, Brophy RH, Lattermann C, Carey JL, Flanigan DC. Failures, re-operations, and complications after autologous chondrocyte implantation—a systematic review. *Osteoarthritis Cartilage.* 2011;19(7):779-791.
6. Buckwalter J, Mankin H. Articular cartilage: degeneration and osteoarthritis, repair, regeneration, and transplantation. *Instr Course Lect.* 1998;47:487-504.
7. Hambly K, Bobic V, Wondrasch B, Van Assche D, Marlovits S. Autologous chondrocyte implantation postoperative care and rehabilitation: science and practice. *Am J Sports Med.* 2006;34(6):1020-1038.
8. Irrgang J, Pezzullo D. Rehabilitation following surgical procedures to address articular cartilage lesions in the knee. *J Orthop Sports Phys Ther.* 1998;28(4):232-240.
9. Salter RB, Simmonds DF, Malcolm BW, Rumble EJ, MacMichael D, Clements ND. The biological effect of continuous passive motion on the healing of full-thickness defects in articular cartilage. An experimental investigation in the rabbit. *J Bone Joint Surg Am.* 1980;62(8):1232-1251.
10. Stokes M, Young A. The contribution of reflex inhibition to arthrogenous muscle weakness. *Clin Sci (Lond).* 1984;67(1):7-14.
11. Snyder-Mackler L, Delitto A, Bailey SL, Stralka SW. Strength of the quadriceps femoris muscle and functional recovery after reconstruction of the anterior cruciate ligament. A prospective, randomized clinical trial of electrical stimulation. *J Bone Joint Surg Am.* 1995;77(8):1166-1173.
12. Snyder-Mackler L, Delitto A, Stralka SW, Bailey SL. Use of lectrical stimulation to enhance recovery of quadriceps femoris muscle force production in patients following anterior cruciate ligament reconstruction. *Phys Ther.* 1994;74(10):901-907.
13. Shelbourne KD, Klootwyk TE, Decarlo MS. Update on accelerated rehabilitation after anterior cruciate ligament reconstruction. *J Orthop Sports Phys Ther.* 1992;15(6):303-308.
14. Johnson DL, Bealle DP, Brand JC Jr, Nyland J, Caborn DN. The effect of a geographic lateral bone bruise on knee inflammation after acute anterior cruciate ligament rupture. *Am J Sports Med.* 2000;28(2):152-155.
15. Behery O, Siston RA, Harris JD, Flanigan DC. Treatment of cartilage defects of the knee: expanding on the existing algorithm. *Clin J Sport Med.* 2014;24(1):21-30.
16. Knapik DM, Harris JD, Pangrazzi G, et al. The basic science of continuous passive motion in promoting knee health: a systematic review of studies in a rabbit model. *Arthroscopy.* 2013;29(10):1722-1731.
17. Karnes JM, Harris JD, Griesser MJ, Flanigan DC. Continuous passive motion following cartilage surgery: does a common protocol exist? *Phys Sportsmed.* 2013;41(4):53-63.
18. Powers CM. The influence of abnormal hip mechanics on knee injury: a biomechanical perspective. *J Orthop Sports Phys Ther.* 2010;40(2):42-51.
19. Ayotte NW, Stetts DM, Keenan G, Greenway EH. Electromyographical analysis of selected lower extremity muscles during 5 unilateral weight-bearing exercises. *J Orthop Sports Phys Ther.* 2007;37(2):48-55.
20. Shields RK, Madhavan S, Gregg E, et al. Neuromuscular control of the knee during a resisted single-limb squat exercise. *Am J Sports Med.* 2005;33(10):1520-1526.
21. Myer GD, Paterno MV, Ford KR, Quatman CE, Hewett TE. Rehabilitation after anterior cruciate ligament reconstruction: criteria-based progression through the return-to-sport phase. *J Orthop Sports Phys Ther.* 2006;36(6):385-402.
22. Mithoefer K, McAdams T, Scopp J, Mandelbaum B. Emerging options for treatment of articular cartilage injury in the athlete. *Clin Sports Med.* 2009;28(1):25-40.
23. Gikas P, Morris T, Carrington R, Skinner J, Bentley G, Briggs T. A correlation between the timing of biopsy after autologous chondrocyte implantation and the histological appearance. *J Bone Joint Surg Br.* 2009;91(9):1172-1177.
24. Harris J, Brophy R, Siston R, Flanigan D. Treatment of chondral defects in the athlete's knee. *Arthroscopy.* 2010;26(6):841-852.
25. Mithoefer K, Hambly K, Della Villa S, Silvers H, Mandelbaum B. Return to sports participation after articular cartilage repair in the knee: scientific evidence. *Am J Sports Med.* 2009;37(Suppl 1):167S-176S.

第 3 部分

软骨姑息治疗技术

第 11 章

治疗局灶性软骨缺损的清创术和软骨成形术

Sanjeev Bhatia, Rachel M. Frank, Brian Forsythe

膝关节软骨损伤是人体最常见的一种病变。Curl及其同事在对30 000多例膝关节镜检查的回顾性研究中发现，在所有年龄段的患者中，超过63%存在关节软骨损伤[1]。虽然软骨损伤很常见，但是关节软骨缺乏自愈能力。软骨成形术或软骨清创术本质是姑息性手术，而不是修复或恢复手术[2]。

软骨病变患者的治疗决策取决于损伤的大小、患者的功能需求和年龄[3,4]。关节软骨损伤患者的关节疼痛理论上来源于暴露的软骨下骨的神经末梢，以及由关节碎片、游离的软骨瓣和滑膜炎症导致的膝关节积液[5-8]。关节镜机械清创的目的是清除不稳定的软骨瓣和松动的颗粒，以缓解滑膜炎症、减少积液并改善膝关节的疼痛和功能。

适应证和禁忌证

软骨成形术的最佳适应证是已知软骨病变的患者接受充分的保守治疗后失败，其膝关节出现伴随疼痛的机械症状（弹响、卡压、交锁）。评估时，应收集患者准确的病史，以了解膝关节疼痛的确切位置、症状严重程度、关节稳定性、伴随损伤和功能需求，以及患者的期望。确定患者疼痛位置与缺损位置吻合（“治疗患者而不是缺损”）至关重要。体格检查应重点评估积液、不稳定性、活动范围和局部压痛。触诊软骨损伤部位时，患者常会出现剧烈疼痛。适当的影像学检查也很关键。虽然X线片可以提供关于弥漫性退行性关节疾病、游离体、骨折的有用信息，但无法确定软骨损伤的准确位置和大小、相关骨性水肿及伴随软组织病变等。对于这些情况，磁共振成像（MRI）更具优势（图11–1）。

在没有机械症状的情况下，机械清创对于小范围（$<1.5cm^2$）、局灶性、有症状的单极软骨损伤可能更有效（图11–2）。单极软骨损伤是指软骨病变局限在连接关节的其中一个面（胫骨平台、股骨髁、滑车、髌骨）。双极全层损伤（“对吻损伤”）发生在相对关节面上，单独行软骨成形术效果较差，最适合行更高级的重建手术。此外，范围超过$1.5cm^2$、有症状的损伤可能适合行更高级的软骨修复手术，如微骨折、自体软骨细胞移植、骨软骨自体移植或骨软骨同种异体移植。患有弥漫性、晚期退行性疾病的患者，特别是没有出现明显的机械症状（如交锁等），禁用机械清创术[9]。

手术技术

患者体位

关节镜手术通常采用气管内吸入麻醉或硬膜外麻醉和（或）区域阻滞麻醉。气管内吸入麻醉和硬膜外麻醉可能更佳，因为在肌肉完全松弛时通过内翻或外翻膝关节可提供更好的视野。

患者仰卧在标准手术室的手术台上，脚略高于床

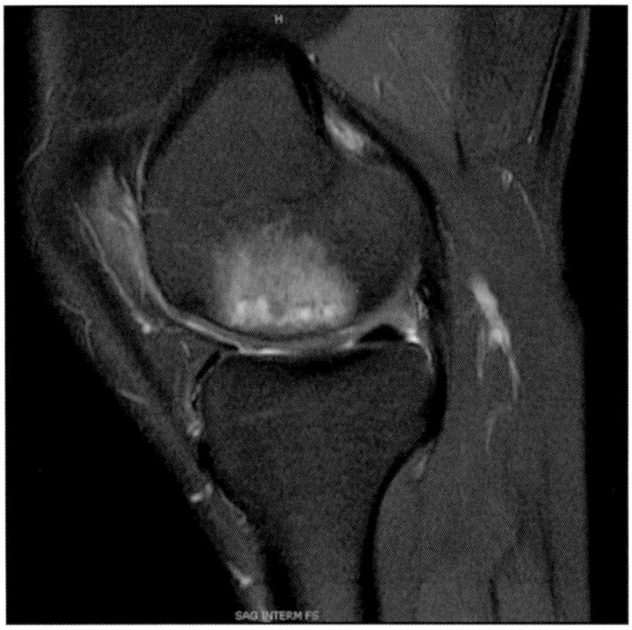

图 11-1 矢状位 MRI T2 加权像显示股骨内侧髁大面积局灶性软骨缺损。注意软骨缺损后方有显著的骨髓水肿。

沿。止血带通常不是关节镜软骨成形术所必需的，但如果术中发生出血，则需要使用。未充气的大腿止血带可根据需要在术中充气。沙袋或商业化腿部定位器可固定在手术台上，通过保持足部稳定使膝关节弯曲90°以上。侧杆与沙袋结合使用可以在膝关节伸展时提供外翻应力，并防止强制性下肢外旋及臀部和膝关节弯曲。

操作步骤

1.在患者麻醉并摆好适当体位后，对双侧膝关节进行全面的检查，具体包括评估积液、活动范围、髌骨运动轨迹、0°和 30°下内翻和外翻应力，以及轴移试验、Lachman 试验、前后抽屉试验、胫骨后沉试验、反轴移试验、30°和 90°下胫骨外旋试验。

2.在关节镜手术入路部位注射利多卡因，加或不加肾上腺素。

3.通常只需要建立标准的关节镜手术入路(前外侧和前内侧入路)。如有需要，可以使用上内侧或上外侧流入/流出套管(使用后者时应避开股内侧肌)。首先建立前外侧入路，以 30°插入关节镜后，在直视下建立前内侧入路。

器械清单和设备

- 30°膝关节镜系统(5mm 镜头)和关节镜泵
- 带有标尺的头端长 3mm 的关节镜探钩
- 关节镜仪器盒：直的和弯的篮钳、抓钳及传统和环形刮匙
- 各种尺寸的电动关节镜刨削器
- 关节镜射频消融装置

4.诊断性关节镜检查需要仔细探查所有关节面，包括髌骨、滑车、股骨内侧和外侧髁，以及胫骨平台。应记录所有游离体、韧带或半月板病变。

5.如果存在游离体，应在关节镜抓钳的辅助下将其取出(图 11-3)。腰椎穿刺针有时可用于原位“固定”游离体，防止其随灌洗液冲出。较大的游离体可用 Kelly 钳通过扩大的关节镜入路取出。

6.在确定有症状的软骨病变后，应使用有刻度的关节镜探钩触碰缺损部位，确定其是否存在软化、分层或边缘松动的区域。大多数探钩都有一个 3mm 或 5mm 的弯头，这个有刻度的弯头可用来测量缺损大小。也可以使用其他商业化的关节镜测量工具。还应注意检查相对的关节面，以评估是否存在双极病变。软骨缺损可以根据改良的 Outerbridge 分级系统(表 11-1)或国际软骨修复协会(ICRS)系统进行分级。

7.关节镜刨削器可用于去除松动的软骨瓣和软骨碎片，直到产生一个光滑、稳定、垂直的骨外侧壁。垂直的骨外侧壁能更好地承受剪应力(图 11-4)。保留柔软但完整的软骨，去除松动、不稳定、剥脱的碎片。不应通过任何措施从软骨下骨剥离尚能存活的软骨。

8.清创后探查软骨缺损部位，确保没有松动、不稳定的边缘(图 11-5)。

9.如果出现炎症，会导致滑膜肥厚，可用刨削器和射频消融将其去除。尽管射频消融能减少滑膜出血(通常由机械刨削器引起)，但应避免过度使用，以防止过热而导致医源性软骨损伤。

10.手术完成后，软骨损伤的位置、大小和分级应详尽地记录在手术报告中，以便指导未来的治疗决策。

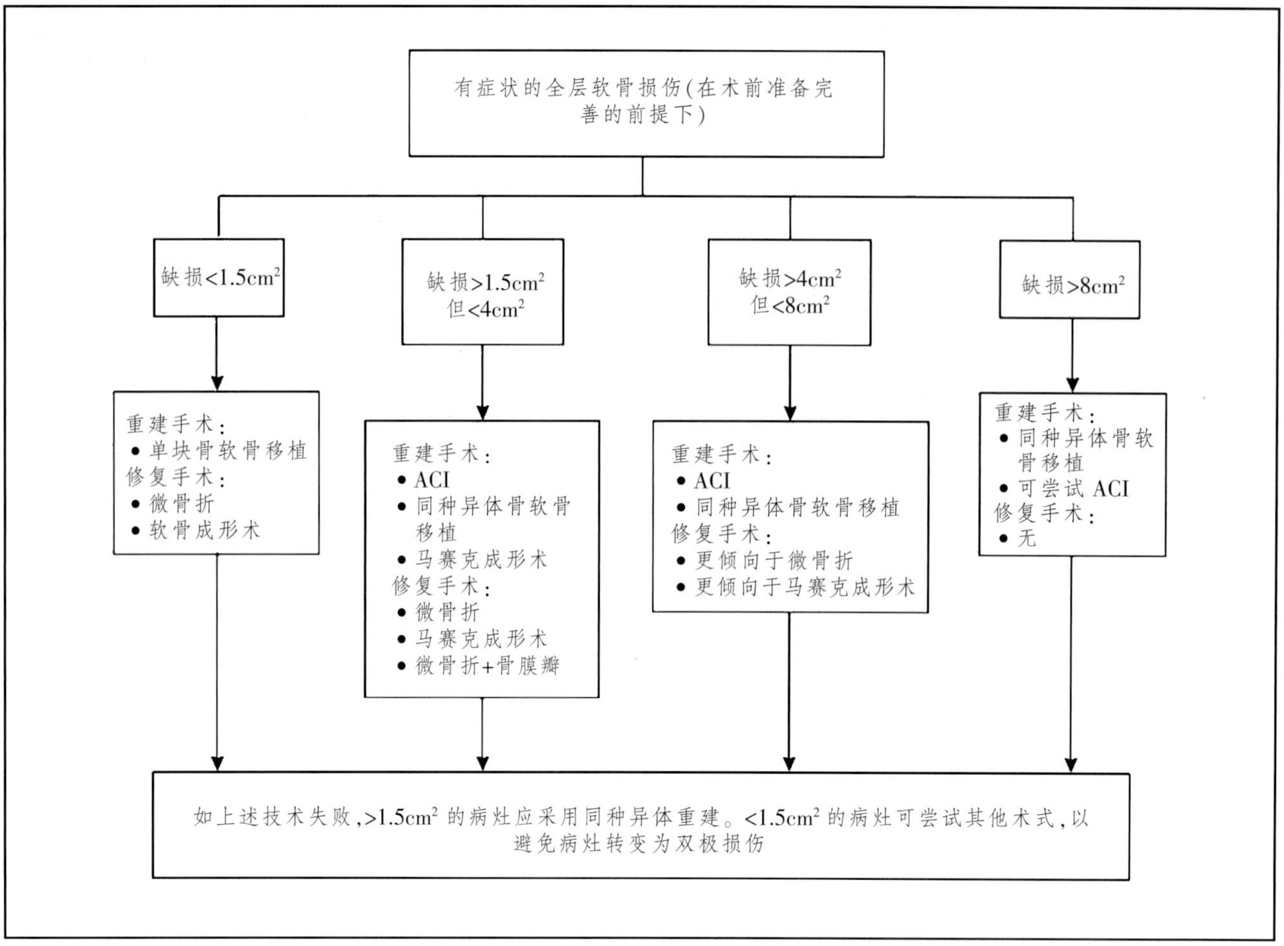

图 11-2 手术治疗有症状的软骨损伤的治疗流程。[Adapted from Browne JE, Branch TP. Surgical alternatives for treatment of articular cartilage lesions. J Amer Acad Orthop Surg. 2000;8(3):180-189.]

术后康复

软骨成形术后,患者可以负重,为了舒适也可以使用拐杖。加压 ACE 包扎敷料和冷疗法通常可以减轻肿胀。恢复正常的步态时,应停止使用拐杖。指导患者进行各项功能锻炼,如直腿抬高、踝泵运动、股四头肌收缩运动、足跟滑动、臀肌锻炼、髌骨运动及俯卧撑,坚持每天 3~4 次。最初的目标是术后第一次随访时,术侧膝关节可以完全伸展和 90°屈曲。

术后第一次随访时,仔细评估膝关节活动范围。大多数患者可在 7~10 天后拆线,并开始正式的物理治疗。物理治疗有助于患者维持膝关节的运动范围和力量,并减轻术后肿胀和疼痛。

表 11-1 全层关节软骨缺损的改良 Outerbridge 分级系统

分级	特征
Ⅰ	变软
Ⅱ	纤维化和表层裂开
Ⅲ	深层裂开,无软骨下骨暴露
Ⅳ	软骨下骨暴露

Republished with permission of Arthroscopy from Cartilage injuries: a review of 31,516 knee arthroscopies, Curl WW, Krome J, Gordon ES, Rushing J, Smith BP, Poehling GG, 13(4), 1997; permission conveyed through Copyright Clearance Center, Inc.

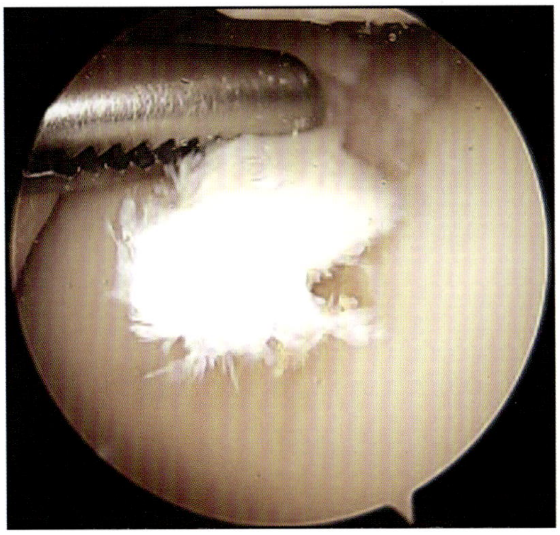

图 11-3 全层滑车软骨缺损伴大块松动机械瓣的关节镜照片。如果存在游离体，应在关节镜抓钳的辅助下将其取出。

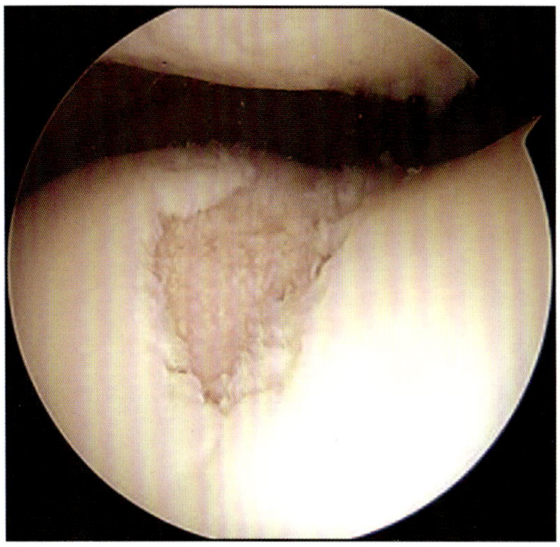

图 11-5 一个 8mm×12mm 的滑车软骨缺损。清创后探查软骨缺损，确保没有松动、不稳定的边缘。

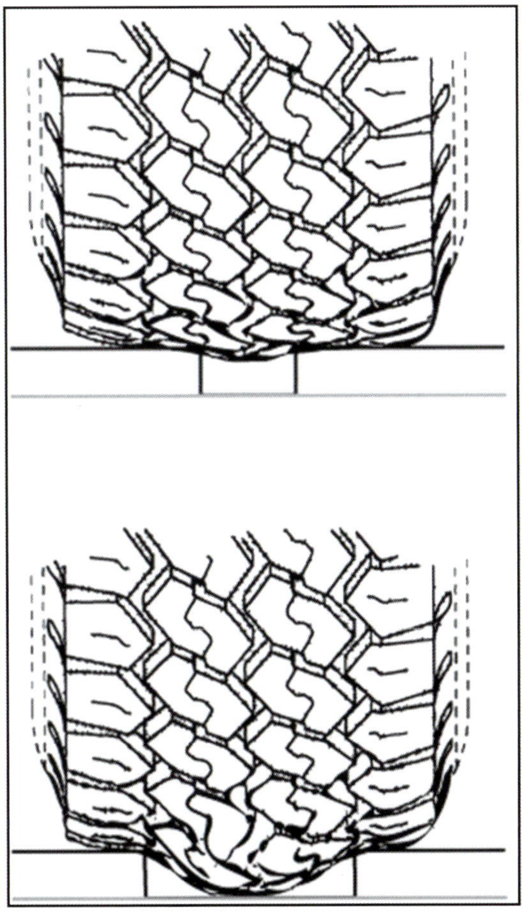

图 11-4 很像一个垂直的洞，垂直的软骨缺损耐受压力的能力更强。因此，在对软骨进行清创时应保持缺损周边的正常软骨面垂直于创面。注意不要去除任何稳定的软骨。(Reprinted with permission from Adam Yanke，MD，Rush Universtity Medical Center.)

临床结果

由于有症状的软骨病变患者膝关节疼痛存在多种复杂的因素，因此关节镜下机械清创术的临床效果各不相同。机械症状(如交锁、卡压和弹响)通常在关节镜清创术后得到缓解。然而，膝关节沉重、疼痛感可能持续存在。有文献报道，关节镜下机械清创术与关节镜灌洗不同。灌洗术可以冲洗出关节内的促炎细胞因子，因而具有各种治疗效果[10]。

在一项前瞻性随机对照试验中，Moseley 及其同事分析了关节镜灌洗组、机械清创术组和安慰剂组共 165 例患者[11]。随访 2 年，三组间无明显差异。但是，Kruger 等人在一项包含 161 例患者的回顾性研究中(平均随访 40 个月)发现，关节镜清创术的治疗效果明显优于单独使用灌洗[12]。在一项包含 73 例患者的回顾性研究中 (膝关节退行性变影像学显示为 Kellgren-Lawrence 3 级或 4 级，均建议行关节置换术)，12 例使用关节镜治疗，至少随访 10 年，平均 6.8 年后进行全膝关节置换术[5]。然而，需要指出的是，其中许多患者接受了广泛的关节镜清创治疗，术中炎性滑膜使用射频消融，去除阻断运动范围的骨赘，切除部分半月板，松解瘢痕组织以恢复关节运动范围。

经验与教训

- 使用校准探钩测量清创前后的损伤
- 始终检查相对的关节面(双极)
- 不要“剥离”稳定的软骨:只应去除不稳定、松动的软骨瓣
- 只保留柔软、完整的软骨
- 建立平滑、稳定的垂直壁
- 去除所有游离体:某些情况下额外的后内侧或后外侧入路可能是必要的。根据需要扩大入路并使用 Kelly 钳。硬膜外穿刺有时有助于将游离体固定在原位,使用抓握器能更好地抓握
- 处理并发的病变:力线不良、半月板损伤、韧带不稳定等

关节镜清创术和软骨成形术后的物理治疗方案

0~2 周	• 即刻在可耐受的情况下完全承重 • 前 24~48 小时扶拐,步态正常时脱拐 • 完全的主动/被动活动范围 • 直腿抬高,足跟滑动,股四头肌收缩运动,踝泵运动,臀肌锻炼,俯卧撑 • 髌骨运动
2~6 周	• 完全负重 • 运动范围逐渐到最大 • 背靠墙直角坐,弓步,本体感受运动 • 闭链式股四头肌强化锻炼 • 根据需要调整

关节镜清创术和软骨成形术的临床结果

作者	研究方法	病例数	随访时间	结果
Steadman 等人[5] (2013)	回顾性研究	73	10 年	• 40%的患者推迟至少 10 年行关节置换术 • 行关节置换术的平均时间是 6.8 年
Moseley 等人[11] (2002)	前瞻性随机对照试验	165	2 年	• 灌洗组、关节镜清创术组和安慰剂组之间无差异
Krüger 等人[12] (2000)	回顾性研究	161	40 个月	• 关节镜灌洗相对磨削关节成形术效果差($P<0.001$) • 关节镜手术可能是全膝关节置换术的一种临时替代治疗

(孙震宇 译 毛远青 校)

参考文献

1. Curl WW, Krome J, Gordon ES, Rushing J, Smith BP, Poehling GG. Cartilage injuries: a review of 31,516 knee arthroscopies. *Arthroscopy.* 1997;13(4):456-460.
2. Bhatia S, Hsu A, Lin EC, et al. Surgical treatment options for the young and active middle-aged patient with glenohumeral arthritis. *Adv Orthop.* 2012;2012:846843.
3. Montgomery SR, Foster BD, Ngo SS, et al. Trends in the surgical treatment of articular cartilage defects of the knee in the United States. *Knee Surg Sports Traumatol Arthrosc.* 2014;22(9):2070-2075.
4. Farr J, Cole B, Dhawan A, Kercher J, Sherman S. Clinical cartilage restoration: evolution and overview. *Clin Orthop Relat Res.* 2011;469:2696-2705.
5. Steadman JR, Briggs KK, Matheny LM, Ellis HB. Ten-year survivorship after knee arthroscopy in patients with Kellgren-Lawrence grade 3 and grade 4 osteoarthritis of the knee. *Arthroscopy.* 2013;29:220-225.
6. Mayer G, Seidlein H. Chondral and osteochondral fractures of the knee joint—treatment and results. *Arch Orthop Trauma Surg.* 1988;107(3):154-157.
7. Kosy JD, Schranz PJ, Toms AD, Eyres KS, Mandalia VI. The use of radiofrequency energy for arthroscopic chondroplasty in the knee. *Arthroscopy.* 2011;27:695-703.
8. Spahn G, Kahl E, Mückley T, Hofmann GO, Klinger HM. Arthroscopic knee chondroplasty using a bipolar radiofrequency-based device compared to mechanical shaver: results of a prospective, randomized, controlled study. *Knee Surg Sports Traumatol Arthrosc.* 2008;16(6):565-573.
9. Badri A, Burkhardt J. Arthroscopic debridement of unicompartmental arthritis: fact or fiction? *Clin Sports Med.* 2014;33:23-41.
10. Cameron-Donaldson M, Holland C, Hungerford DS, Frondoza CG. Cartilage debris increases the expression of chondrodestructive tumor necrosis factor-alpha by articular chondrocytes. *Arthroscopy.* 2004;20:1040-1043.
11. Moseley JB, O'Malley K, Petersen NJ, et al. A controlled trial of arthroscopic surgery for osteoarthritis of the knee. *N Engl J Med.* 2002;347:81-88.
12. Krüger T, Wohlrab D, Birke A, Hein W. Results of arthroscopic joint debridement in different stages of chondromalacia of the knee joint. *Arch Orthop Trauma Surg.* 2000;120(5-6):338-342.

第 4 部分

软骨修复技术

第 12 章

软骨下骨的治疗

Geoffrey D. Abrams, Joshua D. Harris, Brian J. Cole

局灶性软骨缺损和骨关节炎是导致膝关节疼痛的常见病因。孤立的关节软骨损伤的大小和症状可加重,并进展为退行性关节炎。关节软骨和其软骨下骨之间的生物化学和生物力学关系在骨关节炎的发生和发展中起重要作用。膝关节软骨病变所致的疼痛在很大程度上源于软骨下骨[1]。因此,软骨下骨在 X 线片中表现为硬化和(或)囊性变,在磁共振成像(MRI)中表现为高信号,这种病理改变被视为缓解膝关节疼痛的治疗靶点[2]。抑制软骨下病变可以减轻关节疼痛[1]。目前已有多种关节镜和开放手术技术用于治疗软骨下疾病,包括骨软骨自体移植和同种异体移植[3]、骨髓刺激技术[4]、通过"三明治"技术植入自体软骨细胞[5]、截骨术[6]、关节成形术[7]及软骨下成形术(Zimmer 膝关节制造)[8]。软骨下成形术是一种微创技术,通过 MRI 定位骨髓水肿位置,在该区域的软骨下骨注射液态的骨填充黏合剂。注射的骨替代物可以稳定软骨下骨的机械力学缺陷,随着时间的推移通过骨骼重塑缓解疼痛。本章综述了软骨下成形术的患者准备、诊疗流程及手术技术。

适应证和禁忌证

膝关节内软骨或骨软骨病变并不一定预示着疼痛[9]。因此,手术治疗膝关节内软骨或骨软骨病变应该基于非手术治疗后持续存在的症状,这些非手术治疗包括休息、活动调整、口服和注射抗炎药物、佩戴支具和物理治疗。软骨下成形术可联合关节镜技术,用于治疗内侧和外侧股骨髁及胫骨平台的病变(表 12–1)。症状性剥脱性骨软骨炎(OCD)患者的关节软骨稳定且完整,可以考虑软骨下成形术。不愿意选择关节置换术治疗的骨关节炎患者,可能适合软骨下成形术。软骨下成形术不适用于未经确诊的骨髓病变,如潜在的原发性或转移性肿瘤、感染或膝关节周围急性创伤性骨折(表 12–1)。

剥脱性骨软骨炎病变和软骨病变(从孤立的软骨缺损到弥漫性骨关节炎)的手术决策受多种因素影响。患者特点(如年龄、性别、BMI、吸烟状况、活动水平、症状持续时间、先前手术次数、手术预期)、肢体特点(如力线、肌肉强度、活动范围)、膝关节特点(如半月板状态、韧带稳定性)和缺损特点(如大小、形状、位置、深度、先前的外科手术干预),均影响治疗方式的选择。全面详细的术前计划包括负重平片、下肢全长及各个平面对液体信号敏感的高质量 MRI。软骨下成形术的目的是消除骨髓水肿部位(在 MRI 显示液体信号敏感的序列,如 T2 加权像,脂肪抑制或短 tau 反转恢复序列表现为高信号)(图 12–1)的疼痛。

手术技术

患者仰卧于可透视手术床上。应用止血带,视情况决定是否充气。在无菌准备和患者下肢悬垂后,开始诊断性关节镜检查。建议治疗膝关节内所有伴随的病变,包括半月板、关节软骨、游离体、滑膜和关节囊。如果关节软骨损伤有必要进行干预治疗,则使用

术前患者教育

- 手术切口有多大？
  - 你会有 3~4 个小切口，其中 2 个切口用于关节镜探查（通过镜头观察关节内结构），1~2 个切口用于在骨头上钻孔并放置软骨下骨成形所需的磷酸钙人工骨。
- 在我骨头里注入了什么？是尸体的骨头吗？
  - 不是尸体的骨头。这是实验室里合成的人工骨，具有成骨功能，可以作为支架结构让新生骨长入。
- 术后我需要扶拐吗？
  - 是的，术后 2 周需要扶双拐，患肢仅能承受约 10kg 的重量，足尖点地行走。2 周后，在耐受条件下逐渐脱拐行走。
- 术后我需要佩戴支具吗？
  - 不需要，术后我们鼓励患者尽早弯曲膝关节，在疼痛允许的情况下尽量屈膝。
- 术后我需要机械辅助运动吗？
  - 不需要，除非同时接受了软骨修复手术（如微骨折术），不需要借助 CPM 机辅助运动，可以主动屈膝或在康复师帮助下被动屈膝。
- 我什么时候可以重返运动？
  - 取决于你的运动类型，一旦关节完全恢复活动度、肌肉力量且没有肿胀、疼痛或不稳等症状，可以逐渐重返运动。

表 12-1 股骨髁和（或）胫骨平台软骨下骨成形的潜在适应证

适应证	禁忌证
• 软骨缺损	• 急性胫骨平台骨折
• 骨软骨缺损	• 急性股骨远端骨折
• 剥脱性骨软骨炎	• 诊断不明确的骨性病灶
• 骨关节炎	• 感染
• 不完全骨折	• 恶性肿瘤
• 应力性骨折	
• 软骨下骨缺损	
• 无血管性坏死	
• 膝关节自发性骨坏死	

标准的关节软骨缺损诊疗流程[10]。完成关节镜手术后，应进行 X 线透视检查。

该技术可按照制造商说明书操作（Zimmer 膝关节制造）。在 X 线透视（大型或微型 C 臂机）下，通过导航导向器和输送套管来确定治疗区域。也可以借助半圆形导向器确定注射的方向和位置，导向器可以通过两个 2.4mm 固定针固定在胫骨前方（图 12–2）。在 X 线透视下，根据术前的影像将 3.2mm 的锐利导针沿合适的导向孔插入适当的深度。在针达到预定位置后，去除导向器，保留固定针。之后将软骨下成形术的有孔输送套管（11mm×120mm）放在导针上方，进入目标位置（图 12–1），并取下导针。然后将填充了钙磷酸盐的 1mL Luerlock 注射器连接到输送套管上。之后将骨替代物注入缺损部位（图 12–3），可根据需要使用额外的 1mL 注射器完全填充缺损（图 12–4）。使用输送套管针将残留的钙磷酸盐推入注射器中。在移除套管前让磷酸钙停留至少 5 分钟。最后，X 线片显示缺损已被完全填充（图 12–5）。注射过程中，可将关节镜退回到受影响的间室中，以确保磷酸钙不会发生外溢。但是，如果采用骨髓刺激术，关节内渗出的磷酸钙则说明关节外软骨下成形术注射的位置正确。使用刨削器或吸引器去除骨替代物。

术后康复

术后应立即进行康复治疗，可采取标准的软骨修复术后的康复方案，特别是早期活动的部分。严格来

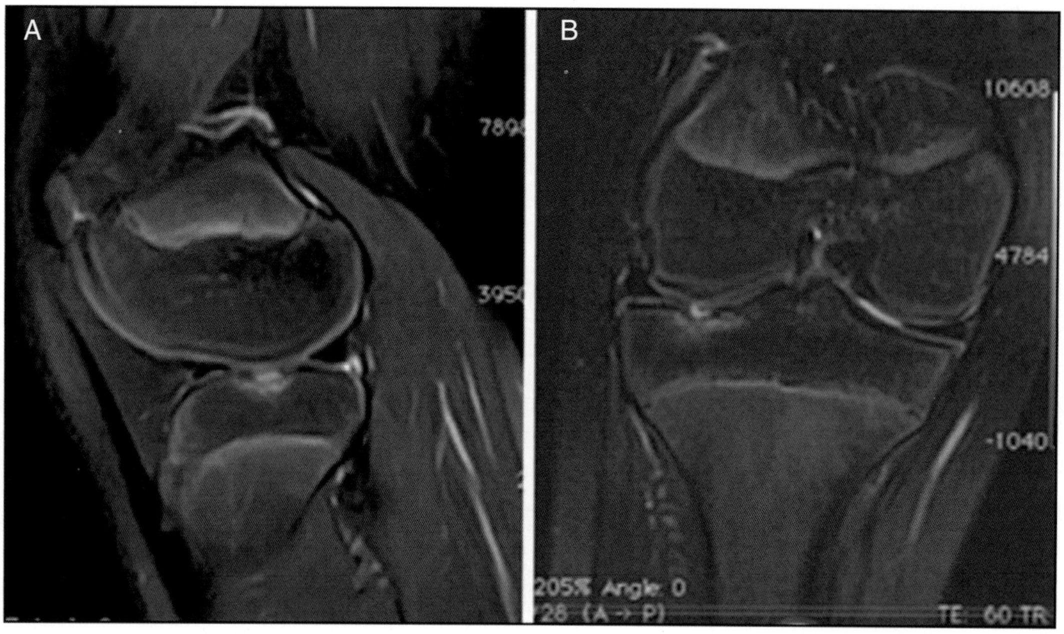

图 12–1 10 岁女性患者软骨下骨髓水肿(A)矢状面和(B)冠状面 MRI T2 加权像。

器械清单和设备

- 适当的放射设备(大型或便携式 C 臂机)
- 可透视手术台(如果使用大型 C 臂机)
- 30°关节镜,体液架,液体,加压泵
- 刨削器,关节镜专用篮钳,持物钳
- 微骨折锥
- 电池动力,电钻快速更换接口
- 2.4mm 及 3.2mm 导针
- 11mm×120mm 带孔输送套管
- 1mm 注射器
- 软骨下成形骨磷酸钙移植物

说，软骨下成形术对膝关节的活动范围没有限制。但是,术后前 2 周应部分限制负重(约 9kg)[8]。2 周后,开始脱拐,并在可耐受的情况下完全负重。

临床结果

然而,软骨下成形术治疗软骨损伤的短期临床效果有限。其他替代骨缺损的手术治疗(自体或同种异体骨软骨移植)也被认为是成功的治疗方案。关节镜下软骨下注射磷酸钙的临床研究主要限于联合球囊骨成形术（“胫骨成形术”）治疗胫骨平台骨折时。Abrams 等人描述了一名骨骼发育不成熟的女性,其胫骨平台外侧出现症状性剥脱性骨软骨炎,保守治疗失败后进行了膝关节镜手术、微骨折及软骨下成形术[8]。在 X 线透视引导下,注射磷酸钙骨替代物至最大水肿区域(矢状面、冠状面和轴面上的高信号重叠区)。术后,患者胫骨平台外侧疼痛显著改善。该技术也被用于治疗骨关节炎和膝关节自发性骨坏死。目前,尚未有关于这些受试者的临床结果报道。

骨髓水肿与膝关节骨关节炎所致的疼痛的发生和发展密切相关[11,12]。此外,它还与软骨退变的进展、关节退变的加速有关,并且是膝关节置换术的预测因素[11,12]。局部软骨缺损患者,如果之前的骨髓刺激术失败,自体软骨移植的失败率也会显著增加(3 倍多)[13]。这可能是因为骨髓刺激术导致了软骨下骨重塑。骨髓刺激术后,硬化和病灶内骨赘形成并不罕见[14–16]。血管生成、神经再生及非钙化和钙化组织,则提示骨关节炎尤其是骨髓病变患者的疼痛机制[17,18]。然而,仅在 MRI 上出现水肿不足以解释某些患者出现的疼痛[21]。Filardo 等人对 116 例患有局灶性软骨缺损和剥脱性

经验与教训

经验	教训
• 详尽的术前计划，根据 MRI 显示的水肿位置来确定需要治疗的确切区域 • 对于适合做关节镜下操作的病例，进行标准的软骨矫正、修复和保存 • 术后 2 周减少负重，并鼓励全范围关节活动 • 使用 1mm 注射器，更大的注射器并不能保证磷酸钙顺利注入。通常每个缺损注射 3~4 管	• 不用大型 C 臂机时患者体位不恰当。将肢体放于床边，这样使用小型 C 臂机时也可获得正位和侧位影像 • 未完全填充缺损 • 过早取出输送套管（注射最后一管后少于 5 分钟）可导致磷酸钙漏出

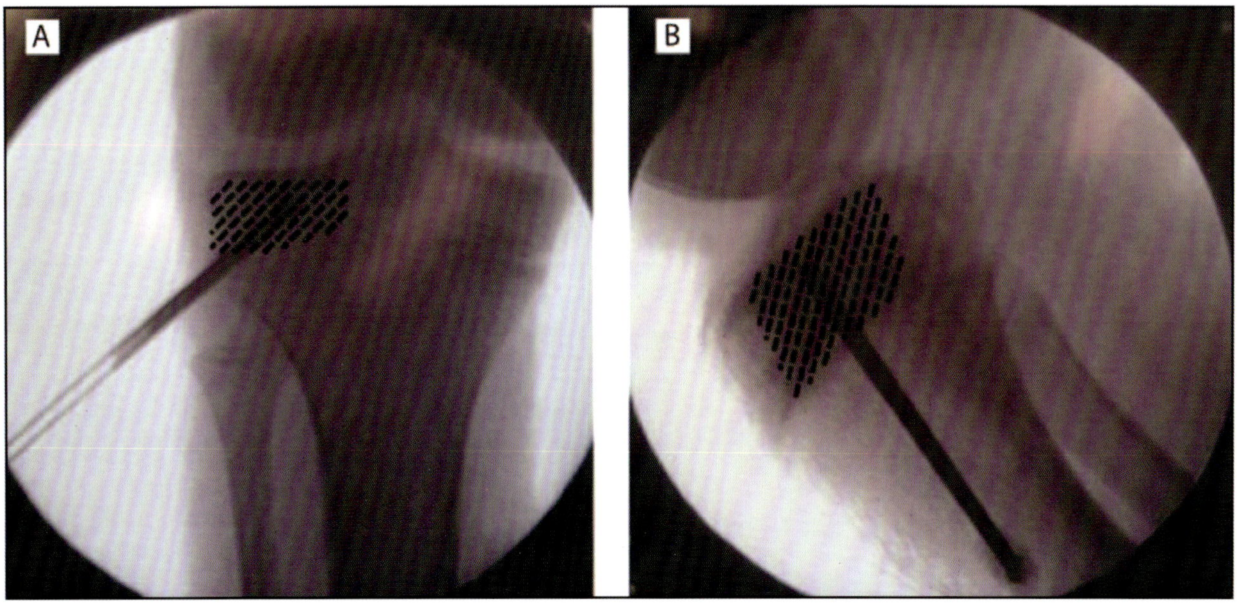

图 12-2　(A)前后位透视图像显示输送套管在预期位置，该位置是依据术前 MRI 上的最大水肿区域。虚线表示 MRI 上的水肿区域。(B)侧位透视图像显示输送套管在预期位置，该位置是依据术前 MRI 上的最大水肿区域。虚线表示 MRI 上的水肿区域。

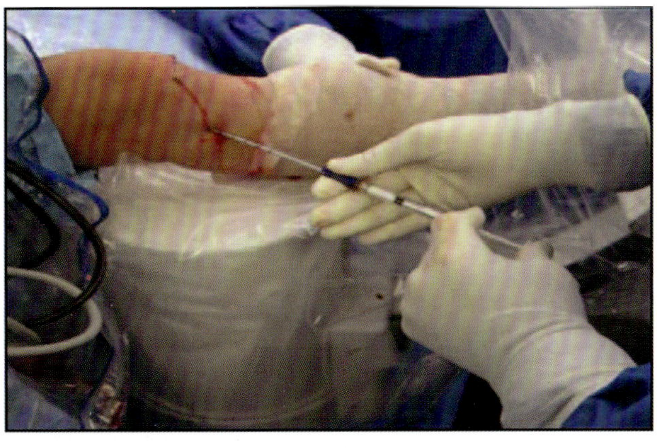

图 12-3　术中照片显示连接有 1mL 注射器的输送套管并注射磷酸钙。

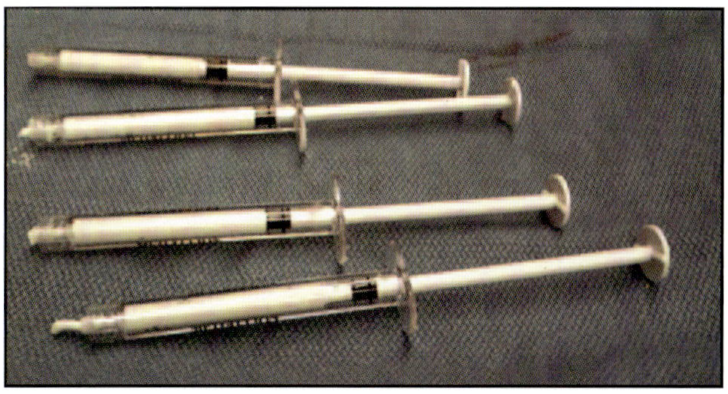

图 12-4　填充磷酸钙骨替代物的 1mL 注射器。

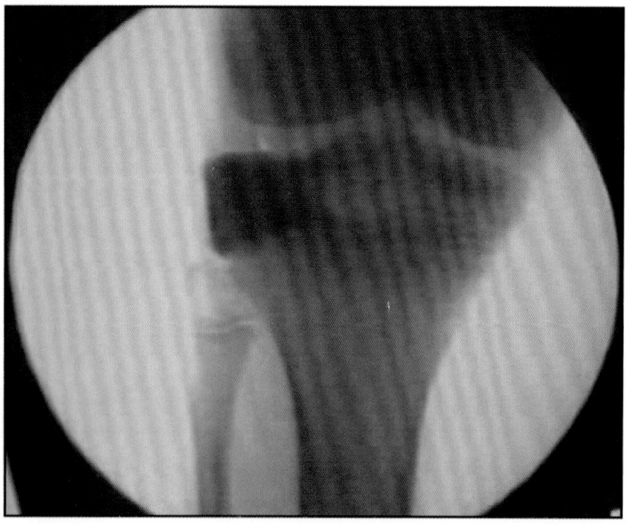

图 12-5 最终的前后位透视图像。骨骼发育不成熟的患者，其胫骨近端侧方骨骺的缺损被不透射线的磷酸钙完全填充。

骨关节炎患者的软骨移植相关透明质酸基质进行了研究[21]。术后 6~108 个月 MRI 显示，水肿在 2 年内常见，2~3 年后明显减轻或消失，3 年后水肿恢复并持续存在。剥脱性骨关节炎手术后，各个时间点的水肿量明显增多。无论诊断如何，均未发现水肿和临床结果之间存在相关性。然而，MRI 上的水肿信号可提示纤维化、坏死、水肿、脂肪骨髓出血、骨小梁异常、血管生成和痛觉神经纤维的生长[22]，因此，它也可以作为软骨下注射骨替代物（如磷酸钙）治疗的适应证[8]。

软骨下骨手术的临床结果

作者	杂志	病例数	干预	结果
Abrams 等人[8]（2013）	*Arthroscopy*	1	软骨下成形术，微骨折	• 10 岁女性外侧胫骨平台 OCD，伴顽固性疼痛 • 软骨下成形术，磷酸钙注射至 T2 序列水肿最严重的胫骨外侧骨骺 • 短期随访疼痛改善
Mauffrey 等人[19]（2013）	*Patient Saf Surg*	20	球囊成形术	• 20 例（平均年龄为 43 岁）磷酸钙骨水泥治疗胫骨平台凹陷骨折的回顾性研究 • 40% 的病例在充气过程中球囊破裂，伴有染料外渗；25% 的患者磷酸钙外渗至膝关节
Sharkey 等人[11]（2012）	*Am J Orthop*	1	软骨下成形术	• 51 岁超重女性患有膝关节骨关节炎合并胫骨平台内侧骨髓水肿 • 随访 31 个月，积极生活，1/10 的疼痛无须进一步治疗 • MRI 显示水肿消退
Pizanis 等人[20]（2012）	*J Orthop Trauma*	5	胫骨球囊成形术	• 5 例（平均年龄为 62 岁）磷酸钙骨水泥治疗胫骨平台凹陷骨折的回顾性研究 • 随访 12~36 个月，观察到骨整合 • 无并发症，无溢出

（孙震宇 译 毛远青 校）

参考文献

1. Yu D, Liu F, Liu M, et al. The inhibition of subchondral bone lesions significantly reversed the weight-bearing deficit and the overexpression of CGRP in DRG neurons, GFAP and Iba-1 in the spinal dorsal horn in the monosodium iodoacetate induced model of osteoarthritis pain. *PLoS One*. 2013;8(10):e77824.
2. Hernández-Molina G, Neogi T, Hunter DJ, et al. The association of bone attrition with knee pain and other MRI features of osteoarthritis. *Ann Rheum Dis*. Jan 2008;67(1):43-47.
3. Chahal J, Gross AE, Gross C, et al. Outcomes of osteochondral allograft transplantation in the knee. *Arthroscopy*. Mar

2013;29(3):575-588.
4. Benthien JP, Behrens P. Reviewing subchondral cartilage surgery: considerations for standardised and outcome predictable cartilage remodelling: a technical note. *Int Orthop.* 2013;37(11):2139-2145.
5. Gomoll AH, Madry H, Knutsen G, et al. The subchondral bone in articular cartilage repair: current problems in the surgical management. *Knee Surg Sports Traumatol Arthrosc.* 2010;18(4):434-447.
6. Kesemenli CC, Memisoglu K, Muezzinoglu US, Akansel G. Treatment for painful bone marrow edema by open wedge tibial osteotomy. *Eur J Orthop Surg Traumatol.* 2013;23(7):825-829.
7. Ethgen O, Bruyère O, Richy F, Dardennes C, Reginster JY. Health-related quality of life in total hip and total knee arthroplasty. A qualitative and systematic review of the literature. *J Bone Joint Surg Am.* 2004;86-A(5):963-974.
8. Abrams GD, Alentorn-Geli E, Harris JD, Cole BJ. Treatment of a lateral tibial plateau osteochondritis dissecans lesion with subchondral injection of calcium phosphate. *Arthrosc Tech.* 2013;2(3):e271-274.
9. Flanigan DC, Harris JD, Trinh TQ, Siston RA, Brophy RH. Prevalence of chondral defects in athletes' knees: a systematic review. *Med Sci Sports Exerc.* 2010;42(10):1795-1801.
10. Cole BJ, Pascual-Garrido C, Grumet RC. Surgical management of articular cartilage defects in the knee. *J Bone Joint Surg Am.* 2009;91(7):1778-1790.
11. Sharkey PF, Cohen SB, Leinberry CF, Parvizi J. Subchondral bone marrow lesions associated with knee osteoarthritis. *Am J Orthop (Belle Mead NJ).* 2012;41(9):413-417.
12. Tanamas SK, Wluka AE, Pelletier JP, et al. Bone marrow lesions in people with knee osteoarthritis predict progression of disease and joint replacement: a longitudinal study. *Rheumatology (Oxford).* 2010;49(12):2413-2419.
13. Minas T, Gomoll A, Rosenberger R, Royce R, Bryant T. Increased failure rate of autologous chondrocyte implantation after previous treatment with marrow stimulation techniques. *Am J Sports Med.* 2009;37:902-908.
14. Henderson IJ, La Valette DP. Subchondral bone overgrowth in the presence of full-thickness cartilage defects in the knee. *Knee.* 2005;12(6):435-440.
15. Mithoefer K, Williams R, Warren R, et al. The microfracture technique for the treatment of articular cartilage lesions in the knee. A prospective cohort study. *J Bone Joint Surg Am.* 2005;87(9):1911-1920.
16. Mithoefer K, Williams R, Warren R, Wickiewicz T, Marx R. High-impact athletics after knee articular cartilage repair: a prospective evaluation of the microfracture technique. *Am J Sports Med.* 2006;34(9):1413-1418.
17. Mapp PI, Walsh DA. Mechanisms and targets of angiogenesis and nerve growth in osteoarthritis. *Nat Rev Rheumatol.* 2012;8(7):390-398.
18. Walsh DA, McWilliams DF, Turley MJ, et al. Angiogenesis and nerve growth factor at the osteochondral junction in rheumatoid arthritis and osteoarthritis. *Rheumatology (Oxford).* 2010;49(10):1852-1861.
19. Mauffrey C, Fader R, Hammerberg EM, Hak DJ, Stahel PF. Incidence and pattern of technical complications in balloon-guided osteoplasty for depressed tibial plateau fractures: a pilot study in 20 consecutive patients. *Patient Saf Surg.* 2013;7(1):8.
20. Pizanis A, Garcia P, Pohlemann T, Burkhardt M. Balloon tibioplasty: a useful tool for reduction of tibial plateau depression fractures. *J Orthop Trauma.* 2012;26(7):e88-e93.
21. Filardo G, Kon E, Di Martino A, et al. Is the clinical outcome after cartilage treatment affected by subchondral bone edema? *Knee Surg Sports Traumatol Arthrosc.* 2014;22(6):1337-1344.
22. Xu L, Hayashi D, Roemer FW, Felson DT, Guermazi A. Magnetic resonance imaging of subchondral bone marrow lesions in association with osteoarthritis. *Semin Arthritis Rheum.* 2012;42(2):105-118.

第 13 章

软骨和骨软骨病变的内固定治疗

Ryan J. McNeilan, David C. Flanigan, Kyle Randall

膝关节的软骨、骨软骨病变和剥脱性骨软骨炎(OCD)之间虽相互关联,但又有截然不同的病理学表现。软骨和骨软骨病变通常是膝关节创伤后的继发性表现。尽管有很多关于剥脱性骨软骨炎病因的报道,但目前尚无法确定主要病因。临床[1,2]和基础[3]研究均证实,创伤是剥脱性骨软骨炎的重要致病因素。剥脱性骨软骨炎的治疗决策通常遵循基于治疗结果的分级系统,该系统考虑了患者年龄、病变稳定性、位置和大小。早在 1957 年,Smillie 就将内固定术作为剥脱性骨软骨炎的主要治疗方法[4]。在随后的几年中,多种内固定方法应用于临床,包括空心螺钉、生物可吸收植入物和骨软骨栓。尽管后续出现了许多软骨修复和重建技术,但在目前的临床实践中,早期内固定术仍是有效的治疗方法。

适应证和禁忌证

对于创伤性骨软骨缺损或较严重的剥脱性骨软骨炎病变,清理碎屑的结果通常并不理想[5-8]。不稳定性软骨损伤采用内固定术的目的(图 13-1)是通过构建稳定结构来建立对合良好的关节面(图 13-2),同时避免关节内植入物相关并发症的发生。

创伤性软骨/骨软骨缺损

骨折导致的软骨和骨软骨损伤的处理,取决于是否存在软骨下骨碎片。单纯的软骨缺损通常不推荐内固定术,因为软骨-软骨间愈合的能力有限,且固定装置(即螺钉头)缺乏支撑无法加压。然而,在一些个案及最近的一项小样本病例报道中,有作者采用内固定获得关节面短期稳定,且患者恢复下地活动[9-11]。这类治疗的风险是,一旦手术失败,软骨碎裂导致关节内固定物凸出并进一步造成关节破坏。因此,如果计划对单纯的软骨损伤采用内固定,则必须充分权衡其潜在的手术获益及风险。在有足够的软骨下骨时,内固定术是可靠的选择。此外,急性创伤性骨软骨缺损也可以采用内固定术。但受伤后,骨软骨碎片的活性随时间的推移而降低,此时不再推荐内固定术。需要注意,内固定术只适用于面积>1cm^2 的骨软骨碎片,这样才能保证内固定物固定充分[12]。此外,骨软骨缺损的软骨下骨部分必须完整,如果软骨下骨碎裂,则无法获得充分固定,并且不能恢复关节面的良好对合关系。

剥脱性骨软骨炎

骨骼的成熟度和病灶的稳定性共同决定了剥脱性骨软骨炎病变的治疗方案。骨骼成熟度可分为 3 级:未成熟骨(开放性骺板)、近成熟骨和成熟骨。对于未成熟骨,稳定性病变应首先尝试非手术治疗[13];而不稳定性病变或经过 3 个月的非手术治疗后仍有持续性症状表现的稳定性病变,则应当手术治疗[13]。除了不成熟骨,症状、病变稳定性和病灶移位程度是选择治疗方法的主要决定因素。对于无症状的病变,不建议手术治疗。手术治疗适用于临床症状明显或不稳定性病变。病变的稳定性可以结合影像学检查和关节镜进行评估。De Smet 等人[14]描述了评估病变稳定性的MRI标准,他们发现,72%的不稳定性病变中存在软骨下骨的高信号线。Guhl[15]基于在关节镜检查中观察到的病

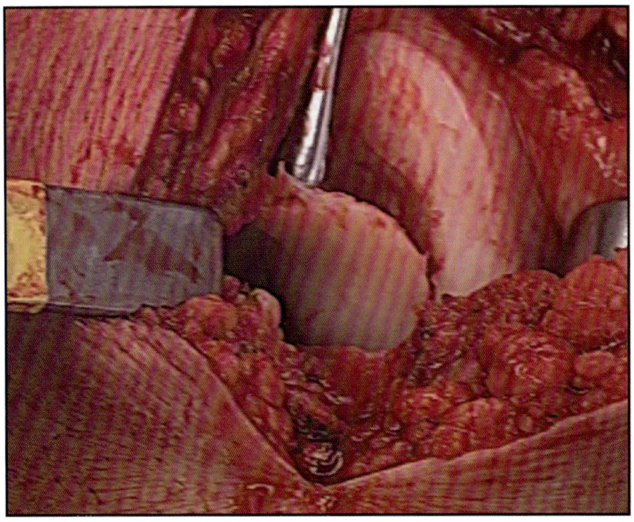

图 13–1　右股骨内侧髁 OCD 病变，探针位于缺损处。

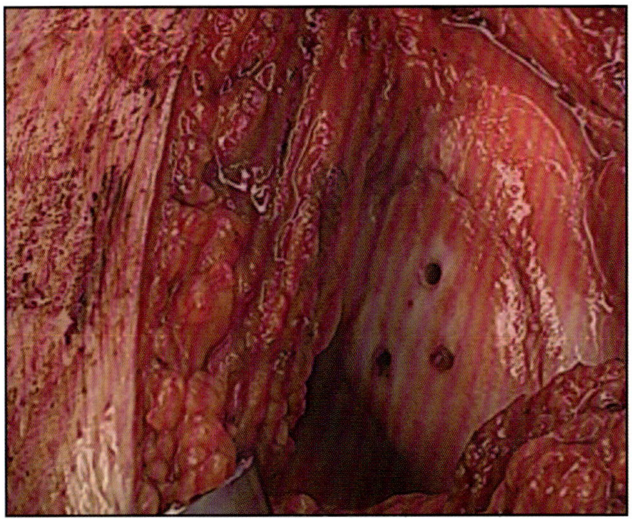

图 13–2　右股骨内侧髁 OCD 病变采用开放复位并用生物可吸收材料固定。

变分离程度，将 OCD 分为 4 级：1 级病变完整且探查稳定，2 级病变软骨完整但有早期分裂迹象，3 级病变为部分脱离，4 级病变具有凹坑样缺损和游离体。依照该评估法，建议对所有保留了足够软骨下骨的 3 级和 4 级病变进行内固定术[2,15–17]。

手术技术

患者体位

手术在全身麻醉下进行，同时可行股神经阻滞以帮助控制术后疼痛。患者取仰卧位，将止血带置于大腿根部，以便在需要时进行充气。在小腿中部放置一个挡板，这样可以将足跟放在挡板后以便膝关节保持 90°屈曲。将侧方挡板放置在髌骨近侧 4~5cm 处，以辅助关节镜操作时打开内侧关节间室，并防止膝关节屈曲 90°时出现腿部外展。用氯己定或无菌制剂溶液对患肢进行消毒处理。先铺两块无菌 U 形单，随后使用无菌单覆盖下肢，近端达大腿根部。

操作步骤

1.进水口位置选在内上或外上，沿着 Langer 皮纹线用 11 号刀片在髌骨上方近端 1cm、内侧或外侧 3cm 处做皮肤切口。

2.将进水管插入关节中，注入生理盐水扩张关节。

3.触诊关节线，在膝外侧软点于髌腱外侧 1cm 处用 11 号刀片做关节镜的外侧观察入路。

4.插入钝性套管，置入 30°关节镜。

5.关节镜检查全关节（包括内、外侧沟），查找游离体，探查并记录各个关节间室的病灶情况。

6.用腰穿针确定下内侧入路的位置，以便找到定位病灶的最佳位置。该位置通常位于髌腱内侧关节线上 1cm 处。对于外侧病变，可以通过改变下侧入口的顺序来改善入路。

7.清除前方的炎性滑膜及所有肥厚的脂肪垫，以充分显露视野。

8.对于仍连接骨床的 OCD 病变，可用探针探查其稳定性以确定治疗方案（后续的技术是以病变不稳定为前提）（图 13–5）。

9.应完整取出所有游离体，以保留进行挽救固定的可能性。取出来自骨软骨病变的大块游离体，并仔细评估骨完整性、软骨质量和行内固定的可能性。取出的游离体应置于盐水中，直至被最终固定。

10.只有当骨软骨块软化或无法修复时，才选择清除和进行微骨折治疗。

11.如果病变位于后髁或髌骨，应行部分或全关节切开术，以充分显露和修复缺损病灶。

12.如果骨软骨块与缺损有合页连接或者表面尚完整，通常可以在关节镜下治疗。对于形成合页的病变，病变的一部分仍与正常组织相连，可以作为合页打开创面，同时处理下方的软组织和硬化骨，在固定

术前患者教育

软骨和骨软骨病变的内固定

- 什么是骨软骨病变？
  - 骨软骨病变是一种关节病，由于创伤或血液供应不足，一块关节软骨（-软骨）以及一薄片骨（osteo-）从骨端分离。这些碎片可能仍与骨端相连，也可能脱落并进入关节间隙，从而导致疼痛和关节不稳。
- 是什么原因造成的？
  - 创伤性膝关节损伤是骨软骨缺损的常见原因。剥脱性骨软骨炎的确切原因（一种骨软骨病变）仍然未知，而诸如创伤、骨折、扭伤或关节损伤的某些因素被认为会增加发生该病的风险。剥脱性骨软骨炎可能是由骨端血供受限引起的，通常与关节及软骨的反复多次损伤相关。
- 症状
  - 骨软骨病变患者通常表现为关节疼痛、肿胀、僵硬、运动范围减小，以及关节弹响或关节交锁。活动后疼痛通常会加重。
- 诊断
  - 医生可能会预约双膝的X线片，以检查关节间隙并进行比较（图13-3）。患者还可能接受CT扫描或MRI检查，以帮助确定关节内骨软骨块的位置和稳定性。
- 治疗
  - 根据影像学检查、患者年龄、损伤程度、软骨稳定性和其他因素，可采用多种治疗方法。治疗目标是缓解症状，延缓或终止关节退化的进展。
  - 内固定可以通过开放手术或关节镜手术进行。内固定的目标是用金属或生物可吸收植入物，如针、螺钉或铆钉等固定不稳定的病灶（图13-4）。
- 术后期望
  - 术后康复过程因病变类型和术者的选择而有所不同，通常要求患者术后6~8周内避免术侧肢体完全负重。此外，患者还可能需要二次手术来取出内固定。

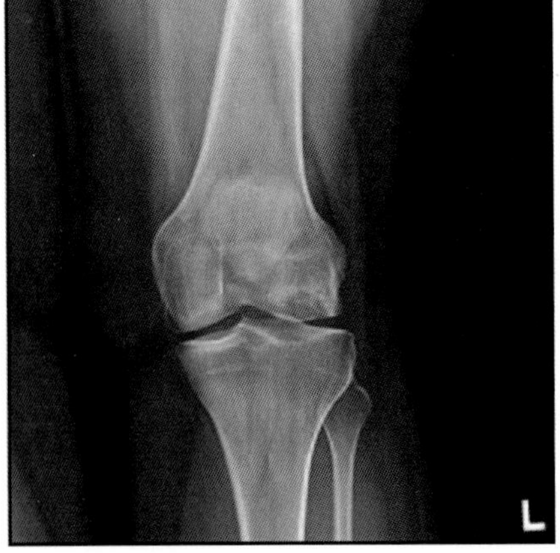

图13-3 左膝负重前后位X线片显示股骨外侧髁OCD病变。

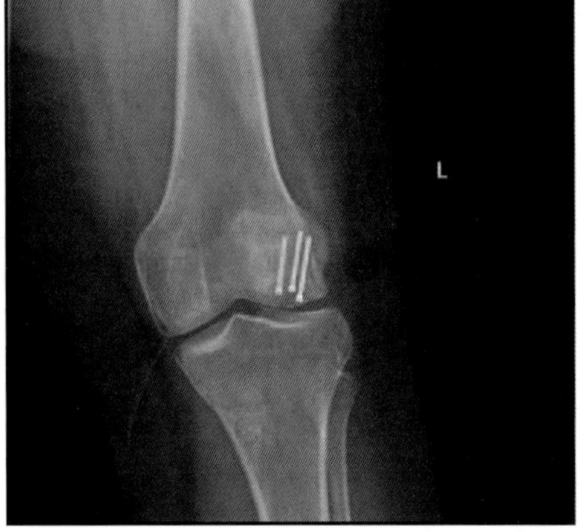

图13-4 左膝负重前后位X线片显示股骨外侧髁OCD病变开放复位及埋头空心金属螺钉内固定后的表现。可见近端胫骨内侧自体骨取骨区。

器械清单和设备

- 30°关节镜
- 3.5mm 或 4.5mm 刨削头
- 腰穿针
- 11 号手术刀片
- 关节镜专用和标准刮匙
- 带螺纹和非螺纹克氏针
- 空心埋头螺钉或生物可吸收铆钉/螺钉
- 骨软骨自体移植工具

前为植骨提供条件。

13.随后用刮匙清理病灶下的纤维组织以刺激骨愈合。骨软骨碎片深面和骨缺损中所有软组织都需要彻底清除。在缺损中往往可见硬化骨甚至骨囊肿。对病灶进行清创直至骨床新鲜出血，可促进缺损愈合。

14.必要时可置入大的关节镜套管，以辅助固定或植骨。

15.移植骨可取自鹅足肌腱上方的胫骨近端。于皮质开小窗($1cm^2$)，即可获得移植骨。可以使用自体骨软骨移植系统来进行胫骨取骨和缺损区植骨。

16.如果缺损区为火山口样，可通过关节镜将松质骨移植物移植到缺损处；或者打开关节，消除骨软骨碎片和软骨之间的台阶。

17.可采用多种固定方法，包括埋头空心螺钉、带头金属螺钉、生物可吸收钉、铆钉、螺钉或骨钉。一般来说，如果病变$>2cm^2$、有变形或需要骨移植，建议使用金属植入物。如果病变$<2cm^2$、较薄且不需要植骨，则可以使用生物可吸收材料固定(图 13–6)。

18.建议将内固定器垂直于骨块放置，以获得最大的加压。此外，植入物应陷入软骨表面下 2~3mm。如有必要，可以加辅助入路或行关节切开术。

术后康复

早期的康复方案由病变的位置决定。对于胫股关节病变，负重情况根据病变的大小而定。对于小病灶($<2cm^2$)，3 周的无负重(NWB)方案是合适的。从第 4 周开始，患者开始全负重训练。对于较大的病变($>2cm^2$)，

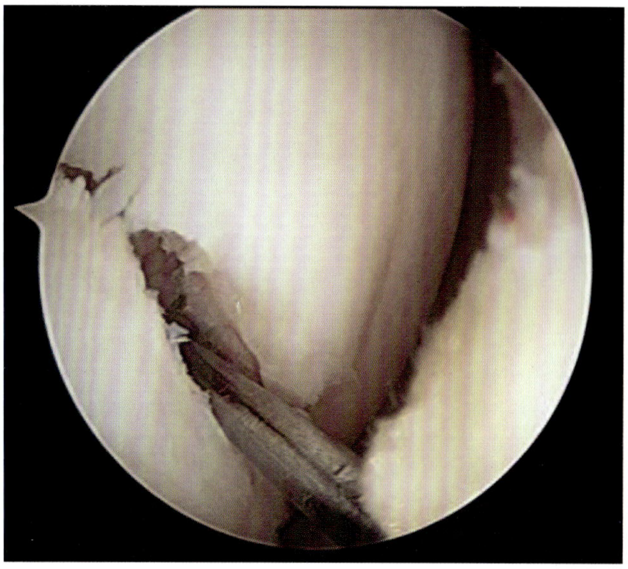

图 13–5　右股骨内侧髁 OCD 病变的关节镜照片（下外观察入路）；探针位于缺损处。

应先保证 5 周无负重，从第 6 周开始逐渐过渡到全负重训练。

所有病变在负重活动期间均使用支具，并保持完全伸直位。在最初的 2~4 周，睡眠时也应保持支具锁定状态。为了达到完全被动膝关节伸直的早期目标，应从术后第 1 天开始进行运动练习。每天使用 CPM 机训练 6~8 小时，将 CPM 机设置为 0°~60°，活动范围每天增加 5°~10°，持续使用 6 周。无阻力半圈踩健身车训练可在早期进行，6~12 周后过渡到完整圈踩健身车训练。

本章介绍了康复计划中渐进的肌肉力量和关节活动度训练方法。康复目标是在 8~12 周恢复正常活动，包括逐渐增加步行、站立和功能性活动。慢跑可在 3~6 个月后进行，专项运动训练可在 4~9 个月后进行，6~12 个月后可恢复体育运动。具体康复时间取决于剥脱性骨软骨炎的病变大小、愈合情况和症状。医生最终的治疗报告应包括双侧肢体功能测试的对称性，以及不存在专业活动导致的关节反应性积液和不稳定。

临床结果

回顾目前的文献，关于软骨或骨软骨病变内固定术结果的高质量研究报道很少。在最近的一项小宗病例报道中，作者对 5 例单纯的软骨病变患者施行内固

经验与教训

经验	教训
• 充分清理纤维组织及过度增生的骨软骨碎片,以获得骨缺损和骨软骨碎片的彻底清创 • 将固定物垂直于缺损植入,并埋于软骨下 2~3mm • 对较大面积的骨缺损进行骨移植,有助于促进愈合并恢复关节对合度 • 植骨后,在内固定前先通过关节活动对植骨区进行加压,保证关节对合度 • 去除小碎片或碎屑,以避免关节内游离体形成 • 在骨移植时,使用自体骨软骨移植系统(OATS)有利于取骨和对缺损区植骨。小型的 OATS 骨栓甚至也可用于 OCD 病变的初始固定	• 不愈合 • 金属内植物相关并发症,包括对侧关节面磨损 • 关节对合度差

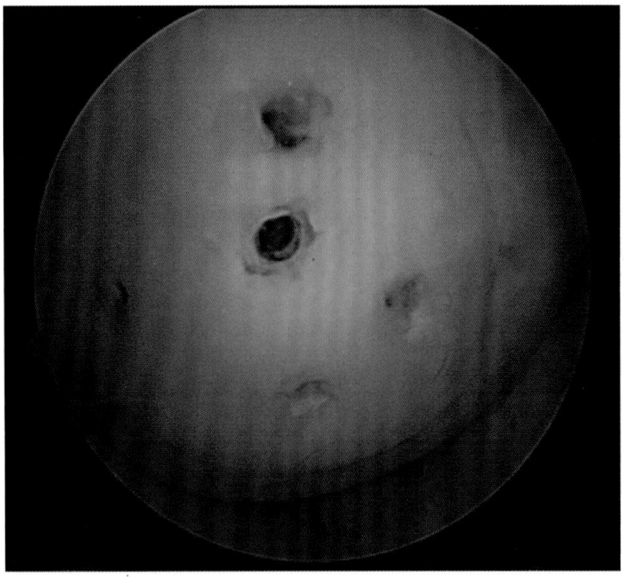

图 13-6 股骨内侧髁 OCD 病变的关节镜下复位及生物可吸收钉内固定图像(下外观察入路)。

定术,4 例患者术后二次关节镜探查显示软骨稳定,而且恢复了日常活动所需的膝关节功能,但与膝关节活动相关的生活质量、运动或休闲活动能力有所降低[11]。Tabaddor 等人[18]报道使用生物可吸收植入物进行固定,术后 19 个月,69%的患者完全愈合,25%的患者部分愈合。Din 和 Yonetani 等人报道使用生物可吸收钉进行内固定,术后 MRI 显示全部愈合,所有患者均恢复了正常运动[19,20]。然而,Magnussen 等人[17]报道术后随访 7.5 年,根据 MAS 和 KOOS 评分结果,金属螺钉同样可以显著改善关节功能。Makino 等人[21]报道随访 63 个月后,使用拉力螺钉固定的患者 MRI 显示治愈率为 93%,且 Lysholm、IKDC 和 ICRS 评分均有所改善。Kocher 等人[22]报道内固定术后 6 个月,患者的愈合率为 85%,多种临床结果评价(包括 IKDC、Lysholm 和 Tegner 评分)均显著改善。虽然这些研究样本量较小,但结果表明内固定术作为潜在的治疗方式是有效的。对于合适的患者,可靠的内固定手术技术可实现软骨或骨软骨块愈合、症状缓解和运动恢复的目标。

康复计划					
	周	WB 状态	活动范围	强化锻炼	功能活动
小病灶（<2.0cm）	1	无负重	CPM 0°~60°，+5°~10°/d，目标 0°~90°	踝泵，股四头肌，直腿抬高	逐渐恢复日常活动
	2	无负重	CPM 0°~90°，+5°~10°/d，目标 0°~105°	踝泵，股四头肌，直腿抬高	逐渐恢复日常活动
	3	无负重	CPM 0°~105°，+5°~10°/d，目标 0°~115°	踝泵，股四头肌，直腿抬高	逐渐恢复日常活动
	4	全负重	目标 0°~125°	以上+水中行走，固定自行车，部分负重抬腿 0°~60°，踮脚尖	逐渐恢复日常活动
	5	全负重	目标全 ROM	以上+水中行走，固定自行车，部分负重抬腿 0°~60°，踮脚尖	逐渐恢复日常活动
	6~8	全负重	目标全 ROM	以上+前弓步，墙壁深蹲	逐渐恢复日常活动
	8~12	全负重	目标全 ROM	以上+前弓步，墙壁深蹲	逐渐增加步行、站立、功能活动
	3~6 个月	全负重	目标全 ROM	以上+前弓步，墙壁深蹲，复健训练	跑步
	6~12 个月	全负重	目标全 ROM	以上+前弓步，墙壁深蹲，复健训练	恢复运动
大病灶（>2.0cm）	1	无负重	CPM 0°~60°，+5°~10°/d，目标 0°~90°	踝泵，股四头肌训练，直腿抬高	逐渐恢复日常活动
	2	无负重	CPM 0°~90°，+5°~10°/d，目标 0°~105°	踝泵，股四头肌训练，直腿抬高	逐渐恢复日常活动
	3	无负重	CPM 0°~105°，+5°~10°/d，目标 0°~115°	踝泵，股四头肌训练，直腿抬高	逐渐恢复日常活动
	4	无负重	CPM 0°~115°，+5°~10°/d，目标 0°~125°	踝泵，股四头肌训练，直腿抬高	逐渐恢复日常活动
	5	无负重	CPM 0°~125°，+5°~10°/d，目标全角度	踝泵，股四头肌训练，直腿抬高	逐渐恢复日常活动
	6~8	全负重	目标全 ROM	以上+水中行走，固定自行车，部分负重抬腿 0°~60°，踮脚尖	逐渐恢复日常活动
	8~12	全负重	目标全 ROM	以上+弓步，墙壁深蹲	逐渐增加步行、站立、功能活动
	3~6 个月	全负重	目标全 ROM	以上+弓步，墙壁深蹲，复健训练	跑步
	6~12 个月	全负重	目标全 ROM	以上+弓步，墙壁深蹲，复健训练	恢复运动

CPM，持续被动运动；FWB，全负重；NWB，无负重；ROM，关节活动度；WB，负重。

（曲新华 译　严孟宁 校）

参考文献

1. Aichroth P. Osteochondritis dissecans of the knee. A clinical survey. *J Bone Joint Surg Br.* 1971;53:440-447.
2. Anderson AF, Lipscomb AB, Coulam C. Antegrade curettement, bone grafting and pinning of osteochondritis dissecans in the skeletally mature knee. *Am J Sports Med.* 1990;18:254-261.
3. Tallqvist G. The reaction to mechanical trauma in growing articular cartilage. An experimental study on rabbits and a comparison of the results with the pathological anatomy of osteochondritis dissecans. *Acta Orthop Scand Suppl.* 1962;53:1-112.
4. Smillie IS. Treatment of osteochondritis dissecans. *J Bone Joint Surg Br.* 1957;39:248-260.
5. Anderson AF, Pagnani MJ. Osteochondritis dissecans of the femoral condyles. Long-term results of excision of the fragment. *Am J Sports Med.* 1997;25:830-834.
6. Hefti F, Beguiristain J, Krauspe R, et al. Osteochondritis dissecans: a multicenter study of the European Pediatric Orthopedic Society. *J Pediatr Orthop B.* 1999;8:231-245.
7. Wright RW, McLean M, Matava MJ, Shively RA. Osteochondritis dissecans of the knee: long-term results of excision of the fragment. *Clin Orthop Relat Res.* 2004;424:239-243.
8. Trinh TQ, Harris JD, Flanigan DC. Surgical management of juvenile osteochondritis dissecans of the knee. *Knee Surg Sports Traumatol Arthrosc.* 2012; 20(12):2419-2429.
9. Lawrence JT, Ganley TJ. All arthroscopic suture-bridge fixation of a delaminated chondral fragment. *Univ PA Orthop J.* 2010;21:83-86.
10. Nakamura N, Horibe S, Iwahashi T, Kawano K, Shino K, Yoshikawa H. Healing of a chondral fragment of the knee in an adolescent after internal fixation. A case report. *J Bone Joint Surg Am.* 2004;86-A:2741-2746.
11. Anderson CN, Magnussen RA, Block JJ, Anderson AF, Spindler KP. Operative fixation of chondral loose bodies in osteochondritis dissecans in the knee: a report of 5 cases. *Orthop J Sports Med.* 2013;1(2):2325967113496546.
12. Sellards RA, Nho SJ, Cole BJ. Chondral injuries. *Curr Opin Rheumatol.* 2002,14:134-141.
13. American Academy of Orthopaedic Surgeons Clinical Practice Guideline on the Diagnosis and Treatment of Osteochondritis Dissecans Rosemont (IL): American Academy of Orthopaedic Surgeons (AAOS); 2010.
14. De Smet AA, Ilahi OA, Graf BK. Untreated osteochondritis dissecans of the femoral condyles: prediction of patient outcome using radiographic and MR findings. *Skeletal Radiol.* 1997;26:463-467.
15. Guhl JF. Arthroscopic treatment of osteochondritis dissecans. *Clin Orthop Relat Res.* 1982;167:65-74.
16. Lipscomb PR Jr, Lipscomb PR Sr, Bryan RS. Osteochondritis dissecans of the knee with loose fragments. Treatment by replacement and fixation with readily removed pins. *J Bone Joint Surg Am.* 1978;60: 235-240.
17. Magnussen RA, Carey JL, Spindler KP. Does operative fixation of an osteochondritis dissecans loose body result in healing and long-term maintenance of knee function? *Am J Sports Med.* 2009;37:754-759.
18. Tabaddor RR, Banffy MB, Andersen JS, et al. Fixation of juvenile osteochondritis dissecans lesions of the knee using poly 96L/4D-lactide copolymer bioabsorbable implants. *J Pediatr Orthop.* 2010;30(1):14-20.
19. Din R, Annear P, Scaddan J. Internal fixation of undisplaced lesions of osteochondritis dissecans in the knee. *J Bone Joint Surgery Br.* 2006;88(7):900-904.
20. Yonetani Y, Matsuo T, Nakamura N, et al. Fixation of detached osteochondritis dissecans lesions with bioabsorbable pins: clinical and histologic evaluation. *Arthroscopy.* 2010;26(6):782-789.
21. Makino A, Muscolo DL, Puigdevall M, Costa-Paz M, Ayerza M. Arthroscopic fixation of osteochondritis dissecans of the knee: clinical, magnetic resonance imaging, and arthroscopic follow-up. *Am J Sports Med.* 2005;33(10):1499-1504.
22. Kocher MS, Czarnecki JJ, Andersen JS, Micheli LJ. Internal fixation of juvenile osteochondritis dissecans lesions of the knee. *Am J Sports Med.* 2007;35(5):712-718.

第 14 章

微骨折、超微骨折、PowerPick 技术和磨削成形术

Ethan Kellum、*Kai Mithoefer*

在美国，关节软骨损伤的发病率和致残率相当高，估计每年大约有 90 万人受到影响，给医疗保健体系造成巨大负担[1]。目前已知软骨表面损伤很难自我修复。然而，以往研究表明，通过各种骨髓刺激技术获取软骨下骨髓内间充质干细胞（MSC），可以改善软骨的有限自我修复能力。软骨下骨板穿通后会使软骨下骨髓内的生长因子、细胞因子和间充质干细胞流出，在软骨缺损中形成具有多向分化潜能的血凝块，从而刺激纤维透明修复软骨的形成。

1959 年，英国运动员及矫形外科医生 Kenneth Pridie 首次报道了一种被称为 Pridie 钻孔的骨髓刺激技术[2]。这项技术通过多个钻孔将软骨下骨穿通。但是，人们担心钻孔过程会导致软骨下骨坏死[3]。随后在 20 世纪 80 年代早期，Johnson 和 Insall 等人分别报道了关节镜下磨削成形术，通过使用磨钻去除软骨缺损处软骨下骨表面 1~3mm，造成出血并使骨髓干细胞流出[4,5]。这种手术的缺陷可能是损伤软骨下骨板。微骨折技术是由 Steadman 于 20 世纪 80 年代提出并广泛推广的骨髓刺激手术，它是一种安全、经济的软骨修复手术[6]。微骨折技术包括软骨缺损区的清创、显露软骨下骨和清除软骨钙化层[7]。随后使用专门设计的关节镜锥在整个缺损处的软骨下骨板上凿出小孔（即微骨折），并避免软骨下骨热坏死。这些孔深约为 4mm，间隔为 3~4mm，可以维持软骨下骨板的生物力学强度。微骨折孔允许骨髓成分（包括 MSC）流入缺损处，形成凝血块，促进纤维透明软骨修复组织的形成[8-10]。最近，Chen 及其同事在兔模型中的研究显示，微骨折锥可以导致软骨下骨压缩，同时伴有软骨下骨折和骨细胞坏死[11-13]。此外，他们还发现，微骨折可导致软骨下骨髓封闭。相比之下，冷钻孔更容易排出骨髓内容物，并有可能改善修复的软骨组织体积和质量[11-13]。这些研究结果推动了改良钻孔技术的进一步研发（PowerPick，Arthrex，Inc），该技术可以减少热坏死及微骨折导致的软骨下骨折。最近，Benthien 和 Behrens 报道，超微骨折技术（Arthrosurface）可降低微骨折技术对软骨下骨的不良影响，并可获取更多的骨髓内容物。这种超微骨折技术使用带有 1mm 直径针头的空心引导装置，将该针头深入到软骨下骨髓 9mm 处[14]，可能是一种“更小、更深、更好的”解决方案。然而，与原始的锥形微骨折技术相比，前瞻性研究尚未证明改良钻孔技术和超微骨折技术的临床优势。

虽然到目前为止对于膝关节软骨病变还缺乏明确有效的治疗方案，但微骨折手术仍是首选的一线治疗方法，并成为其他软骨治疗方法的参照标准[15-17]。此外，已研发出第二代增强型微骨折和支架刺激技术，并将在本书其他章节中进行介绍。本章主要关注微骨折手术的适应证、禁忌证、手术技术和临床结果。根据目前的证据，改良钻孔和超微骨折手术的适应证和禁忌证与微骨折手术相同，因此以下描述也适用于这些新技术。

病史

获得膝关节软骨损伤患者的完整病史是决定患者是否适合进行微骨折手术的关键一步。软骨损伤的症状通常是非特异性的，可能与其他膝关节病变（如半月板撕裂）类似。负重或运动时，疼痛是最常见的临床表现。此外，缺损较大的软骨瓣可导致交锁感。关节常伴有积液，尤其是在剧烈活动之后。股骨髁存在缺损时，压痛常位于髁的局部而不是关节线处。髌骨或滑车病变通常会导致上下楼梯、开车、离开座椅或下蹲时出现疼痛。同时，髌骨也可能出现不稳表现。关节软骨缺损可为急性损伤（如关节创伤、膝关节韧带撕裂），也可以是慢性持续性损伤。应特别注意既往的膝关节手术史，因为微骨折手术作为一线治疗是最有效的。

体格检查

体格检查包括步态评估，以及髋、膝和踝活动范围评估。应常规评估韧带不稳、髌骨轨迹不良或不稳及下肢力线异常等情况。同时，也应注意是否存在关节积液。机械交锁症状取决于软骨缺损的位置和大小，也可能与半月板交锁体征重叠。此外，还应评估患者的身体质量指数（BMI），因其与微骨折术后关节功能恢复相关[9,18,19]。

术前影像学检查

X线评估包括负重正侧位、Rosenberg位、下肢全长和Merchant位片，有助于确定骨软骨病变、关节间隙狭窄情况、髌骨轨迹不良或下肢力线异常。软骨的MRI为评估关节软骨损伤提供了一个敏感、特异、准确的无创诊断工具[18]，可以提供半月板和韧带状况、软骨下骨、病变大小和深度等重要信息。由于周围软骨的相应病理变化，实际的缺损面积通常大于术前MRI测量的结果[1]。

适应证和禁忌证

微骨折、超微骨折或改良钻孔技术适用于年轻、活跃、有症状的严重（Outerbridge Ⅲ级或Ⅳ级）膝关节软骨缺损患者，过于年轻的患者不适合进行关节置换。对于股骨髁、滑车或髌骨中<4cm^{2}的孤立性软骨损伤，初次治疗首选微骨折技术最有可能获得成功。微骨折手术成功的先决条件包括足够的关节活动度、良好的下肢力线或髌骨轨迹、韧带稳定及良好的康复依从性。对于一些合并的病变，同时进行其他辅助治疗不会影响术后功能结果和活动水平。微骨折手术的详细适应证和禁忌证见表14-1。

手术技术

肢体摆放的体位必须保证膝关节可以全范围活动。止血带置于大腿根部，但不需要常规充气。关节镜入路应根据软骨损伤的具体位置设定，以提供最佳显露。标准的前外和前内侧入路可用于处理股骨髁中部的病变。对于后髁的病变，应建立较低的入路，以便于探及和观察损伤。必要时也可以增加旁内侧或侧方入路。此外，上外侧入路有助于检查髌骨和滑车病变。全面的诊断性关节镜检查很有必要，可以确定是否存在其他关节内病变，如半月板撕裂、韧带断裂、髌骨轨迹不良或多发性软骨缺损等。半月板损伤应在微骨折之前进行处理，而韧带重建应在微骨折之后进行，以保证最佳的手术视野。同时治疗合并症有助于减少重复手术造成的损害和避免延迟康复。

确定病变后，关节镜下使用刨削器或环形刮匙清理软骨瓣和病灶周边，直至正常稳定的软骨边缘（图14-1）。随后用探针测量并记录关节病变的范围。如果清创时发现病变未被完整的软骨缘包绕，则不能实施微骨折，因为术后无法产生足够的骨髓凝块。此外，还需要详细记录病变部位与相对关节面接触时的运动范围，这对术后康复有着重要的指导意义。因此，应使用刮匙小心地从病变基底部刮除软骨的钙化层（图14-2）。

软骨钙化层是位于软骨深层和软骨下骨之间的薄层，会随着年龄老化而增厚。去除钙化的软骨可以改善微骨折术后修复组织与软骨下骨的结合强度[20]。虽然视觉上很难区分软骨钙化层和软骨下骨，但通过触觉反馈可以很容易判断更坚硬的软骨下骨。刮匙可

表 14-1 适应证和禁忌证

适应证	• 有临床症状的股骨、髌骨、胫骨软骨病变(包括隐匿性损伤)
	• 缺损区<4cm²
	• 症状持续时间短(以不超过 12 个月最佳)
	• 患者年龄(最佳年龄<45 岁)
禁忌证	• 绝对禁忌证
	• 广泛的关节退变
	• 患者依从性差
	• 非包容性软骨病变
	• 下肢力线异常>5°的股骨髁病变
	• 髌股关节病变伴有髌骨轨迹不良或不稳定
	• 韧带明显不稳定(除非进行重建/修复)
	• 肿瘤
	• 感染
	• 炎性关节病
	• 系统性软骨疾病
相对禁忌证	• 症状持续超过 12 个月
	• BMI>30kg/m²
	• 半月板缺损
	• 中重度软骨软化
	• 缺损区>4cm²
	• 患者年龄>60 岁

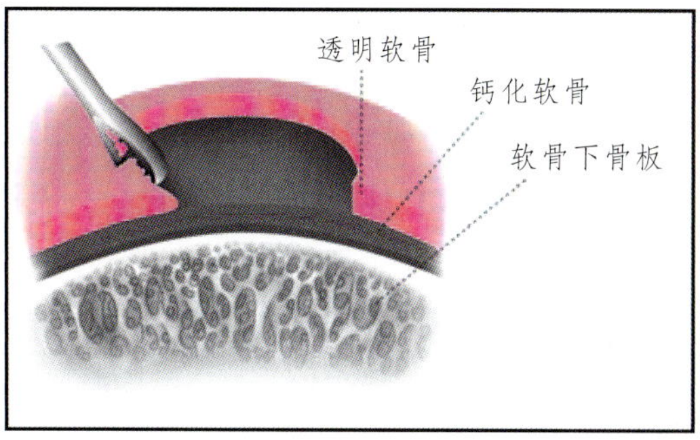

图 14-1 使用关节镜刨削器清理松动的软骨瓣,以获得稳定的软骨边缘。[Adapted from Mithoefer K, Williams RJ 3rd, Warren RF, et al. Chondral resurfacing of articular cartilage defects in the knee with the microfracture technique. Surgical technique. J Bone Joint Surg Am. 2006;88(Suppl 1)(Pt 2)]:294-304.]

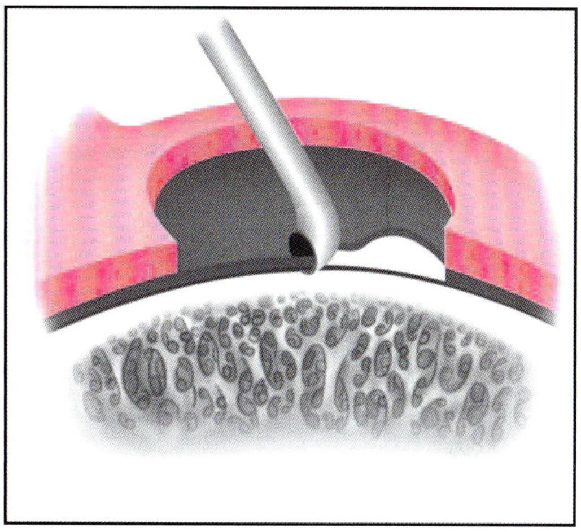

图 14-2 术中通过触觉反馈用刮匙轻柔地清除钙化软骨。[Adapted from Mithoefer K, Williams RJ 3rd, Warren RF, et al. Chondral resurfacing of articular cartilage defects in the knee with the microfracture technique. Surgical technique. J Bone Joint Surg Am. 2006;88(Suppl 1)(Pt 2):294-304.]

提供比刨削器更好的触觉反馈,且避免了因过度清创而导致的软骨下骨变薄。过度去除软骨下骨可能会刺激软骨下骨过度生长,应尽量避免。25%~49%的患者微骨折术后可见软骨下骨过度生长,导致覆盖的修复软骨层相对过薄,从而在生物学和生物力学方面对修复软骨的质量产生不利影响。适当去除软骨钙化层后,使用微骨折锥、超微骨折针(直径为 1mm)或微钻头(直径为 1.5mm)穿透软骨下骨。这些工具的尖头设计可以控制穿透深度。穿刺时,器械尖端应垂直于软骨下骨,这样才能确保穿入软骨下骨髓的深度合适。穿刺时还应避免锤击造成微骨折锥的锥尖摆动。微骨折锥的摆动可导致软骨下骨大范围的纵向破坏,并影响其生物力学性能。穿刺进针时动作应轻柔,避免锥尖摆动。此外,使用超微骨折技术和微钻孔技术也可以显著降低摆动风险。

微骨折锥有 30°、45°、60°和 90°等不同类型,适用于膝关节所有区域的软骨损伤。对于股骨髁或滑车的病变,30°或 45°微骨折锥更容易垂直于损伤的软骨面(图 14-3)。术中适当地活动膝关节有助于锥尖更好地定位。而 90°微骨折锥常用于髌骨缺损。对髌骨软骨下骨板进行垂直穿刺时,应敲击 90°微骨折锥的握把而不是末端,同时保持手的稳定,这些均有助于防止锥体造成的纵向摆动(图 14-4)。超微骨折导向器(Arthrosurface)可提供 15°的角度,而微钻头(PowerPick,Arthrex Inc)可提供 30°和 45°的角度,这些器械允许的穿透深度为 4~6mm。而超微骨折术和微钻孔术也更容易穿透软骨下骨板。

软骨下骨穿刺应先在病灶边缘处开始（图14-5），再继续朝病变中心螺旋状推进(图14-6)。这种穿刺方法可以使整个软骨缺损中的钻孔均匀分布，并最大限度地增加基底间充质凝块的黏附性（图14-7和图14-8）。各孔之间应保持3~4mm的间隔，以保留软骨下骨的完整和功能。一旦从软骨下骨孔释放出脂肪滴，则提示已达到足够的穿透深度。整个缺损处理完毕后，还应用刮匙或关节镜刨削器去除孔缘上的所有骨碎块。去除关节镜水泵的压力可以进一步确定钻孔内是否有出血和脂肪滴流出。一旦明确软骨下骨髓充分联通，即可以取出关节镜。术后不可放置引流管，以

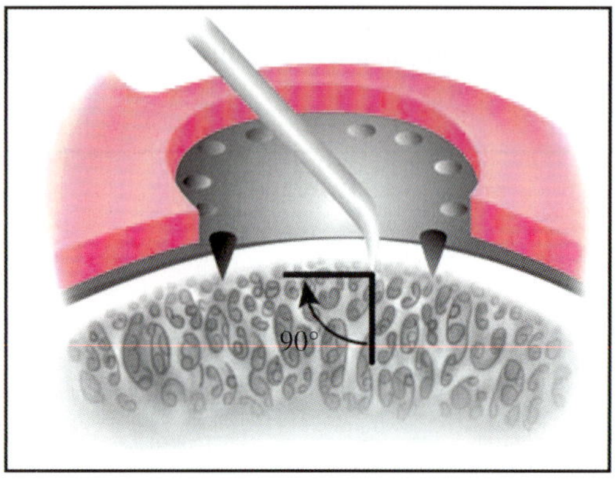

图 14-3 使用锥尖进行软骨下骨垂直穿刺。[Adapted from Mithoefer K, Williams RJ 3rd, Warren RF, et al. Chondral resurfacing of articular cartilage defects in the knee with the microfracture technique. Surgical technique. J Bone Joint Surg Am. 2006;88(Suppl 1)(Pt 2):294–304.]

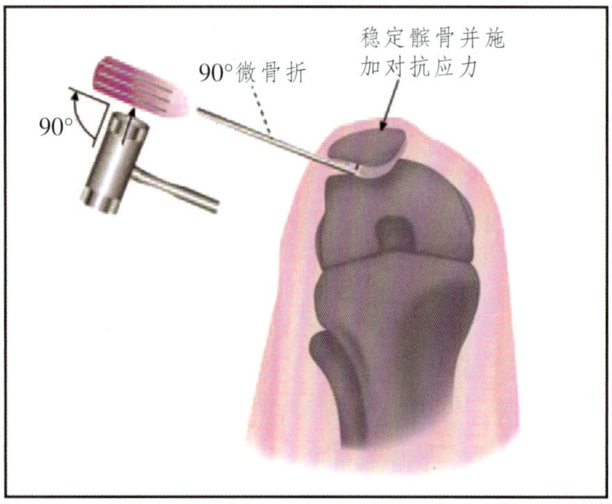

图 14-4 髌骨病变的微骨折。[Adapted from Mithoefer K, Williams RJ 3rd, Warren RF, et al. Chondral resurfacing of articular cartilage defects in the knee with the microfracture technique. Surgical technique. J Bone Joint Surg Am. 2006;88(Suppl 1)(Pt 2):294–304.]

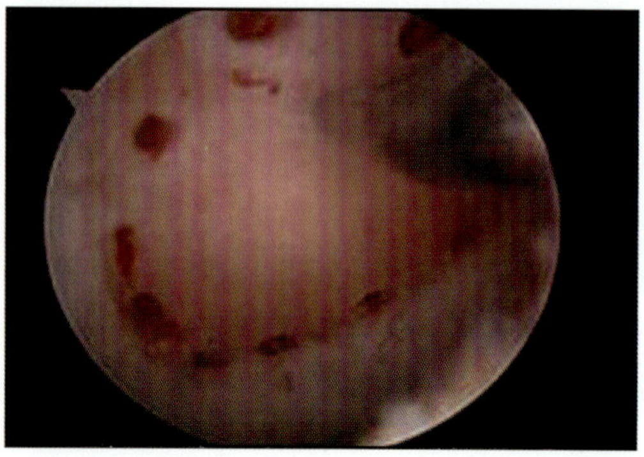

图 14-5 关节镜图像显示从软骨损伤周围开始微骨折。

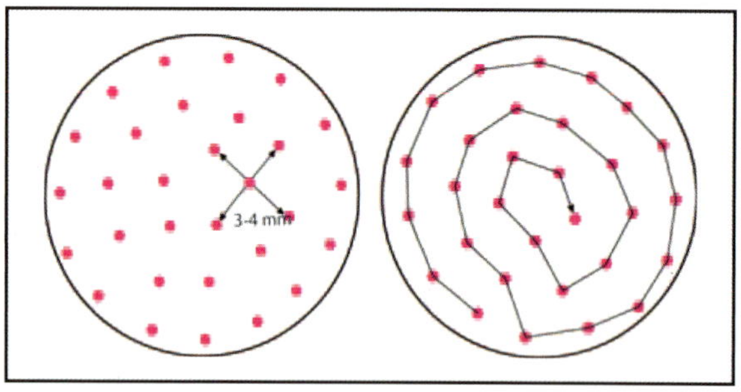

图 14-6 螺旋式穿刺以确保软骨下骨钻孔均匀分布，同时在各穿刺孔之间保留足够的软骨下骨桥。[Adapted from Mithoefer K, Williams RJ 3rd, Warren RF, et al. Chondral resurfacing of articular cartilage defects in the knee with the microfracture technique. Surgical technique. J Bone Joint Surg Am. 2006;88(Suppl 1)(Pt 2): 294–304.]

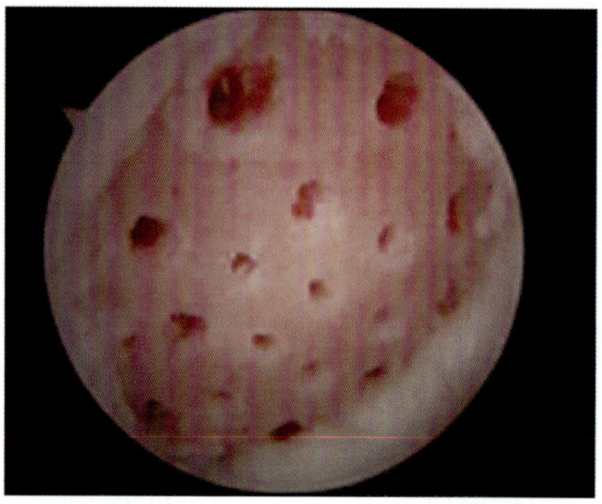

图 14-7 治疗软骨损伤的关节镜图像。通过从各个孔释放的脂肪滴和血液来确认有足够的软骨下骨穿透深度。

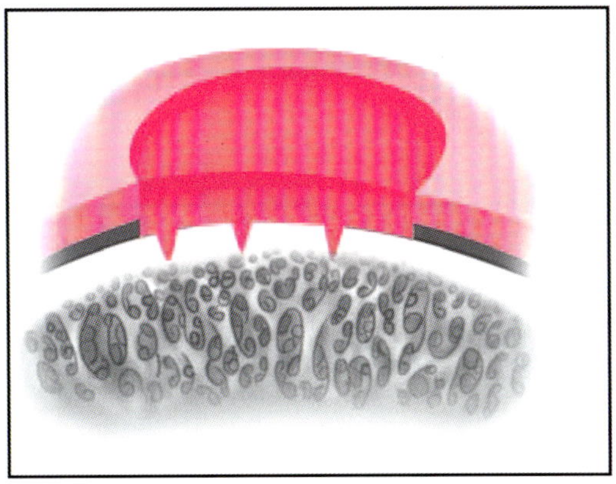

图 14-8　软骨损伤微骨折治疗后间充质干细胞血凝块的聚集和锚定效果。[Adapted from Mithoefer K, Williams RJ 3rd, Warren RF,et al. Chondral resurfacing of articular cartilage defects in the knee with the microfracture technique. Surgical technique. J Bone Joint Surg Am. 2006;88(Suppl 1)(Pt 2):294-304.]

免引流时将多能间充质干细胞血凝块从软骨缺损中吸出，同时防止引流管直接破坏血凝块。术后敷料加压包扎，并常规使用冷疗来控制术后肿胀。

术后康复

在骨髓刺激疗法治疗膝关节软骨损伤后进行适当的康复训练，将有助于血凝块中 MSC 的分化，同时避免压力和剪应力对修复软骨的伤害。康复治疗是微骨折术成功的关键，对胫股病变和髌股关节损伤的治疗需要遵循不同指南。虽然已有常规的标准康复方案，但仍应根据病变特点、手术细节和患者的症状制订个体化的康复治疗方案。如同时进行了韧带重建术、半月板手术或截骨术，术后康复方案也相应改变。

操作步骤

1.先完成关节镜检查以明确病变，并评估关节软骨状态
2.清除病灶形成稳定、健康的软骨边缘，并确定最终的缺损大小
3.轻柔且彻底地去除软骨钙化层，同时应避免软骨下骨出血
4.从缺损周围开始，用器械尖端垂直穿透缺损基底
5.按螺旋状排布穿刺孔行软骨下骨板穿刺，各个骨孔之间保留 3~4mm 的距离
6.通过观察是否有脂肪滴或单个软骨下骨孔的出血，确保穿刺进入软骨下骨髓至适当深度
7.关闭切口，不放置引流管

经验与教训

经验	教训
• 与患者进行良好的术前沟通，并同训练有素的物理治疗师密切合作以提高术后康复效果 • 动作轻柔且彻底清除钙化软骨，可增加修复组织的体积和黏附力 • 系统分布的软骨下骨孔可以促进血凝块的黏附及 MSC 的分布，并降低了软骨下骨塌陷和骨质过度生长的风险 • 在术后康复期间采用标准化康复方案，避免由活动导致的疼痛及肿胀的发生 • 改良钻孔术或超微骨折术可以降低微骨折锥摆动造成的软骨下骨折风险，并且即便是在难以触及的区域(如髌骨)中，也能很好地控制软骨下骨穿刺 • 通过超微骨折术和扩大微钻孔技术可以增加软骨下骨髓的穿刺深度	• 清创不充分、未得到稳定的软骨缘或未能彻底去除软骨钙化层，会限制修复组织与软骨下骨及周围完整软骨的附着 • 软骨下骨孔之间的距离不足、工具摆动或过度清除钙化软骨会损害软骨下骨的完整性 • 软骨下骨穿刺深度不足或穿刺孔密度太低，可能会降低软骨修复组织的质量和数量 • 术后过早负重训练会导致血凝块移位，并减少与周围软骨或病灶基底部的附着

骨髓刺激术后康复训练
微骨折/超微骨折/微钻孔术后锻炼康复训练计划*
股骨侧缺损
• 2周内下地部分负重,此后每周增加25% • 连续被动运动6~8小时/天,持续6周 • 2周后进行无抗阻力闭链运动锻炼(骑自行车) • 6~8周开始限定范围内的开链运动锻炼 • 如果没有疼痛/积液,4个月后开始冲击性动作锻炼(慢跑) • 5个月后开始进行爆发力锻炼 • 5~6个月后开始进行折返、跳跃活动 • 6个月后开始专项运动技能和功能恢复锻炼 • 6~8个月后逐渐恢复高强度体育运动
髌骨/滑车损伤
• 戴支具负重8周,支具角度锁定在0°~20° • 连续被动运动6小时/天,持续6~8周,活动度在0°~45° • 2~4周内开始无抗阻闭链运动锻炼 • 12周内开始限定范围内的运动锻炼 • 12~16周后开始开链运动锻炼 • 6~7个月后开始冲击性动作锻炼 • 8~12个月后开始高强度体育运动
*应依据患者的病变特征和症状表现来制订个体化康复方案,而非单纯依据术后时间。

临床结果

在过去的20年中,很多研究均报道了微骨折术后短期随访效果良好[21-25]。影响微骨折术后临床效果的因素包括:年龄(<40岁时效果更好)、病变部位、症状持续时间(<12个月)、病变大小(>4cm^2)、术前活动水平(Tegner评分>4分)、BMI(<30kg/m^2)和运动员竞技水平(竞技运动员能更快地恢复运动)[1,18,19,21,22,26]。很多研究报道显示,微骨折术可有效改善术后2年内的膝关节功能,但关于这种功能改善持续时间的报道分歧较大。甚至有一些研究报道术后膝关节功能在最初的改善后便开始逐步下降,术后2年失败率更高[18,19,27]。另有两项针对专业运动员的研究也报道了术后短期内运动表现下降。83%的NBA篮球运动员在重返赛场后,比赛次数、场均得分和每场比赛抢断次数均有所减少[28]。长期随访也支持这种观点。此外,对6项长期研究和9项短期研究进行系统性回顾发现,微骨折术后功能受限可持续超过5年,甚至10年后的平均膝关节功能改善也高于术前水平。而在其他软骨修复技术中也观察到了类似的功能随着时间推移而下降的事实。这表明尽管第一代技术取得了令人鼓舞的成果,但仍需要新的科技来优化关节软骨修复的疗效[8,10,18,19,24,26,29,30]。超微骨折和微钻孔等新技术,可能有助于克服一些与微骨折相关的技术和疗效上的不足,但也需要更多的研究来系统地评估这些新技术的临床疗效。

(曲新华 译 严孟宁 校)

参考文献

1. Mithoefer K, McAdams T, Williams RJ, Kreuz PC, Mandelbaum BR. Clinical efficacy of the microfracture technique for articular cartilage repair in the knee: an evidence-based systematic analysis. *Am J Sports Med.* 2009;37(10):2053-2063.
2. Pridie KH. A method of resurfacing osteoarthritic knee joints. *J Bone Joint Surg Br.* 1959;41B(3):618-619.
3. Bert JM, Maschka K. The arthroscopic treatment of unicompartmental gonarthrosis: a five-year follow-up study of abrasion arthroplasty plus arthroscopic debridement and arthroscopic debridement alone. *Arthroscopy.* 1989;5:25-32.
4. Insall JN, Hood RW, Flawn LB, Sullivan DJ. The total condylar knee prosthesis in gonarthrosis. A five to nine-year follow-up of the first one hundred consecutive replacements. *J Bone Joint Surg.* 1983;65A:619-628.
5. Johnson LL. Arthroscopic abrasion arthroplasty: historical and pathologic perspective: present status. *Arthroscopy.* 1986;2:54-69.
6. Steadman JR, Rodkey WG, Singleton SB, Briggs KK. Microfracture technique for full-thickness chondral defects: technique and clinical results. *Oper Tech Orthop.* 1997;7:300-304.
7. Hunt SA, Jarawi LM, Sherman OH. Arthroscopic management of osteoarthritis of the knee. *J Am Acad Orthop Surg.* 2002;10:356-363.
8. Steadman JR, Miller BS, Karas SG, et al. The microfracture technique in the treatment of full-thickness chondral lesions of the knee in national football league players. *J Knee Surg.* 2003;16:83-86.
9. Mithoefer K, Williams RJ 3rd, Warren RF, et al. Chondral resurfacing of articular cartilage defects in the knee with the microfracture technique. Surgical technique. *J Bone Joint Surg Am.* 2006; 88(Suppl 1)(Pt 2):294-304.
10. Steadman JR, Briggs KK, Rodrigo JJ, Kocher MS, Gill TJ, Rodkey WG. Outcomes of microfracture for traumatic chondral defects of the knee: average 11-year follow-up. *Arthroscopy.* 2003;19:477-484.
11. Chen H, Hoemann CD, Sun J, et al. Depth of subchondral perforation influences the outcome of bone marrow stimulation cartilage repair. *J Orthop Res.* 2011;29(8):1178-1184.
12. Chen H, Sun J, Hoemann CD, et al. Drilling and microfracture lead to different bone structure and necrosis during bone-marrow stimulation for cartilage repair. *J Orthop Res.* 2009;27(11):1432-1438.
13. Chen H, Chevrier A, Hoemann CD, Sun J, Ouyang W, Buschmann MD. Characterization of subchondral bone repair for marrow-stimulated chondral defects and its relationship to articular cartilage resurfacing. *Am J Sports Med.* 2011;39(8):1731-1740.
14. Benthien JP, Behrens P. Reviewing subchondral cartilage surgery: considerations for standardized and outcome predictable cartilage remodeling. *Int Orthop.* 2013;37(11):2139-2145.
15. Gudas R, Gudaitė A, Pocius A, et al. Ten-year follow-up of a prospective, randomized clinical study of mosaic osteochondral autologous transplantation versus microfracture for the treatment of osteochondral defects in the knee joint of athletes. *Am J Sports Med.* 2012;40(11):2499-2508.
16. Knutsen G, Drogset JO, Engebertson L, et al. A randomized trial comparing autologous chondrocyte implantation with microfracture. Findings at five years. *J Bone Joint Surg Am.* 2007;89:2105-2112.
17. Saris DBF, Vanlauwe J, Victor J, et al. Treatment of symptomatic cartilage defects of the knee: characterized chondrocyte implantation results in better clinical outcome at 36 months in a randomized trial compared to microfracture. *Am J Sports Med.* 2009;37(Suppl 1):10S-19S.
18. Mithoefer K, Williams RJ 3rd, Warren RF, et al. The microfracture technique for the treatment of articular cartilage lesions in the knee. A prospective cohort study. *J Bone Joint Surg Am.* 2005;87(9):1911-1920.
19. Mithoefer K, Williams RJ 3rd, Warren RF, Wickiewicz TL, Marx RG. High-impact athletics after knee articular cartilage repair: a prospective evaluation of the microfracture technique. *Am J Sports Med.* 2006;34(9):1413-1418.
20. Frisbie DD, Morisset S, Rodkey WG, et al. Effects of calcified cartilage on healing of chondral defects treated with microfracture in horses. *Am J Sports Med.* 2006;34:1824-1831.
21. Kreuz PC, Erggelet C, Steinwachs M, et al. Is microfracture of chondral defects in the knee associated with different results in patients aged 40 years or younger? *Arthroscopy.* 2006;22(11):1180-1186.
22. Kreuz PC, Steinwachs M, Erggelet C, et al. Results after microfracture of full-thickness chondral defects in different compartments in the knee. *Osteoarthritis Cartilage.* 2006;14(11):1119-1125.
23. Miller BS, Steadman JR, Briggs KK, Rodrigo JJ, Rodkey WG. Patient satisfaction and outcome after microfracture of the degenerative knee. *J Knee Surg.* 2004;17(1):13-17.
24. Miller BS, Briggs KK, Downie B, et al. Clinical outcomes following the microfracture procedure for chondral defects in the knee: a longitudinal data analysis. *Cartilage.* 2010;1:108-112.
25. Salzmann GM, Sah B, Sudkamp NP, Niemyer P. Clinical outcome following the first line, single lesion microfracture at the knee joint. *Arch Orthop Trauma Surg* 2013;133:303-310.
26. Blevins FT, Steadman JR, Rodrigo JJ, Silliman J. Treatment of articular cartilage defects in athletes: an analysis of functional outcome and lesion appearance. *Orthopedics.* 1998;21(7):761-767.
27. Gobbi A, Nunag P, Malinowski K. Treatment of chondral lesions of the knee with microfracture in a group of athletes. *Knee Surg Sports Traumatol Arthrosc.* 2004;13:213-221.
28. Harris JD, Walton DM, Erickson, BJ, et al. Return to sport and performance after microfracture in the knees of national basketball association players. *Orthopaedic J Sports Med.* 2013;1(6):1-7.
29. Gobbi A, Karnatzikos G, Kumar A. Long-term results after microfracture treatment for full-thickness knee chondral lesions in athletes. *Knee Surg Sports Traumatol Arthrosc.* 2014;22(9):1986-1998.
30. Goyal D, Keyhani S, Lee EH, et al. Evidence-based status of microfracture technique: a systematic review of level I and II studies. *Arthroscopy.* 2013;29(9):1579-1588.

第 15 章

增强型骨髓刺激技术

Rachel M. Frank, Kai Mithoefer, Sanjeev Bhatia, Brian J. Cole

膝关节软骨缺损的临床治疗极具挑战性。关节软骨损伤很常见[1-3]，一项研究报道 30 000 例膝关节镜治疗的患者中 60%以上存在关节软骨损伤，其中 40%为 Outerbridge Ⅲ级和Ⅳ级损伤[4]。虽然尚不清楚这些损伤的病理过程，但它们可以引起退行性骨关节炎、膝关节疼痛，并最终导致关节功能丧失[5]。软骨损伤非常复杂，并非所有的关节软骨损伤都会产生临床症状，部分偶然在影像学检查、诊断性关节镜检查或关节镜治疗(如前交叉韧带重建[3,6])中发现的全层软骨损伤可能没有临床症状。对外科医生而言，区分有临床症状和无症状的软骨损伤非常关键。McCormick 等人[7]最近研究发现，在过去 5 年中，膝关节软骨损伤修复术正以 5%的比例逐年递增。在美国，最常用的软骨修复方法仍然是微骨折术[8]。因此，熟悉软骨修复术的适应证，为患者选择合适的手术方式就显得尤为重要。

一旦确认软骨损伤需要手术治疗，应在多种手术方案中进行选择。目前循证医学认为关节软骨损伤的手术治疗尚无最佳方案[9,10]。对某些患者来说，骨髓刺激技术(如微骨折术、Pridie 钻孔术和磨削成形术)可以在短期内有效缓解疼痛、恢复关节功能[8,11-15]。然而，文献中对微骨折术后 2 年的临床改善持续时间各方报道不同[16,17]。近年来随着科技的进步，人们开始尝试使用基质和支架材料对现有的治疗方案进行改良。这些材料可以固定骨髓刺激造成的血凝块，同时促进间充质干细胞(MSC)分化为透明软骨。改良的治疗方法包括Ⅰ期和Ⅱ期手术修复。Ⅱ期修复术的植入物为基质诱导的自体软骨细胞移植术(AMIC)[18-21]和增强型骨髓刺激产品，后者包括 BioCartilage (Arthrex Inc)[17]、BST-CarGel (Piramal Life Sciences, Bio-Orthopaedics Division)[22,23]和 GelrinC(Regentis Biomaterials Ltd)[24,25]。

传统的骨髓刺激技术通过向缺损部位“填充”富含 MSC 的血凝块来治疗关节软骨全层缺损[26]。软骨下骨被骨锥或钻头穿透后，MSC 可到达缺损部位形成血凝块。尽管无法重建天然软骨中含有的透明软骨结构，但这些富含 MSC 的血凝块可以形成以纤维软骨为主的软骨结构，最终对缺损部位进行修复。理想状态下，纤维软骨组织应位于缺损的垂直壁内，可“填充”缺损。传统的手术方法联合使用基质和支架，进一步固定由骨髓刺激造成的富含 MSC 的血凝块，并促进 MSC 倾向于分化为透明软骨。与自体软骨移植等Ⅱ期软骨修复术不同，增强型微骨折术和传统的微骨折术一样是创伤较小的Ⅰ期修复术。

Behrens 及其同事[18-21]首次描述了 AMIC，他们在微骨折术中使用商品化Ⅰ/Ⅲ型猪胶原蛋白膜(ChondroGide，Geistlich Pharma AG)固定血凝块。利用铝板制作大小合适的胶原蛋白膜。目前临床上实际使用的胶原膜是通过离心取得患者的自体凝血酶，并将其与商品化同种异体纤维蛋白胶中的纤维蛋白原混合而来的。胶原膜的目的是覆盖富含 MSC 的血凝块，使 MSC 分化为软骨细胞。

BST-CarGel[22,23]是一种含有壳聚糖的可溶性生物高聚物支架。壳聚糖是从甲壳类动物外壳中提取的一种葡萄糖胺多糖。作为一种理想的生物支架，它具有以下特性：毒性低、易获得、良好的生物相容性、生物降解性和黏附性。Stanish 及其同事[22]报道了 BST-CarGel 的制作及使用方法：在水状甘油磷酸盐缓冲液中加入可溶性壳聚糖，随后将其与新鲜的自体全血混合，微骨折术后将混合后的液体注入软骨缺损处。

GelrinC[24,25]主要用于研究用途，在美国和以色列生产，但在产地并未上市。该商品是一种生物合成水凝胶，由聚乙二醇二丙烯酸酯和纤维蛋白原构成。经紫外线照射后，GelrinC 变成半固体状态，可以和周围组织紧密结合。与之前提及的生物材料不同，它不需要使用纤维蛋白胶固定。在移植到缺损部位 6~12 个月后，GerlinC 随着透明软骨样组织的长入而逐渐降解。

适应证和禁忌证

增强型微骨折术包括 AMIC、BioCartilage、BST-CarGel 和 GelrinC，符合传统微骨折术适应证的患者同样适用于增强型微骨折术。有临床症状且膝关节有孤立、单极的软骨或骨软骨缺损（ICRS 3 级）的患者，可以使用增强型微骨折术进行治疗。而对于累及软骨下骨（ICRS 4 级）的缺损，则需要在治疗前仔细评估，因为这些严重的缺损最好采用自体或同种异体骨软骨移植进行重建治疗。如果患者存在以下症状，可以考虑进行软骨修复或重建：疼痛局限于缺损部位；存在膝关节撞击、弹响、卡压和（或）交锁等机械症状；静息状态和活动状态均存在关节肿胀。缺损面积<4cm^2 但周围关节软骨尚正常的患者最适合微骨折术[27-29]。伴随半月板缺损、韧带不稳、冠状面力线不良和（或）髌股轨迹不良的患者，在修复缺损的同时也应一并进行处理（如半月板移植、韧带重建和截骨术）[30]。

增强型微骨折术的禁忌证与传统微骨折术相同，包括双极缺损（股骨/胫骨相对面同时缺损）、炎性关节炎、弥漫性退行性骨关节，以及存在未经治疗的软组织（半月板和韧带）病变和下肢力线不良。关节相对面同时存在缺损，尤其是双极缺损，不适合采用增强型微骨折术。这些病变最好采用重建术进行治疗，部分病例可以采用骨关节移植术，而大部分病例则需要进行关节置换术。增强型微骨折术前应对患者进行全面的评估，包括症状产生的部位和严重程度，以及患者的功能需求和恢复目标。对于不愿意进行术后康复和不接受术后部分活动限制的患者，不应采用增强型微骨折术。

器械清单和设备

- 带灌注泵的关节镜（5mm×30°）
- 关节镜探针（3mm 针头）
- 关节镜咬钳、抓钳
- 关节镜微骨折骨凿（如果使用 PowerPick，需要连接动力）
- 3.5mm 关节镜骨磨钻
- 关节镜射频消融器（可选）
- 移植物专用器械

手术技巧

诊断性关节镜检查

降低床尾把患肢固定在腿架上，或者不降低床尾，放置侧挡板。将止血带固定于大腿根部，根据情况决定术中是否使用止血带。手术可采用局部麻醉（联合/不联合静脉麻醉）或全身麻醉。手术部位常规消毒铺巾，随后进行诊断性关节镜检查，评估缺损部位是

经验与教训

- 必须选择符合适应证的患者：孤立、全层、单极缺损（并根据需要纠正力线不良、半月板或韧带损伤）
- 充分准备填充部位：去除钙化的软骨层，垂直修整填充部位周围组织
- 微骨折术中仔细处理钻孔深度和位置
- 根据产品说明书进行准备，包括术前抽取外周血等
- 在活动膝关节和关闭切口之前，保证产品在填充部位“停留”足够时间

否适合进行增强型微骨折术。评估内容包括：去除所有不健康的软骨后，病灶周围能否保留垂直的软骨壁；软骨下骨是否完整；是否可去除全部钙化的软骨层。

缺损部位准备

用刨削器和刮匙将软骨缺损周围所有松弛、磨损和退化的组织清理干净。在不破坏软骨下骨板的情况下，将缺损内钙化的软骨层完全清除。用15号手术刀修整缺损周围软骨，使缺损侧壁垂直于软骨下骨。上述两步操作对增强型微骨折术至关重要。肉眼很难分辨钙化的软骨层和软骨下骨，两者可以通过触觉差异进行区分[23]。接下来测量并记录关节软骨缺损的直径。制备相应的填充材料，然后进行微骨折术，随后将材料填充于缺损部位。上述操作主要包括4个步骤：缺损部位准备、微骨折术、填充材料准备和放置。下文将对上述操作步骤进行详细描述，其中微骨折术已在第14章中进行了描述。

材料准备和应用

AMIC[18-21]

利用模板制作大小合适的胶原膜，避免缺损部位血凝块过度填充和术后活动时胶原膜移位。微骨折术中使用骨凿或者1.1mm克氏针按照深3~4mm、间距3~4mm的标准方式制作微骨折孔。如果使用克氏针进行钻孔，应持续进行灌洗冷却，以最大限度地减轻钻孔过程对周围骨和软骨组织造成的热损伤。微骨折术完成后，利用纤维蛋白胶固定胶原蛋白（Ⅰ/Ⅲ型）膜。可以使用同种异体纤维蛋白胶，或者使用纤维蛋白胶和患者自体血凝血酶混合物（部分自体纤维蛋白胶）。胶原蛋白膜应略微镶嵌于缺损内，以防止术后活动时移位。

BioCartilage[17]

BioCartilage技术利用富血小板血浆（PRP）填充软骨缺损部位，因此手术室内应备有PRP采集系统。为了节省手术时间，麻醉团队应提前准备患者外周血用于分离PRP。按照前述方法进行微骨折术。如果采用关节镜手术，微骨折术后应关闭灌洗泵，以便脂肪滴从微骨折孔内渗出。

使用专用的混合注射器抽取1mL BioCartilage，再在注射器中加入1mL PRP，均匀混合。BioCartilage是一种含有Ⅱ型胶原和蛋白聚糖的同种异体软骨细胞外基质。制备方法是将获得的软骨脱水和磨粉（颗粒大小为100~300μm）进行无菌处理，并包装储存（保质期为5年）。将Touhy针穿入关节腔并放置于缺损处，针头先连接吸引器，尽可能地将缺损处的液体抽吸干净。然后通过Touhy针将BioCartilage-PRP混合物注射至缺损处（图15-1）。注意混合物中不要加入过多的PRP（约1mL），以免BioCartilage过分水化。最后，在缺损表面滴涂纤维蛋白胶，并干燥至少10分钟，从而有效地固定缺损内的填充物。

BST-CarGel[22,23]

BST-CarGel技术利用患者外周全血和BST-CarGel的混合物进行缺损填充。同样，麻醉团队术前应提前准备患者外周全血。手术助手应在创面准备的同时制备BST-CarGel/外周血混合物，创面准备完成后立刻将混合物注射至该部位。利用注射器抽吸至少5mL外周血。将无菌针头插入BST-CarGel安瓿，由非无菌的助手（如巡回护士）向安瓿内注入4.5mL外周血。用力将安瓿混匀，然后用无菌注射器抽取2mL BST-CarGel/外周血混合物。

关节镜检查和缺损准备完毕后，应调整患肢位置使缺损部位处于水平状态，注入填充混合物后保持水平状态至少15分钟，以防止填充物从缺损部位脱落。BST-CarGel可以根据术者偏好及缺损大小和位置，通过关节镜或者小切口填充于缺损部位。填充前，应使用纱布将缺损部位拭干。使用3mL注射器先将2mL BST-

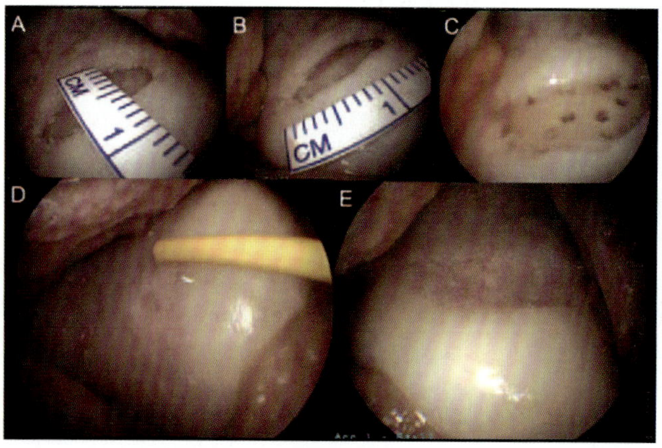

图15-1 利用BioCartilage修复右膝股骨滑车软骨缺损的术中图片：(A)测量缺损宽度，(B)测量缺损长度，(C)微骨折准备，(D)注射BioCartilage，(E)移植后的最终形态。

CarGel/外周血混合物滴入每一个微骨折孔，随后将缺损部位填满，注意不要溢出。关闭切口前，保持患肢固定不动至少 15 分钟，使混合物充分静置凝固(图 15-2)。

GelrinC[24,25]

在缺损准备、微骨折和干燥后，将 GellinC 输送装置置于缺损处，并注射 GellinC 液体，指导完全填满缺损(图 15-3)。接下来用紫外线灯照射缺损部位 90 秒，使液体状态的 GelrinC 转变为柔软、具有弹性的水凝胶样物(图 15-4)。一旦固化完成，水凝胶样的 GelrinC 将会和周围软骨组织及软骨下骨紧密结合。屈曲膝关节，以确保 GelrinC 位置良好。

切口关闭

根据术者习惯常规关闭切口。关节内不放置引流管，以免损伤植入物。

术后康复

术后应立刻进行标准康复训练。对于胫股关节缺损，术后 4~6 周足尖着地保护性部分负重，同时每天进行 6 小时的持续被动运动(CPM)。根据术者的习惯，CPM 机可延迟至术后 2~5 天使用，以便骨髓成分充分渗入植入物，形成更牢固的血凝块。对于髌股关节缺损，术后膝关节伸直状态下可以即刻负重，术后 4~6 周内应限制膝关节屈曲。需要注意，如果同时使用增强型微骨折术和胫骨结节移位术治疗髌股缺损，术后应维持 6 周保护性负重。

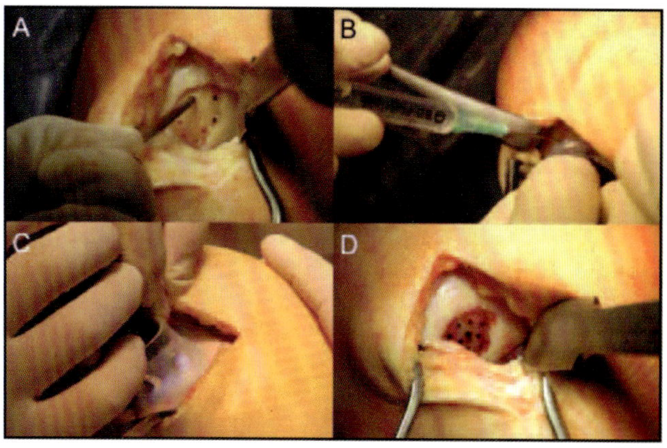

图 15-3　利用 GelrinC 修复左膝股骨内侧髁软骨缺损的术中图片：(A)移植前的微骨折准备，(B)注射液态 GelrinC，(C)GelrinC 固化成富有弹性的移植物，(D) 移植后的最终形态。(Reprinted with permission from Regentis Biomaterials Ltd.)

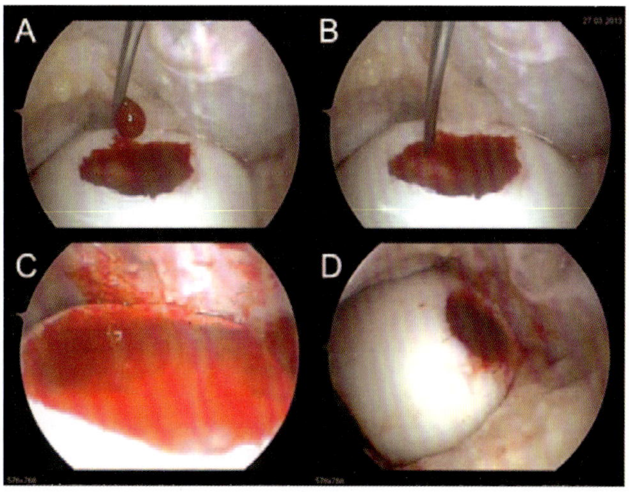

图 15-2　关节镜下利用 BST-CarGel 修复左膝股骨外侧髁软骨缺损的术中图片：(A)注射 BST-CarGel，(B)BST-CarGel 表面平滑处理，(C) 填充材料凝固，(D) 移植后的最终形态。(Reprinted with permission from Prof. Matthias Steinwachs, SportClinic Zurich.)

临床结果

目前尚缺乏有关增强型微骨折术治疗软骨缺损临床效果的研究报道。本章描述的所有技术均相对较新，缺乏长期随访结果。目前已有的所有研究显示，符合适应证的患者术后均取得了良好的治疗效果。然而，对于这些技术的短期及长期效果尚无确切的结论，将来还需要更大的队列研究和更长时间的随访进行验证。

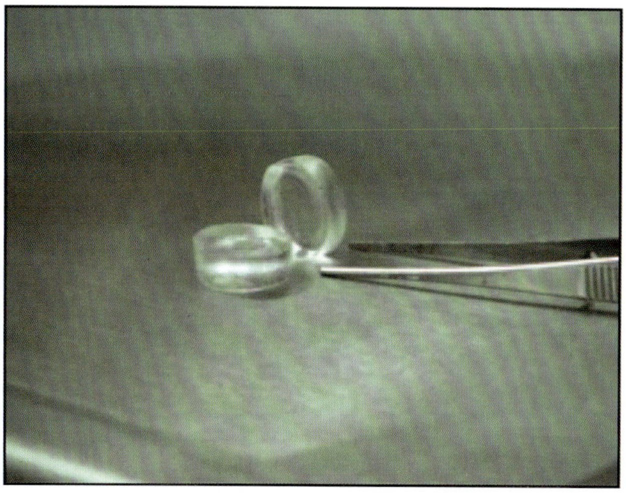

图 15-4　术中图片显示 GelrinC 固化后的形态。(Reprinted with permission from Regentis Biomaterials Ltd.)

增强型骨髓刺激技术的临床结果研究

作者	实验设计	技术	病例数	平均年龄(岁)	平均 BMI (kg/m²)	平均缺损面积(cm²)	平均随访时间	主要结果
Gille 等人[21] (2013)	Ⅳ期临床试验预后性	AMIC	57	37.3	未提供(40~118kg)	3.4	24 个月	VAS、Lysholm 评分显著提高
Gille 等人[19] (2010)	Ⅳ期临床试验前瞻性	AMIC	27	37	26	4.2	37 个月(最少 24 个月)	87% 高度满意:Meyer、Tegner、Lysholm、ICRS 和 Cincinnati 评分显著提高
Stanish 等人[22](2013)	Ⅰ期临床试验 RCT	BST-CarGel	BST-CarGel:41 MFX:39	2.64	BST-CarGel:27 MFX:25	BST-CarGel :2.32 MFX:1.95	12 个月	BST-CarGel 组 MRI T2 加权缺损填充面积及透明软骨样修复明显增多;两组临床结果和安全性类似
Almqvist 等人[25](2013)	Pilot 研究(主要评估安全性)、多中心单臂研究	GelrinC	21		26.7	2.64	24 个月	KOOS、IKDC、VAS 和 SF-36 评分明显提高,3 例出现严重副作用(与移植和手术无关)

AMIC,自体基质诱导软骨再生;BMI,身体质量指数;ICRS,国际软骨修复协会;IKDC,国际膝关节文献委员会;KOOS,膝关节损伤和骨关节炎结果评分;MFX,微骨折;RCT,随机对照临床试验;SF-36,生活质量评价表;VAS,视觉模拟评分。

(李朔 译 徐卫东 校)

参考文献

1. Arøen A, Løken S, Heir S, et al. Articular cartilage lesions in 993 consecutive knee arthroscopies. *Am J Sports Med.* 2004;32(1):211-215.
2. Hjelle K, Solheim E, Strand T, Muri R, Brittberg M. Articular cartilage defects in 1,000 knee arthroscopies. *Arthroscopy.* 2002;18(7):730-734.
3. Widuchowski W, Widuchowski J, Trzaska T. Articular cartilage defects: study of 25,124 knee arthroscopies. *Knee.* 2007;14(3):177-182.
4. Curl WW, Krome J, Gordon ES, Rushing J, Smith BP, Poehling GG. Cartilage injuries: a review of 31,516 knee arthroscopies. *Arthroscopy.* 1997;13(4):456-460.
5. Heir S, Nerhus TK, Røtterud JH, et al. Focal cartilage defects in the knee impair quality of life as much as severe osteoarthritis: a comparison of knee injury and osteoarthritis outcome score in 4 patient categories scheduled for knee surgery. *Am J Sports Med.* 2010;38(2):231-237.
6. Shelbourne KD, Jari S, Gray T. Outcome of untreated traumatic articular cartilage defects of the knee: a natural history study. *J Bone Joint Surg Am.* 2003;85-A(Suppl 2):8-16.
7. McCormick F, Harris JD, Abrams GD, et al. Trends in the surgical treatment of articular cartilage lesions in the United States: an analysis of a large private-payer database over a period of 8 years. *Arthroscopy.* 2014;30(2):222-226.
8. Mithoefer K, McAdams T, Williams RJ, Kreuz PC, Mandelbaum BR. Clinical efficacy of the microfracture technique for articular cartilage repair in the knee: an evidence-based systematic analysis. *Am J Sports Med.* 2009;37(10):2053-2063.
9. Benthien JP, Schwaninger M, Behrens P. We do not have evidence based methods for the treatment of cartilage defects in the knee. *Knee Surg Sports Traumatol Arthrosc.* 2011;19(4):543-552.
10. Jakobsen RB, Engebretsen L, Slauterbeck JR. An analysis of the quality of cartilage repair studies. *J Bone Joint Surg Am.* 2005;87(10):2232-2239.
11. Mithoefer K, Williams RJ 3rd, Warren RF, et al. The microfracture technique for the treatment of articular cartilage lesions in the knee. A prospective cohort study. *J Bone Joint Surg Am.* 2005;87(9):1911-1920.
12. Mithoefer K, Williams RJ 3rd, Warren RF, Wickiewicz TL, Marx RG. High-impact athletics after knee articular cartilage repair: a prospective evaluation of the microfracture technique. *Am J Sports Med.* 2006;34(9):1413-1418.
13. Williams RJ, Harnly HW. Microfracture: indications, technique, and results. *Instr Course Lect.* 2007;56:419-428.
14. Steadman JR, Rodkey WG, Briggs KK. Microfracture to treat full-thickness chondral defects: surgical technique, rehabilitation, and outcomes. *J Knee Surg.* 2002;15(3):170-176.
15. Steadman JR, Miller BS, Karas SG, Schlegel TF, Briggs KK, Hawkins RJ. The microfracture technique in the treatment of full-thickness chondral lesions of the knee in National Football League players. *J Knee Surg.* 2003;16(2):83-86.
16. Xing L, Jiang Y, Gui J, et al. Microfracture combined with osteochondral paste implantation was more effective than microfracture alone for full-thickness cartilage repair. *Knee Surg Sports Traumatol Arthrosc.* 2013;21(8):1770-1776.
17. Abrams GD, Mall NA, Fortier LA, Roller BL, Cole BJ. BioCartilage: background and operative technique. *Oper Techn Sports Med.* 2013;21(2):116-124.
18. Benthien JP, Behrens P. Autologous matrix-induced chondrogenesis (AMIC). A one-step procedure for retropatellar articular

resurfacing. *Acta Orthop Belg.* 2010;76(2):260-263.
19. Gille J, Schuseil E, Wimmer J, Gellissen J, Schulz AP, Behrens P. Mid-term results of autologous matrix-induced chondrogenesis for treatment of focal cartilage defects in the knee. *Knee Surg Sports Traumatol Arthrosc.* 2010;18(11):1456-1464.
20. Benthien JP, Behrens P. The treatment of chondral and osteochondral defects of the knee with autologous matrix-induced chondrogenesis (AMIC): method description and recent developments. *Knee Surg Sports Traumatol Arthrosc.* 2011;19(8):1316-1319.
21. Gille J, Behrens P, Volpi P, et al. Outcome of autologous matrix induced chondrogenesis (AMIC) in cartilage knee surgery: data of the AMIC Registry. *Arch Orthop Trauma Surg.* 2013;133(1):87-93.
22. Stanish WD, McCormack R, Forriol F, et al. Novel scaffold-based BST-CarGel treatment results in superior cartilage repair compared with microfracture in a randomized controlled trial. *J Bone Joint Surg Am.* 2013;95(18):1640-1650.
23. Shive MS, Hoemann CD, Restrepo A, et al. BST-CarGel: in situ chondroinduction for cartilage repair. *Oper Techn Orthop.* 2006;16(4):271-278.
24. Cohen S, Shachaf Y, Nadir O, Wechsler R. A novel 'Bead-In-Pellet' model for tissue-implant interactions: Application for cartilage repair biomaterials. Paper presented at 11th World Congress of the International Cartilage Repair Society; September 15-18, 2013; Izmir, Turkey.
25. Almqvist KF, Cole BJ, Bellemans R, et al. The treatment of cartilage defects of the knee with microfracture augmented with a biodegradable scaffold: outcomes at 12 months. Paper presented at 11th World Congress of the International Cartilage Repair Society; September 15-18, 2013; Izmir, Turkey.
26. Steadman JR, Briggs KK, Rodrigo JJ, Kocher MS, Gill TJ, Rodkey WG. Outcomes of microfracture for traumatic chondral defects of the knee: average 11-year follow-up. *Arthroscopy.* 2003;19(5):477-484.
27. Gudas R, Kalesinskas RJ, Kimtys V, et al. A prospective randomized clinical study of mosaic osteochondral autologous transplantation versus microfracture for the treatment of osteochondral defects in the knee joint in young athletes. *Arthroscopy.* 2005;21(9):1066-1075.
28. Knutsen G, Drogset JO, Engebretsen L, et al. A randomized trial comparing autologous chondrocyte implantation with microfracture. Findings at five years. *J Bone Joint Surg Am.* 2007;89(10):2105-2112.
29. Gill TJ. The treatment of articular cartilage defects using microfracture and deb ridement. *Am J Knee Surg.* 2000;13(1):33-40.
30. Frank RM, Cole BJ. Complex cartilage cases in the athletic patient: advances in malalignment, instability, articular defects, and meniscal insufficiency. *Phys Sportsmed.* 2013;41(4):41-52.

第5部分

软骨再生技术：细胞疗法

第 16 章

自体骨软骨移植

Adam S. Wilson, Mark D. Miller

自体骨软骨移植或马赛克成形术，已广泛用于治疗膝关节全层软骨损伤。软骨损伤可导致疼痛、肿胀、机械症状和功能丧失[1-8]。自体骨软骨移植技术治疗大面积软骨缺损时，首先应从膝关节非负重区取圆柱形骨软骨栓，然后将其植入软骨缺损处[4,7]。自体移植物可取自膝关节多个位置，包括内侧或外侧滑车、髁间窝附近或者股骨后髁[9]。这项技术对于单发的全层软骨损伤（无论是否累及软骨下骨）疗效最好。自体骨软骨栓移植可以实现完整的骨软骨单位（包括透明软骨、完好的骨床和完好的潮线）在创面的稳定固定[5,6,10-13]。这与骨髓刺激技术（如微骨折术或软骨下 Pridie 钻孔术）相反。骨髓刺激技术使受损软骨形成一层纤维软骨，有自体软骨细胞定植，但是未替换或累及软骨下骨[6]。与自体骨软骨移植类似，异体骨软骨移植也移植完整的骨软骨单位。然而，该技术的使用受到供体来源、费用及与异体组织相关的风险等因素的限制。膝关节局灶性软骨损伤且没有关节炎表现是自体骨软骨移植的适应证。为了达到自体骨软骨移植的最佳效果，必须同时或分期处理所有关节内合并病变（如减压截骨、半月板移植、韧带修复或重建）[4,7]。

适应证和禁忌证

自体骨软骨移植的适应证一般为 1~4cm² 的局灶性膝关节全层软骨缺损，并且没有任何弥漫性退行性变[4-6]。更大的创面可使用马赛克成形术，以多个骨软骨栓填充。该方法可治疗 8~9cm² 的缺损。然而，这也会导致供区疼痛、僵硬和骨擦音等并发症发病率显著增加[5,6]。软骨损伤达到 Outerbridge Ⅲ级和Ⅳ级及 ICRS 3 级和 4 级的患者，适合接受自体骨软骨移植治疗。如果使用多个骨软骨栓，纤维软骨将填充骨软骨栓周围的空隙，这时可在骨软骨栓周围应用微骨折技术。

术前患者教育

- 膝关节软骨损伤可导致疼痛、肿胀、弹响或交锁、功能障碍、活动能力下降。
- 多种软骨修复手术可用于治疗软骨缺损，如微骨折术、自体软骨细胞移植（ACI）、异体骨软骨移植（尸体）及自体骨软骨移植。
- 自体骨软骨移植是从膝关节无负重区取一块或多块圆柱形正常骨和软骨组织，并将其植入创面。
- 手术通常在门诊（或日间病房）完成，术后当周即开始物理治疗和康复锻炼。术后康复与手术同等重要。
- 术后即可使用 CPM 机进行膝关节伸、屈功能锻炼。
- 根据损伤位置，术后 6~8 周扶拐和使用支具，患肢部分负重。

虽然膝关节股骨髁关节面软骨损伤是自体骨软骨移植的经典适应证,但该技术用于治疗其他位置软骨损伤的研究正不断增加,如髌股关节、胫骨平台、踝穴、距骨、桡骨小头及股骨头等,并且取得了令人满意的早期临床疗效。自体骨软骨移植的相对禁忌证包括：创面>4cm^2、感染、肿瘤、关节弥漫性退行性变、类风湿关节炎及年龄超过 50 岁[4-6,10-13]。

手术技术

目前市场上有三种自体骨软骨移植设备:OATS (Arthrex Inc)、Mosaicplasty(Smith & Nephew Arthroscopy) 和COR(Depuy Mitek)。

患者取仰卧位,足部放置在一个有凹槽的固定器上。足固定器有助于将膝关节屈曲不同角度,从而利于取出和转运骨软骨栓。固定器的放置位置应使膝关节活动范围从完全伸膝到屈膝 130°。必须确保得到与供区和创面垂直的操作角度。大腿中上段使用止血带。此外,膝关节屈曲时可使用外侧挡板提供支撑。

1.初始关节镜探查。

a.经标准下外侧和下内侧入路行关节镜探查。

b.广泛清除髌下脂肪垫,以获得足够的视野。必须对膝关节进行全面探查,包括后外侧间隙和后内侧间隙,探查有无从创面脱落的游离体。

c.如果需要进行半月板修复或移植,韧带重建和(或)截骨术应在这一步完成。

2.评估软骨损伤。

a.评估损伤的确切位置、深度、形状,以及周围正常软骨壁和骨缺损情况(图 16-1)。

b.建立一个与软骨面垂直的入路,从而保证取到的移植物栓的长轴与软骨面垂直。作者使用 18 号腰穿针首先确定入路的确切位置,继而建立入路。

c.清理创面边缘,直至得到稳定的垂直的关节软骨墙。必须清除所有游离和剥脱的软骨。这一操作可以使用刮匙和(或)手术刀完成。不推荐使用刨削器,因为刨削器处理后的软骨边缘往往比较毛糙,质量不佳。处理好边缘后,即可测量创面的大小。可以使用多种方法进行测量,最常见的是使用关节镜探针、圆柱形的关节镜测量器或用尺直接测量(图 16-2)。

3.自体骨软骨移植供区计划。

供区骨软骨栓大小是由缺损大小决定的。术者必须明确缺损是由单一骨软骨栓填充,还是需要多个骨软骨栓填充（马赛克成形术），移植物直径通常为 4~10mm。作者通常使用 6~8mm 移植物。再次强调,术者必须预先计划好移植物的大小和数量。

4.自体骨软骨移植物获取。

a.供区采取髌前小切口入路(内侧或外侧,由术者决定),我们也推荐这一技术。然而,也有作者提倡关节镜下获取移植物[14-16],或者使用髁间窝或者股骨后髁移植物[9]。除了避开负重区,一些作者研究了这些部

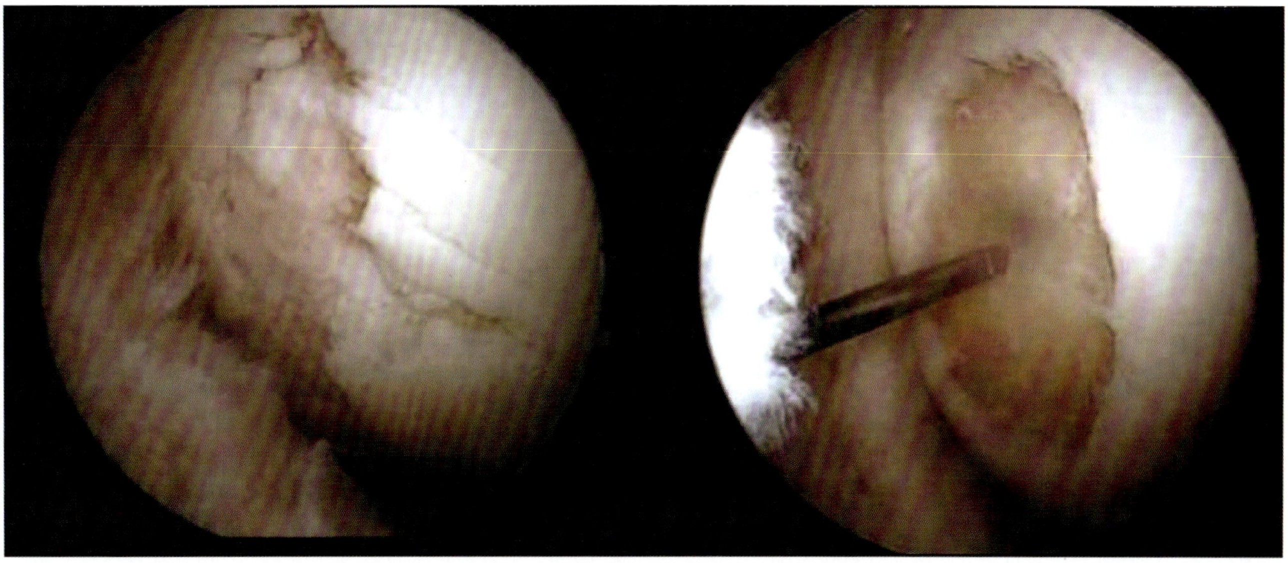

图 16-1　关节镜下股骨髁软骨全层损伤。准备创面:去除所有游离的软骨瓣直至达到稳定的软骨边缘。

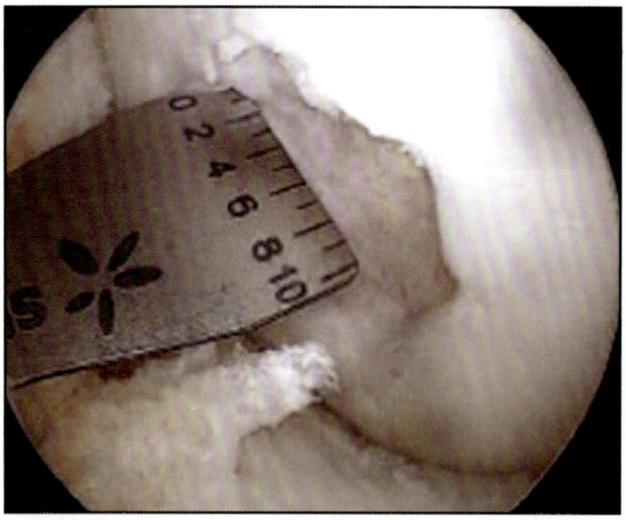

图 16-2 关节镜显示股骨髁准备。测量创面直径以确定合适的移植物直径。

位软骨厚度分布，从而提供最优化的移植物选择[17]。

b.在获取移植物过程中，确保获取器材与软骨面垂直至关重要。如果移植物与软骨面没有严格垂直，植入后移植物的部分可能凸出或者凹陷，从而使供区或受区的软骨压力增大，并最终导致软骨磨损。

c.采集移植物时，应将采集器缓慢打入，同时密切关注采集器上的刻度，以确认打入的深度。切忌以暴力获取移植物，否则会导致软骨细胞大量丢失。采集器打入深度以 15~20mm 为宜。

d.采集器打入适当深度后，将其旋转 360°，从而使移植物与其下的松质骨分离。需要注意，不要在采集器未打入到适当深度时就扭动采集器，以免造成移植物骨折。将骨软骨栓连同采集器一起转至旁边的无菌台面，移植前无须将移植物取出。可重复以上步骤，在供区承受范围之内取得需要的移植物数量。采集完成后，以海绵填塞供区，从而减少移植物转运过程中的渗出。

5.移植物受区准备及植入。

a.作者经关节镜实施受区准备。移植物受区直径应比移植物小 1mm，以便提供足够的摩擦力，保证良好的压配稳定性[18,19]。

b.受区钻孔深度应与移植物相匹配（图 16-3）。再次强调，钻孔方向必须与关节面垂直，任何偏差均可导致移植物位置偏移和软骨面不平整。

6.取回移植物和采集器，经垂直入路置入采集器，并对准上一步中准备好的孔洞。将顶棒插入采集器，将移植物轻柔地打入受区，需要注意移植物打入的深度。理想的情况下，移植物表面应与周围关节软骨面完全平齐（图 16-4）。移植物下陷 1mm 以内较下陷超过 2mm 与凸出的移植物整合程度更高（更好的一体化水平）。移植物过度下陷可以导致关节表面纤维化[19,20]。这一步也可以重复操作，直至有足够数量的移植物填充软骨缺损创面。

术后康复

术后康复和对康复计划的依从性是自体骨软骨移植成功的关键。康复计划大同小异，所有的术后康复计划都应包含早期关节过度锻炼和保护下的负重锻炼。负重和力量锻炼可以在术后 6 周开始逐步进行。

临床结果

研究显示，自体骨软骨移植已取得良好的短期和中期疗效，临床满意率和优良率分别为 66%和 92%[5,6,10-13,21-26]。该技术临床疗效优于其他术式（如微骨折术）[24]。Krych 等从比较了自体骨软骨移植和微骨折病例，结果显示，在术后 5 年随访中，自体骨软骨移植术后患者重

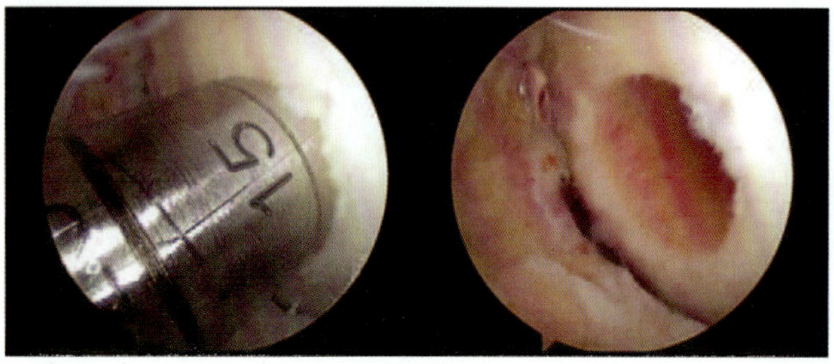

图 16-3 关节镜显示受区准备。于缺损处钻孔至需要的深度，以便与移植物相匹配。

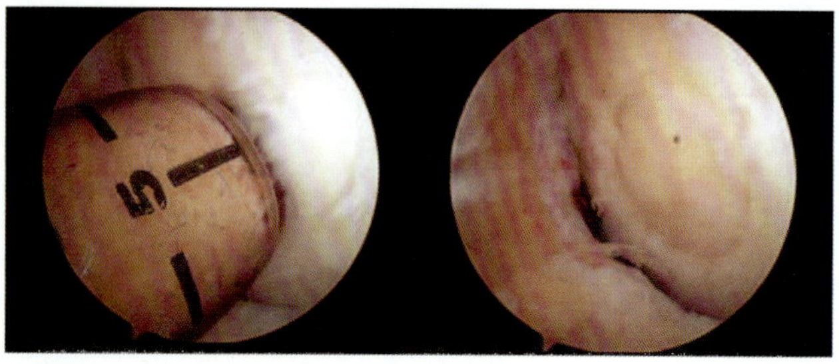

图 16-4 关节镜显示骨软骨栓植入。自体骨软骨栓经由采集器轻柔打进受区，直至与周围关节面平齐。

返高水平运动的比例更高，且 Marx 活动评分显著高于微骨折组[24]。2003 年，Handody 报道了 597 例股骨髁自体骨软骨移植患者，术后优良率为 92%，供区患病率仅为 3%。2008 年，Hangody 报道了更多病例(n=789)且随访时间更长，同样得到 92%的优良率和 3%的供区患病率。他们还报道了再次关节镜探查、术后 MRI 和活检结果，均可见移植区有光滑的关节面，且供区也得到填充。他们的活检结果显示有透明软骨表现[5,6]。

经验与教训

适应证	• 1~4cm^2 的局灶性全层软骨或骨软骨缺损，没有关节炎表现
受区准备	• 平整、稳定、垂直的软骨壁
	• 受区钻孔深度应与移植物长度相匹配
	• 获取移植物和受区准备时，均应与周围关节软骨面垂直
	• 防止钻孔过深，从而预防移植物下陷
	• 如果受区钻孔过深，可植入少量松质骨支撑移植物
移植物设计	• 确定单移植物还是多移植物
	• 移植物直径为 4~10mm
	• 移植物过大可增加骨折风险
移植物获取	• 务必与软骨面垂直
	• 移植物间应保留 2~3mm 骨桥，以防止供区病变
	• 在达到预定深度之前，切忌扭动采集器，预防移植物骨折
移植物植入	• 移植物植入后应与周围软骨面平齐
	• 凸出的移植物可导致早期失败
	• 移植物下陷超过 1mm 也可导致早期失败

自体骨软骨移植术后康复计划

总体原则	• 膝关节活动度：膝关节屈曲 200 次/天
	• 术后 5 周内负重 50%
	• 术后 5 周内扶拐行走
	• 缓解疼痛及肿胀
	• 增强股四头肌肌力
0~2 周	• 关节活动度练习
	• 控制疼痛及肿胀
	• 恢复股四头肌力量：俄罗斯蹲
	• 各个角度行股四头肌/胭绳肌等长收缩，10×10；每天 2~3 组
	• 佩戴支具直腿抬高，直至膝关节可自行锁定
	• 支具保护下足跟滑移运动
	• 必要时可进行髌骨活动
	• 患肢可完全伸直

（待续）

自体骨软骨移植术后康复计划（续）	
2~5 周	• 继续上述锻炼 • 水疗：去除缝线后，在及腰或稍深水池中进行日常功能锻炼，包括前后行走、大步行走、侧方移动等 • 固定自行车，从高座椅开始，适应以后降至正常高度 • 下肢负重最多 50%体重 • 在活动范围内抗阻力伸膝练习，轻重量多次数 • 在活动范围内抗阻力屈膝练习，轻重量多次数
5~8 周	• 完全负重 • 禁止旋转、扭动、跳跃及跑步 • 在可接受范围内鼓励全活动度运动 • 恢复正常步态 • 耐受时闭链运动 • 等速收缩练习：速度为每秒 180°、150°、120°、90°及 60°，每个速度下 8~10 次 • 跑步机前进及后退行走 • 复合拉伸机练习 • 单腿站立锻炼本体感觉 • 可选择心肺功能检测设备 • 滑动板：从较短距离开始并逐渐增加 • 关注髌股关节疼痛症状及体征，并对症处理
8~10 周	• 全活动度运动 • 仅锻炼患侧 • 增加肌肉力量 • 单腿下蹲练习
10~12 周	• 爆发力训练：双脚站立，在可耐受条件下尽快移动到单腿 • 可开始在跑步机上慢跑
12 周以后	• 继续上述锻炼 • 开始体育运动相关训练 • 速度及力量增强训练 • 锻炼核心、髋、盆腔及下肢肌肉力量，使患侧和健侧差距在 15%以内。

增强型骨髓刺激技术的临床结果研究

作者	病例数	随访时间（月）	优良率	Lysholm	IKDC	Tegner	供区患病率	术后关节镜	术后 MRI	活检
Erdil 等人[7]（2013）	64	82.2	NR	29（术前）/88（术后）	40（术前）/82（术后）	2.6（术前）/6.2（术后）	NR	是	是	否
Hangody 等人[5]（2003）	597	NR	92%	NR	NR	NR	3%	是	是	是
Krych 等人[24]（2012）	48	37	NR	NR	44（术前）/79（术后）	NR	NR	否	否	否
Astur 等人[2]（2014）	33	24	NR	57（术前）/81（术后）	NR	NR	0%	否	是	否
Hangody 等人[6]（2008）	789	NR	92%	NR	NR	NR	3%	是	是	是
Marcacci 等人[10]（2007）	30	24	77%	NR	NR	2.9（术前）/5.6（术后）	NR	否	是	否
Barber 等人[11]（2006）	36	48	66%	44（术前）/84（术后）	NR	NR（术前）/5（术后）	NR	是	否	是

量表评分以术前/术后显示。NR，未报道。

（朱戈 译　徐卫东 校）

参考文献

1. Robert H. Chondral repair of the knee joint using mosaicplasty. *Orthop Traumatol Surg Res.* 2011;97(4):418-429.
2. Astur DC, Arliani GG, Binz M, et al. Autologous osteochondral transplantation for treating patellar chondral injuries: evaluation, treatment, and outcomes of a two-year follow-up study. *J Bone Joint Surg Am.* 2014;96(10):816-823.
3. Montgomery SR, Foster BD, Ngo SS, et al. Trends in the surgical treatment of articular cartilage defects of the knee in the United States. *Knee Surg Sports Traumatol Arthrosc.* 2014;22(9):2070-2075.
4. Treme G, Miller MD. Autograft osteochondral transfer. *Oper Tech Sports Med.* 2008;16:81-88.
5. Hangody L, Fules P. Autologous osteochondral mosaicplasty for the treatment of full-thickness defects of weight-bearing joints: ten years of experimental and clinical experience. *J Bone Joint Surg Am.* 2003;85:25-32.
6. Hangody L, Vásárhelyi G, Hangody LR, et al. Autologous osteochondral grafting—technique and long-term results. *Injury.* 2008;39(Suppl 1):S32-S39.
7. Erdil M, Bilsel K, Taser OF, Sen C, Asik M. Osteochondral autologous graft transfer system in the knee; mid-term results. *Knee.* 2013;20(1):2-8.
8. McCormick F, Harris JD, Abrams GD, et al. Trends in the surgical treatment of articular cartilage lesions in the United States: An analysis of a large private-payer database over a period of 8 years. *Arthroscopy.* 2014;30(2):222-226.
9. Thaunat M, Beaufils P. The posterior femoral condyles: a potential donor site for mosaic-like osteochondral autograft? *Arthroscopy.* 2010;26(11):1503-1509.
10. Marcacci M, Kon E, Delcogliano M, Filardo G, Busacca M, Zaffagnini S. Arthroscopic autologous osteochondral grafting for cartilage defects of the knee: prospective study results at a minimum 7-year follow-up. *Am J Sports Med.* 2007;35(12):2014-2021.
11. Barber FA, Chow JC. Arthroscopic chondral osseous autograft transplantation (COR procedure) for femoral defects. *Arthroscopy.* 2006;22(1):10-16.
12. Wang JC. Treatment of focal articular cartilage lesions of the knee with autogenous osteochondral grafts: a 2- to 4-year follow-up study. *Arch Orthop Trauma Surg.* 2002;122(3):169-172.
13. Chow JC, Hantes ME, Houle JB, Zalavras CG. Arthroscopic autogenous osteochondral transplantation for treating knee cartilage defects: a 2- to 5-year follow-up study. *Arthroscopy.* 2004;20(7):681-690.
14. Di Benedetto P, Citak M, Kendoff D, et al. Arthroscopic mosaicplasty for osteochondral lesions of the knee: computer-assisted navigation versus freehand technique. *Arthroscopy.* 2012;28(9):1290-1296.
15. Epstein DM, Choung E, Ashraf I, et al. A comparison of mini-open versus arthroscopic harvesting of osteochondral autografts in the knee: a cadaveric study. *Arthroscopy.* 2012;28(12):1867-1872.
16. Keeling JJ, Gwinn DR, McGuigan FX. A comparison of open versus arthroscopic harvesting of osteochondral autografts. *Knee.* 2009;16:458-462.
17. Schub DL, Frisch NC, Bachmann KR, Winalski C, Saluan PM. Mapping of cartilage depth in the knee and elbow for use in osteochondral autograft procedures. *Am J Sports Med.* 2013;41(4):903-907.
18. Nosewicz TL, Reilingh ML, Wolny M, van Dijk CN, Duda GN, Schell H. Influence of basal support and early loading on bone cartilage healing in press-fitted osteochondral autografts. *Knee Surg Sports Traumatol Arthrosc.* 2014;22(6):1445-1451.
19. Kock NB, van Susante JL, Buma P, Van Kampen A, Verdonschot

N. Press-fit stability of an osteochondral autograft: influence of different plug lengths and perfect depth alignment. *Acta Orthop.* 2006;77(3):422-428.
20. Kock NB, Hannink G, van Kampen A, Verdonschot N, van Susante JL, Buma P. Evaluation of subsidence, chondrocyte survival, and graft incorporation following autologous osteochondral transplantation. *Knee Surg Sports Traumatol Arthrosc.* 2011;19(11):1962-1970.
21. Lane JG, Healy RM, Chen AC, Sah RL, Amiel D. Can osteochondral grafting be augmented with microfracture in an extended-size lesion of articular cartilage? *Am J Sports Med.* 2010;38:1316-1323.
22. Behery O, Siston RA, Harris JD, Flanigan DC. Treatment of cartilage defects of the knee: expanding on the existing algorithm. *Clin J Sports Med.* 2014;24(1):21-30.
23. Safran MR, Seiber K. The evidence for surgical repair of articular cartilage in the knee. *J Am Acad Orthop.* 2010;18:259-266.
24. Krych AJ, Harnly HW, Rodeo SA, Williams RJ. Activity levels are higher after osteochondral autograft transfer mosaicplasty than after microfracture for articular cartilage defects of the knee: a retrospective comparative study. *J Bone Joint Surg Am.* 2012;94:971-978.
25. Lim HC, Bae JH, Song SH, Park YE, Kim SJ. Current treatments of isolated articular cartilage lesions of the knee achieve similar outcomes. *Clin Orthop Relat Res.* 2012;470:2261-2267.
26. Seo SS, Kim CW, Jung DW. Management of focal chondral lesion in the knee joint. *Knee Surg Relat Res.* 2011;23(4):185-196.

第 17 章

新鲜异体骨软骨移植

Joshua D. Harris, *Brian J. Cole*

局灶性软骨病变在关节镜检查中十分常见[1]。软骨病变范畴广泛，可从浅表关节软骨损伤到大面积全层骨软骨损伤。缺损可受患者、肢体、膝关节和缺损本身等诸多因素影响，最终进展为骨关节炎[2]。软骨重建的理想适应证包括：有症状、运动活跃的年轻或中年患者，无合并症或合并症可纠正(半月板、韧带损伤或力线异常)。然而。符合以上标准的患者中仅5%具有膝关节软骨损伤[3]。确定软骨损伤是否为症状来源比较困难，这提醒外科医生在手术治疗软骨病变时要时刻谨记："治疗患者而非治疗磁共振影像"。

孤立性软骨缺损引起症状和进展的确切机制尚不明确，但已知它可导致严重的疼痛和功能受限[4]。对于保守治疗无效的有症状的患者，可采用多种手术方法进行治疗。其中，很多手术操作简单，费用较少且多在关节镜下完成(如清创、钻孔、微骨折)，另一些手术[如细胞疗法(自体软骨细胞移植，ACI)或异体移植术(骨软骨、半月板)]则更复杂且昂贵。此外，还要考虑是同时还是分期处理合并症：半月板修复或移植、高位胫骨外翻截骨(内翻畸形)或股骨远端内翻截骨(外翻畸形)、胫骨结节截骨(髌股关节紊乱)及力线重建。因此，外科医生需要了解所有术式的优缺点，并帮助患者做出最好的治疗选择。对于疑似损伤的患者，不推荐进行预防性手术。

目前针对大面积骨软骨缺损的治疗方法(如微骨折、骨软骨自体移植、ACI及其他细胞疗法)均不能有效治疗软骨下的骨性缺损，而新鲜异体骨软骨移植能提供完好的透明软骨和结构正常的软骨下骨，且可经一期手术完成。移植物经无菌处理后保存在4℃中，软骨细胞存活率、细胞基质含量及临床结果均优于传统的冷冻保存[5]。尽管异体移植物获取超过14天，软骨细胞活性会显著降低，但花费一定的时间完成疾病监测是必要的[5]。现代组织库为确保移植物安全性制订了一系列指南，大多数组织库推荐在获取移植物后28~35天进行移植。

适应证和禁忌证

异体骨软骨移植的适应证包括：有症状的软骨或骨软骨缺损，经保守治疗无效；接受过其他修复软骨手术且疗效欠佳；位于股骨髁、滑车或髌骨>1cm^{2}的未治疗的软骨或骨软骨损伤。手术技术因病变位置而异，通常采取髌内侧或外侧小切口。缺损准备包括受区测量，以及评估受区周围是否有足够的骨软骨壁支撑移植物。术前测量的目的是保证受区与供体相匹配。于受区磨挫至健康的软骨下骨床（通常深6~9mm），然后将尺寸匹配的移植物栓轻轻压配至受区。恢复关节面平整至关重要，移植物凸出或者下陷均可显著增加接触面的压力，继而导致退行性变[6]。如果怀疑移植物固定不够牢固，可将可吸收螺钉置入移植物中央以加强固定。

手术技术

1.术前准确测量(X线片和MRI)病变位置和大

术前患者教育

- 软骨损伤是导致膝关节疼痛、肿胀、弹响及交锁的常见原因。
- 非手术治疗包括:休息、运动调整、冰敷、支具固定(如果有"O"形腿或者"X"形腿)、营养支持(氨基葡萄糖和软骨素)、药物治疗(口服抗炎药物,如布洛芬、萘普生、塞来昔布)、关节穿刺(关节积液引流)和(或)关节腔注射(可的松、透明质酸黏性补充剂)。
- 手术治疗包括:关节镜手术、软骨成形术、微骨折及钻孔术、自体软骨细胞移植、自体骨软骨移植、异体骨软骨移植(来自捐献组织)。
- 异体骨软骨移植是将捐献的骨和软骨组织移植到软骨缺损处,通常在膝前有一处切口。
- 多数患者术后需要服用1~2周止痛药物。
- 多数患者可在手术当周开始物理治疗。
- 多数患者可使用持续被动运动(CPM)机锻炼,每天6~8小时,持续6周。
- 多数患者可在术后6周扶拐行走,患肢不负重,术后8~12周逐渐恢复到完全负重。
- 建议术后9~12个月再开始体育运动。

小。需要准备比例尺和股骨髁测量工具。

2.确保使用优质的组织库,选用在4℃中保存14~28天的新鲜组织。

3.保证移植物在麻醉前送达手术室。

4.患者取仰卧位,患肢置于腿架上。大腿绑止血带,操作全程充气以防止出血。

5.采取髌旁小切口进行显露。

6.使用Z形拉钩协助显露,并改变膝关节屈曲角度以保证病变完全显露。

7.一旦确认病变适合行异体骨软骨移植术,即可将移植物取出并置入冷的生理盐水中,这样可以防止温度骤降导致的软骨损伤。

8.病变准备,明确健康软骨和病变软骨的范围。

9.医生可依据偏好选择测量系统,但必须注意防止测量尺寸过小,这会导致不能彻底清除病变的软骨。作者使用Arthrex的自体骨软骨移植系统(OATS),该系统有一系列中空的圆柱形测量组件,直径为15mm、18mm、20mm、25mm、30mm和35mm(图17-1)。

10.选择合适大小的测量管后,再次与移植物比对,确认是否匹配。使用无菌记号笔在移植物12点位置做标记。

11.将测量管置于受区,并将2.4mm导针穿过测量管固定在受区中心(图17-1)。保证导针与创面垂直。

12.移除测量管,在导针引导下使用受区采集器对受区进行磨挫,去除多余的软骨和软骨下骨,磨挫深度约为7mm。移除钻头和导针。

13.使用15号手术刀彻底去除周围不稳定的软骨(图17-2)。

14.使用无菌记号笔在受区12点位置做标记。分别于12点、3点、6点及9点位置测量受区直径,理想情况下应该相同,但往往会有1~2mm差异。

15.使用克氏针于缺损基底部钻若干孔,促进出血以利于骨性愈合。

16 通过工作台上的4枚螺钉固定半球形的同种异体移植物。

17.将套件中尺寸合适的套管置于移植物上,与之前标记的12点位置吻合,固定套管。

18.使用采集器钻取骨软骨栓,然后从采集器中取出骨软骨栓。

19.于骨软骨栓上标记之前测量的12点、3点、6点及9点位置。

20.用持物钳固定移植物,并用摆锯除去多余的骨量。使用咬骨钳修整边缘,直至移植物边缘平滑恰好填充受区。

21.用无菌生理盐水脉冲式冲洗移植物,以去除所有残留的具有潜在免疫源性的骨髓组织。同样冲洗受区,去除残留的骨屑。

22.将12点位置标记对齐后,用手指轻轻将移植物压配入受区,直至与关节面平齐(图17-3)。确保移植物被充分压平,如有凸出部分,则轻轻敲平。如果压

经验与教训

经验	教训
• 完善的术前计划（有症状的损伤、仔细测量 X 线、分期或同期治疗并发症）	• 精准的患者选择和术前计划
• 使用可靠的组织，保证新鲜和日期合适（14~18 天）	• 使用测量管测量不精确，尤其是缺损过小
• 测量应垂直于创面，以确保移植后平整	• 移植后关节面凹陷或凸起
• 良好的显露可提供完整的视野	• 未处理并发症（力线、半月板、交叉韧带）
• 操作过程中使用冷水冲洗，避免热坏死	• 未使用脉冲冲洗移植物，去除骨髓（免疫原性）
	• 内植物固定不牢靠（压配或螺钉固定）
	• 康复不良（僵硬、过早负重、过早重返高强度运动）

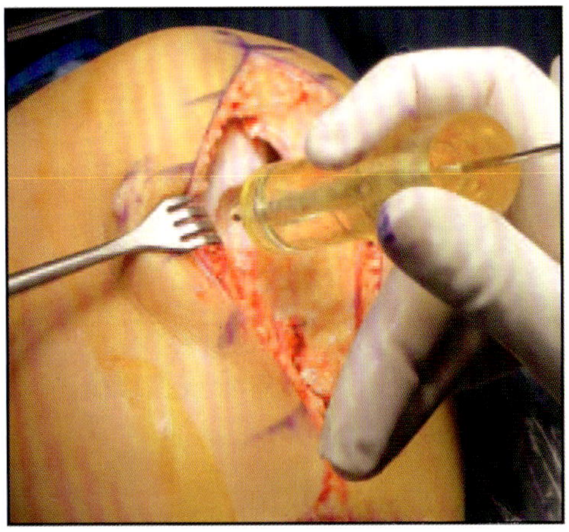

图 17–1　左膝股骨内侧髁软骨缺损，经髌旁小关节切开术观察，将导针穿过测量管置于缺损处并垂直于关节表面。

配不够牢固，可使用可吸收螺钉或埋头金属螺钉固定移植物。

23.松开止血带，充分止血并逐层缝合膝关节。以无菌敷料覆盖后，膝关节佩戴铰链式支具并固定于伸膝位。

24.术后 1 周内开始物理治疗，包括在家持续被动运动（CPM）。

临床结果

目前膝关节软骨修复尚缺乏高质量的临床研究[7]，但最新的荟萃分析显示相关研究近年来质量显著提升[7]。异体骨软骨移植技术在治疗弥漫性或局灶性单间室骨软骨病变时，可以显著改善功能并提高患者的

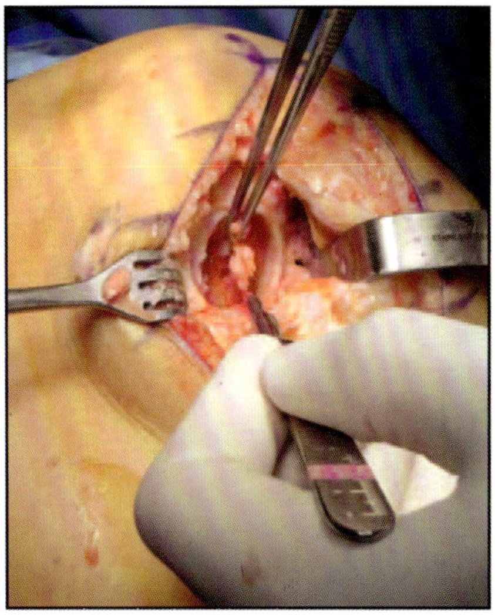

图 17–2　受区磨挫后，用手术刀切除所有疏松不稳定的周围软骨。清除受区所有可能妨碍供体移植物平整的骨或软骨碎片。

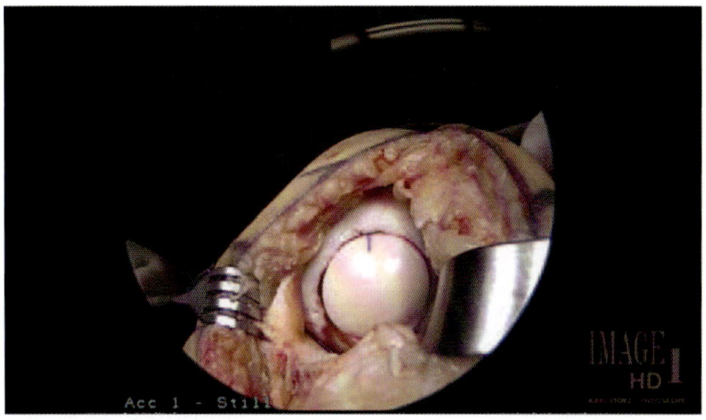

图 17–3　移植物植入受体部位。注意关节面平整，避免移植物凸出或低于周围关节软骨水平。

术后康复				
	负重	支具	活动范围	治疗性练习
0~6周	无负重	1周内固定在伸直位 伸膝不受限时以20°为单位逐渐增加角度至完全活动度	CPM 6h/d,起始设置为0°~40°。每天增加5~10°,目标在6周内达到100°	PROM,AAROM,活动髌骨,股四头肌、臀肌、腘绳肌力量锻炼,直腿抬高,髋部力量加强
6~8周	部分负重(25%体重)	无	目标130°	固定自行车,股四头肌、髋部、腘绳肌、核心力量
8~12周	逐渐恢复完全负重	无	恢复完全活动度,对称,无痛	步态,闭链(靠墙蹲、往返、半蹲、提踵)
12~26周	在可耐受范围内恢复正常步态	无	恢复完全活动度,对称,无痛	加强第三阶段练习

AAROM,主动辅助关节活动度;CPM,连续被动运动;PROM,被动关节活动度。

满意度[8]。在短期、中期和长期随访研究中,约46%的患者同时或分期接受了截骨术或半月板手术[8]。一项随访5年的研究显示:患者总体满意率接近90%,65%的患者影像学上没有或仅有轻微的骨关节炎表现[8]。短期并发症不常见(<3%)。尽管对手术失败的定义有所差别(再次手术、翻修术、截骨术或转为关节置换术),但研究报道的失败率并不高(<18%)。移植物存活率随时间递减:5年为90%~95%[9,10],10年为76%~85%[9,10],15年为74%~76%[9,10]。临床效果不佳的预测因素主要包括膝关节并发骨坏死、双极损伤、患者年龄超过50岁、髌股关节病变、医保理赔情况、术后症状持续超过12个月,以及未能妥善处理力线或半月板病变[10-15]。下文列出了异体骨软骨移植治疗局灶性软骨/骨软骨缺损的临床研究结果。

近期同种异体骨软骨移植治疗膝关节局灶性软骨和骨软骨病变的临床结果

作者	样本	平均年龄(岁)	缺损大小(cm^2)	缺损位置	随访时间(年)	保存方法(植入前天数)	主要结果
Lyon 等人[16] (2013)	13	15	5.1	11FC,2PF	2	新鲜(14~21)	• 最后一次随访时 Merle d'Aubidne-Postel 评分为 12.7~16.3 分 • 所有患者在 9~12 个月时恢复无限制运动
Shaha 等人[17] (2013)	38	30	4.9	25MFC 13LFC	4.1	新鲜(14~21)	• KOOS 疼痛、ALD、运动休闲、生活质量显著改善($P<0.05$) • 29%恢复完全军事工作能力;29%可从事部分军事工作 • 5.3%恢复到伤前运动水平
Giorgini 等人[18] (2013)	11	34	10.3	7FC,4TP	2.2	新鲜(14~21)	• 主观 IKDC 评分为 27~59 分($P<0.05$) • 缺损<8cm^2,IKDC 升高 38 分;缺损>8cm^2,IKDC 升高 23 分($P=0.01$) • 1 例失败(改为单髁置换术)
Haudenschild 等人[19] (2012)	1	48	10.2	滑车,FC	3	新鲜(12)	• 检查移植物/宿主的基因表达、增殖率和成软骨潜能 • 无软骨细胞嵌合,宿主内扩增时间更短 • 保留宿主 XX 和供体 XY 染色体(FISH)
Krych 等人[13] (2012)	43	33	7.3	80%FC	2.5	新鲜(7~30)	• 平均随访 9.6 个月时,79%(34/43)恢复到伤前运动水平 • 年龄>25 岁($P=0.04$),术前持续症状($P=0.003$)降低 RTS • IKDC 主观评分、KOOS 评分、ADL 评分和 Marx 活动评分改善($P\leq0.01$)
Scully 等人[20] (2011)	18	27	2.2	100%FC	3.4	新鲜	• 一名军人回到之前的工作岗位 • 10 名军人向医疗评估委员会申请出院(23 个月) • 7 名军人仍在服役,但跑步和运动永久受限
Gortz 等人[21] (2010)	22	24	10.8	100%FC	5.5	新鲜(5~21)	• 89%的移植物存活(避免再次手术) • 膝关节协会评分从 60 分提高到 86 分($P=0.005$) • Merle d'Aubidne-Postel 评分为 11.3~15.8 分($P<0.001$) • IKDC 疼痛评分为 7.1~2.0 分($P<0.001$),功能评分为 3.5~8.3 分($P=0.002$)
LaPrade 等人[22] (2009)	23	31	4.8	100%FC	3	新鲜(15~28)	• IKDC 主观评分为 52~68.5 分($P<0.03$) • 改良 Cincinnati 评分从 27.3 分提高到 36.5 分($P<0.01$) • 无失败

(待续)

近期同种异体骨软骨移植治疗膝关节局灶性软骨和骨软骨病变的临床结果(续)

作者	样本	平均年龄(岁)	缺损大小(cm^2)	缺损位置	随访时间(年)	保存方法(植入前天数)	主要结果
Pascual-Garrido 等人[23](2009)	16	34	4.5	100%FC	4	新鲜	• Tegner 评分为 0~6 分($P<0.001$);Lysholm 评分为 25~37 分($P=0.015$);IKDC 主观评分为 31~45 分($P=0.004$) • KOOS:疼痛评分为 52~74 分($P=0.002$);运动评分为 32~46 分($P=0.037$) • 与 ARIF 和 LBR 相比,KOOS 运动和生活质量评分增幅较小($P<0.03$)
Gross 等人[24](2008)	35	53	未提及	未提及	21	新鲜	• 在回顾性研究中,长期移植物存活研究表明,术后 1~25 年,软骨细胞、功能性基质、移植物骨完全替代宿主骨

ADL,日常生活能力;ARIF,关节镜下复位内固定;FC,股骨髁;FISH,荧光原位杂交;IKDC,国际膝关节文献委员会;KOOS,膝关节损伤和骨关节炎结果评分;L,外侧;LBR,去除游离体;M,内侧;PF,髌股关节;RTS,重返运动;TP,胫骨平台。

(朱戈 译 李朔 校)

参考文献

1. Curl WW, Krome J, Gordon ES, Rushing J, Smith BP, Poehling GG. Cartilage injuries: a review of 31,516 knee arthroscopies. *Arthroscopy.* 1997;13(4):456-460.
2. Harris J, Brophy R, Siston R, Flanigan D. Treatment of chondral defects in the athlete's knee. *Arthroscopy.* 2010;26(6):841-852.
3. Harris JD, Brophy RH, Jia G, et al. Sensitivity of magnetic resonance imaging for detection of patellofemoral articular cartilage defects. *Arthroscopy.* 2012;28(11):1728-1737.
4. Heir S, Nerhus T, Røtterud J, et al. Focal cartilage defects in the knee impair quality of life as much as severe osteoarthritis. *Am J Sports Med.* 2010;38(2):231-237.
5. Williams JM, Virdi AS, Pylawka TK, Edwards RB 3rd, Markel MD, Cole BJ. Prolonged-fresh preservation of intact whole canine femoral condyles for the potential use as osteochondral allografts. *J Orthop Res.* 2005;23(4):831-837.
6. Elguizaoui S, Flanigan DC, Harris JD, Parsons E, Litsky AS, Siston RA. Proud osteochondral autograft versus synthetic plugs—contact pressures with cyclical loading in a bovine knee model. *Knee.* 2012;19(6):812-817.
7. Harris JD, Erickson BJ, Abrams GD, et al. Methodologic quality of knee articular cartilage studies. *Arthroscopy.* 2014;29(7):1243-1252.
8. Chahal J, Gross AE, Gross C, et al. Outcomes of osteochondral allograft transplantation in the knee. *Arthroscopy.* 2013;29(3):575-588.
9. Emmerson BC, Gortz S, Jamali AA, Chung C, Amiel D, Bugbee WD. Fresh osteochondral allografting in the treatment of osteochondritis dissecans of the femoral condyle. *Am J Sports Med.* 2007;35(6):907-914.
10. Gross AE, Shasha N, Aubin P. Long-term followup of the use of fresh osteochondral allografts for posttraumatic knee defects. *Clin Orthop Relat Res.* 2005;435:79-87.
11. Bayne O, Langer F, Pritzker KP, Houpt J, Gross AE. Osteochondral allografts in the treatment of osteonecrosis of the knee. *Orthop Clin North Am.* 1985;16(4):727-740.
12. Convery FR, Botte MJ, Akeson WH, Meyers MH. Chondral defects of the knee. *Contemp Orthop.* 1994;28(2):101-107.
13. Krych AJ, Robertson CM, Williams RJ 3rd. Return to athletic activity after osteochondral allograft transplantation in the knee. *Am J Sports Med.* 2012;40(5):1053-1059.
14. Ghazavi MT, Pritzker KP, Davis AM, Gross AE. Fresh osteochondral allografts for post-traumatic osteochondral defects of the knee. *J Bone Joint Surg Br.* 1997;79(6):1008-1013.
15. Jamali AA, Emmerson BC, Chung C, Convery FR, Bugbee WD. Fresh osteochondral allografts: results in the patellofemoral joint. *Clin Orthop Relat Res.* 2005(437):176-185.
16. Lyon R, Nissen C, Liu XC, Curtin B. Can fresh osteochondral allografts restore function in juveniles with osteochondritis dissecans of the knee? *Clin Orthop Relat Res.* 2013;471(4):1166-1173.
17. Shaha JS, Cook JB, Rowles DJ, Bottoni CR, Shaha SH, Tokish JM. Return to an athletic lifestyle after osteochondral allograft transplantation of the knee. *Am J Sports Med.* 2013;41(9):2083-2089.
18. Giorgini A, Donati D, Cevolani L, Frisoni T, Zambianchi F, Catani F. Fresh osteochondral allograft is a suitable alternative for wide cartilage defect in the knee. *Injury.* 2013;44(Suppl 1):S16-S20.
19. Haudenschild DR, Hong E, Hatcher S, Jamali AA. Chondrogenic potential and homogeneity of cell populations of donor and recipient cells in a fresh osteochondral allograft: a case report. *J Bone Joint Surg Am.* 2012;94(3):e17.
20. Scully WF, Parada SA, Arrington ED. Allograft osteochondral transplantation in the knee in the active duty population. *Mil Med.* 2011;176(10):1196-1201.
21. Görtz S, De Young AJ, Bugbee WD. Fresh osteochondral allografting for steroid-associated osteonecrosis of the femoral condyles. *Clin Orthop Relat Res.* 2010;468(5):1269-1278.
22. LaPrade RF, Botker J, Herzog M, Agel J. Refrigerated osteoarticular allografts to treat articular cartilage defects of the femoral condyles. A prospective outcomes study. *J Bone Joint Surg Am.* 2009;91(4):805-811.
23. Pascual-Garrido C, Friel NA, Kirk SS, et al. Midterm results of surgical treatment for adult osteochondritis dissecans of the knee. *Am J Sports Med.* 2009;37(Suppl 1):125S-130S.
24. Gross AE, Kim W, Las Heras F, Backstein D, Safir O, Pritzker KP. Fresh osteochondral allografts for posttraumatic knee defects: long-term followup. *Clin Orthop Relat Res.* 2008;466(8):1863-1870.

第 18 章

自体软骨细胞移植

Andreas H. Gomoll

自体软骨细胞移植

自体软骨细胞移植(ACI)分两期手术,主要用于治疗局灶性膝关节软骨缺损。该术式最初于 20 世纪 90 年代末获美国食品药品监督管理局(FDA)批准,随后有超过 15 000 例患者接受了治疗。ACI 经历了若干"代"的发展。第一代 ACI 技术使用自体骨膜作为补片覆盖缺损处,然后将软骨细胞悬液注射于缺损处(Periosteal 或 pACI)。由于骨膜肥大导致的再次手术率较高,因此使用猪的Ⅰ型和Ⅲ型胶原制成的骨膜来替代自体骨膜。该技术被称为 cACI,即第二代 ACI 技术。第三代基质介导的 ACI(MACI)是将细胞在体外扩增一段时间后植入胶原膜,继续培养若干天后分装供临床使用,因此可以防止植入后软骨细胞漏出,并保证细胞均匀分布于缺损部位。最近出现了 MACI 改良技术,外科医生在植入前数分钟将软骨细胞种于胶原膜中。这项技术也被称为 cs-ACI。目前,美国仅 pACI 技术获得 FDA 批准。由于使用胶原膜再手术率较低,大多数 ACI 手术以"标签外使用"的形式用于临床。两种技术均会在本章中进行讨论。

适应证和禁忌证

ACI 的适应证为中到大面积的全层软骨缺损。鉴于该术式的费用和侵袭性,对于 2~4cm^2 的软骨损伤,ACI 仅作为二线疗法用于其他软骨修复技术失败后。FDA 批准 ACI 可用于治疗股骨髁和滑车病变,而 ACI 治疗髌骨和胫骨平台病变视为标签外使用。但该问题还需要与患者充分沟通,因为 ACI 可用于治疗髌骨软骨缺损并获得较好的临床效果。

ACI 术后需要大量的恢复治疗和康复锻炼,从而导致重返运动和恢复重体力劳动的时间推迟。需要与患者充分沟通以建立正确的预期,减少患者的失望和不满。沟通的内容应包括:术后限制负重 6 周或更长时间,需要使用 6 周 CPM 机,每天 6 小时;物理治疗的疗程,以及估计可以恢复工作及体育运动的时间。6~9 个月后可重返重体力劳动。

关节内合并症是导致软骨损伤的常见原因,同时也是导致软骨修复失败的潜在因素。因此,下肢力线不良、韧带松弛、髌股关节不稳和脱位、关节僵硬及半月板损伤等尽管不是 ACI 的禁忌证,但术前也应仔细评估并妥善处理。非包容性病变和双极病变是 ACI 的相对禁忌证,需要特殊技术治疗。其他禁忌证包括:活动性感染或近期感染、炎性关节炎、有严重的并发症及无法完成术后康复计划。

手术技术

患者体位

患者取仰卧位,大腿绑止血带。于足底和膝关节外侧分别放置挡板,将膝关节固定在屈曲位。如病变位于股骨后髁,则需要额外的装置辅助膝关节达到过

术前患者教育

- 什么是局灶性软骨缺损？
  - 局灶性软骨缺损是导致膝关节肿胀和疼痛的常见原因。
- 我需要手术吗？有哪些保守治疗方法？
  - 非手术治疗包括口服处方药物（塞来昔布或美洛昔康）和非处方药物（氨基葡萄糖和软骨素）、关节腔注射（如可的松、透明质酸钠）、关节穿刺引流术、休息及运动调整。
- 什么是 ACI？
  - ACI 是自体软骨细胞移植技术。
- ACI 与其他手术相比有什么优缺点？
  - ACI 需要两期手术。一期是关节镜手术（使用镜头观察膝关节内的所有结构），确认损伤的情况并获取健康软骨组织。二期是开放手术，需要做一个较大的切口将软骨植入缺损。
- 如果第一次手术后感到好转，我还需要二次手术吗？需要等多长时间？
  - 在第一次手术取出组织后，细胞可保存 2 年。如果症状消失，疼痛没有复发，那么或许不需要再次手术。但仍需要与医生讨论，根据病变的位置、大小、深度，以及半月板、力线和韧带（如前交叉韧带）损伤的情况来决定是否手术。
- 手术需要多长时间？我需要服用多长时间镇痛药物？
  - 手术过程大约需要 2 小时。大多数患者术后需要服用 1~2 周镇痛药物。
- 我需要使用康复仪器或进行物理治疗吗？
  - 需要。术后需要使用 CPM 机，这对手术成功至关重要。物理治疗有助于消除肿胀，增加关节活动和肌肉力量，避免萎缩。
- 术后需要使用多长时间拐杖？
  - 由缺损的位置决定，可能需要在术后 8~12 周扶拐行走。
- 我什么时候可以开始体育运动？
  - 由缺损的位置和大小决定，多数患者在术后 12~18 个月可以重返体育运动。

屈位。胫骨平台以下小腿消毒并包裹无菌单。如需要截骨或取骨膜，则铺单至小腿中段。

如果计划同时行胫骨高位截骨术或者股骨远端截骨术，须使用可透见手术台，以确保髋、膝及踝关节可见，从而评估下肢力线情况。

手术技术

ACI 可分为两期手术。一期手术是经关节镜获取软骨组织。提取的软骨细胞在实验室中经 7~10 天扩增后冷冻保存，最多可保存 2 年。在计划好植入时间后，将冻存的细胞解冻并培养 3~4 周，于手术前一天转运至医院，该批细胞可保存 48 小时。因医保审批、手术安排及细胞培养均需要一定时间，两期手术平均

器械清单和设备

- 如同时行截骨术，须准备可透见手术台
- 锐利刮匙或弧形凿用于获取软骨组织
- Hohmann 和“Z”形拉钩
- 锐利的普通小刮匙和环状刮匙
- 纤维蛋白胶，浸过肾上腺素的止血纱布
- 结核菌素注射器，18 号塑料静脉留置针头
- Ⅰ/Ⅲ型猪胶原膜
- 软骨细胞（再次检查细胞状态）
- 6-0 可吸收缝线，角针
- 矿物油，甘油

间隔3~5个月，但理论上间隔期可缩短为4周。

关节镜获取软骨组织

首先在麻醉下检查膝关节，评估韧带稳定性、关节活动度、弹响、髌骨病变及髌骨轨迹。

关节镜检查需要全面评估膝关节，并仔细评估是否有半月板损伤或既往半月板切除史。半月板宽度一般超过5mm，并具有完整的边缘和功能。外侧半月板的任何损伤都应考虑实施半月板移植术。而内侧半月板损伤相对容易被耐受，如果患者为外翻畸形，或者经胫骨高位截骨术形成膝关节外翻，患者可耐受更严重的半月板病变。

全面评估关节表面的所有缺损，重点关注缺损的位置和大小(图18-1)。极后侧的缺损显露困难，因此需要注意患肢最大屈曲角度是否能提供足够的视野和操作空间。非包容性缺损和双极缺损是非常棘手的情况，需要仔细检查缺损周围及对侧软骨。

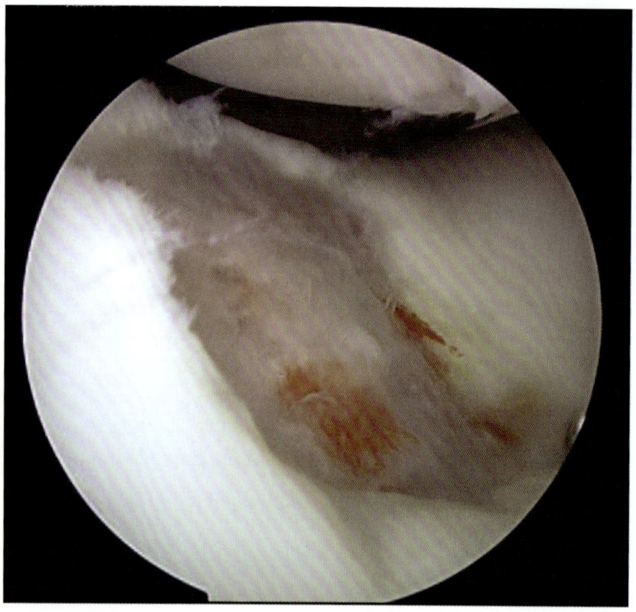

图18-1 经关节镜前外侧入路观察右膝滑车巨大的OCD病灶。碎片已移位至内侧隐窝，因此在图中不可见。

如果关节镜检查结果支持ACI治疗，则可获取软骨组织(图18-2)。软骨获取部位通常为髁间窝上部及外侧。实施前交叉韧带重建和髁间窝成形术时，髁间窝通常有大量纤维软骨增生，因此不宜从该处获取软骨。这种情况下可交换工作入路和观察入路，从髁间窝内侧或者滑车侧面获取软骨组织。

使用刮匙或骨凿取5mm宽、10~15mm长、重量为200~300mg的条形软骨组织。此时不要将软骨条完全离断，以防脱落和遗失。可先用组织钳或咬骨钳取出软骨条，直接放在无菌转运培养基中转运。

在培养实验室中以酶消化软骨的细胞外基质。每块软骨组织可获得20万~30万细胞。将软骨细胞在培养瓶中传代培养至第3代。标准流程可产出4管细胞，每管中含1200万细胞，置于0.4mL培养液中。大的或多发的缺损需要获取更多细胞，且需要传更多代。

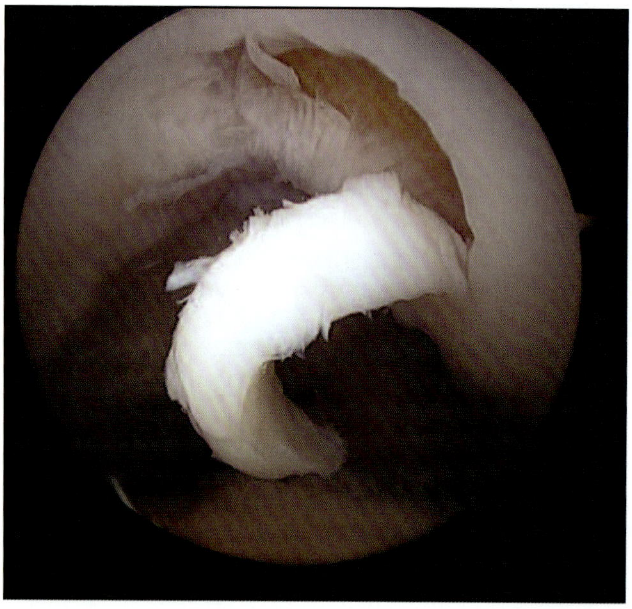

图18-2 经前内侧入路从左膝髁间窝外侧获取软骨标本。

自体软骨细胞移植

显露

单发的病变可通过内侧或外侧切口显露(图18-3)。髌骨缺损需要翻转髌骨，建立经股四头肌腱的髌旁入路或股内侧肌下入路，以保存伸膝装置的功能。大的或者多发的缺损需要扩大切口，如更大的髌旁入路或股内侧肌下入路。充分显露对缺损处理和植入物放置至关重要。股骨后髁或者胫骨病变的显露需要调整半月板前角，可于半月板前角做横切口或在前角止点处截骨，最后在ACI结束后予以修复。正确放置拉钩尤为重要。我们常规将弯的Hohmann拉钩置于髁间窝，牵开髌骨后，将“Z”形拉钩置于股骨髁边缘牵开关节囊。

缺损准备

将缺损周围所有退行性变的软骨彻底去除，形成稳定的边缘，并保持软骨壁与关节面垂直(图 18-4)。使用手术刀垂直于关节面切除尽量多的不稳定的软骨，深度达软骨下骨板。使用环状或普通刮匙清除退行性变的软骨。如果此操作使缺损由包容性变成非包容性，则建议留下少量退行性变的软骨组织以供被膜缝合。不推荐借助骨隧道或带线铆钉固定被膜。清除软骨钙化层时应使用刮匙轻柔操作，避免损伤软骨下骨板。缺损准备过程中须松开止血带，以便观察出血并彻底止血。点状出血很常见，大多数可以使用纤维胶或浸过肾上腺素的止血棉止血。

被膜准备

最初缺损使用取自患肢胫骨近端的骨膜覆盖，但因胶原膜更加牢靠，且不会像骨膜那样导致被膜肥厚，因此大多数 ACI 使用胶原膜作为被膜覆盖创面(图 18-5)。本章也将阐述骨膜的制备，但自 2006 年起已有超过 250 例 ACI 患者使用胶原膜，均未出现不良反应，且术后并发症发生率降低。

缺损准备完成后，使用无菌记号笔及手套包装纸或铝箔纸于缺损处制作模板。如果拟使用骨膜，模板需要扩大 2mm 以适应骨膜收缩。

骨膜通常取自胫骨近端内侧，即切口远端位置。可以向远端延长切口，或者在胫骨近端内侧做单独切口。去除皮下脂肪，显露骨膜。依照模板使用手术刀切取骨膜，然后使用小而锐的骨膜剥离子游离骨膜。轻柔操作，以免撕裂骨膜。将骨膜临时置于潮湿的海绵或纱布中，以防止干裂或者萎缩。

使用胶原膜时，我们习惯在干燥状态下依照模板剪裁薄膜(图 18-6)，然后在有孔的一侧植入软骨细胞悬液。也可以将胶原膜用盐水浸湿后再剪裁，但是此时胶原膜可能无法吸收足够的细胞悬液。因此，只有计划在膜下注射额外的细胞悬液时才能使用湿润的薄膜。

被膜固定、验证完整性和纤维胶密封

如果使用骨膜作为被膜，放置时应将新生层朝向创面；如果使用胶原膜，应将有孔层朝向创面。如果胶原膜上已植入软骨细胞且不会额外注射细胞悬液，则应将被膜直接覆盖在骨面上，并将被膜连续缝合在周围软骨上。如果使用骨膜或者胶原膜但仍需要注射软骨细胞，则应间断缝合，针距为 2~3mm，以保证被膜的水密性。缝合被膜时应将被膜拉紧，使其与关节面水平而不是贴在骨面上，这样就可以在被膜下产生空间以便注射细胞悬液。应从被膜向软骨方向缝合，距软骨边缘 3cm。将被膜稍微外翻，以提供更好的封闭效果。缝线在被膜侧结打，且稍低于软骨平面。在被膜最高点留一个可容纳留置针管的小口，用于注射软骨细胞。

使用 6-0 可吸收缝线和角针缝合，可将缝线浸泡在矿物油或者甘油中。使用纤维蛋白胶加固缝合线，

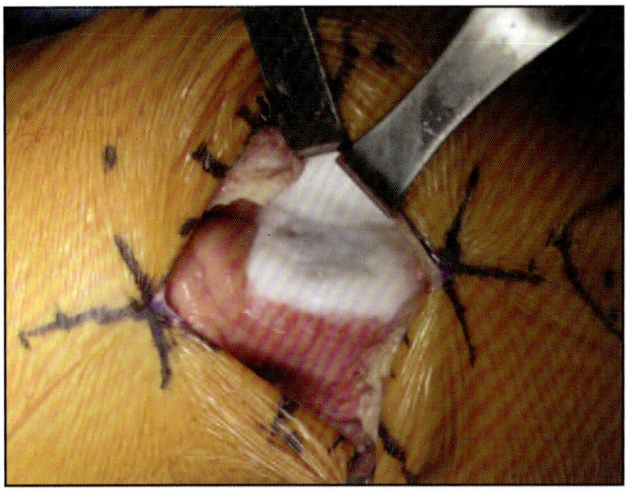

图 18-3 经小切口股四头肌下入路显露滑车外侧 OCD。

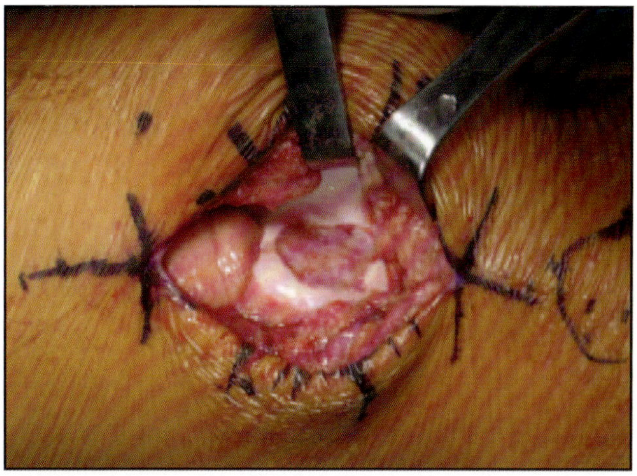

图 18-4 缺损清创，去除退变的组织，保证周围健康软骨稳定且垂直于关节面。

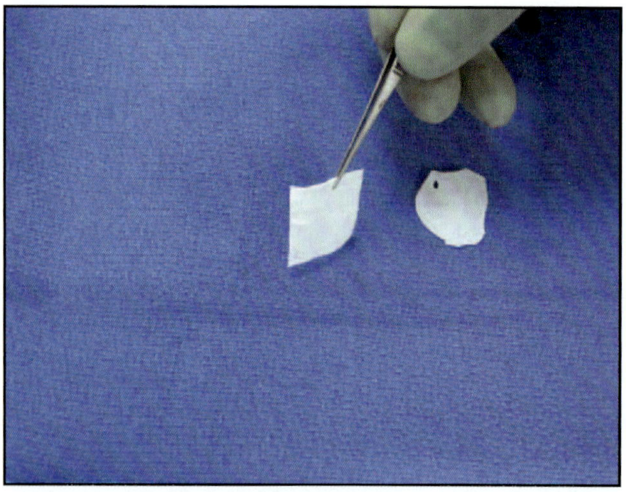

图 18-5 双层胶原膜，多孔面(粗糙面)向上，根据缺损大小剪裁模板。

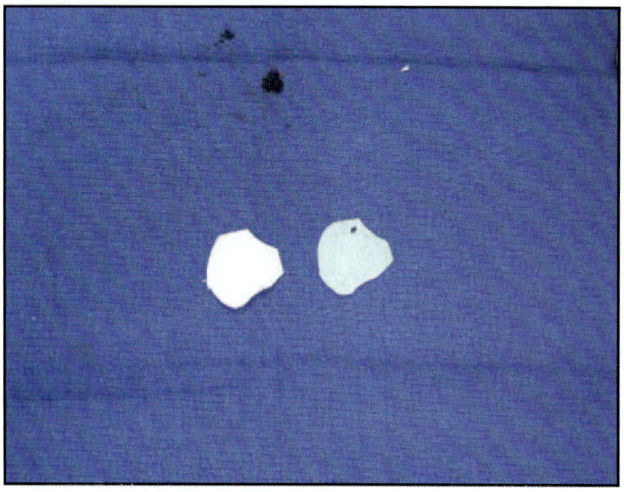

图 18-6 将胶原膜(左侧)依照模板(右侧)剪裁为需要的形状和大小。

以保证水密性。如果拟注射细胞悬液，则应检验缝合的水密性。可缓慢注入生理盐水，如发现漏水，则使用缝线或纤维蛋白胶加固。最后，抽出生理盐水，准备植入软骨细胞。

软骨细胞移植

将含有软骨细胞的小瓶取出，由巡回护士将瓶盖移除，瓶口使用酒精消毒。医生将 18 号无菌留置针管插入瓶中，并接无菌注射器。此时细胞沉淀在瓶底，应将细胞重新吹散混匀后再抽取(图 18-7)。将抽取的细胞悬液注入缺损处，直至填满缺损。也可以将细胞悬

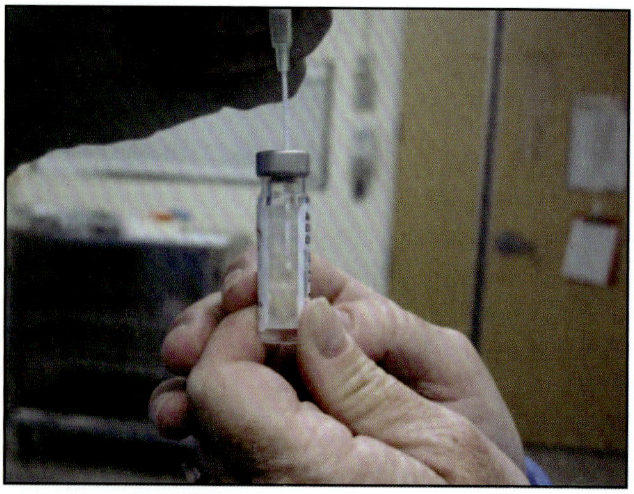

图 18-7 将留置针管插入含有软骨细胞悬液的管中。注意，此时细胞仍在管底部，尚未再悬浮。

液直接放在干燥的胶原膜上(图 18-8)，通常干燥的胶原膜很容易吸收细胞悬液(图 18-9)。将充分吸收细胞悬液的被膜静置 5 分钟，使细胞初步吸附在被膜上。最后将被膜放置在缺损内(图 18-10)，并用缝线和纤维蛋白胶固定(图 18-11)。

为了保护被膜，操作过程中我们尽量避免使用吸引器，必须使用时，应注意将吸引器远离缺损处。逐层缝合切口，用软敷料覆盖。术后患肢可使用弹力袜、降温装置和外固定支具。

进阶技术

骨缺损处理

对于深度超过 6~8mm 的骨软骨损伤，应考虑一期或者二期植骨。术前应评估缺损的深度，CT 是理想的检查方法。可使用自体骨软骨移植系统(OATS, Arthrex Inc)或角形刮匙于胫骨近端或股骨远端获取松质骨。清理缺损处的退变软骨和纤维组织，并在持续冷水冲洗下使用磨钻清除硬化骨组织。使用小钻、克氏针或微骨折凿于创面钻孔，刺激出血(图 18-12)。将松质骨制成微粒后于缺损处打压植骨，直至与软骨下骨板平齐或稍低于该平面(图 18-13)。将纤维蛋白胶涂于植骨处，并将干的胶原膜覆于其上，应将粗糙面朝向骨面。用拇指在胶原膜上加压并松开止血带，约 5 分钟后血凝块稳定即可停止压迫。这时缺损应干燥，可进一步依上文所述实施标准 ACI(图 18-14 和

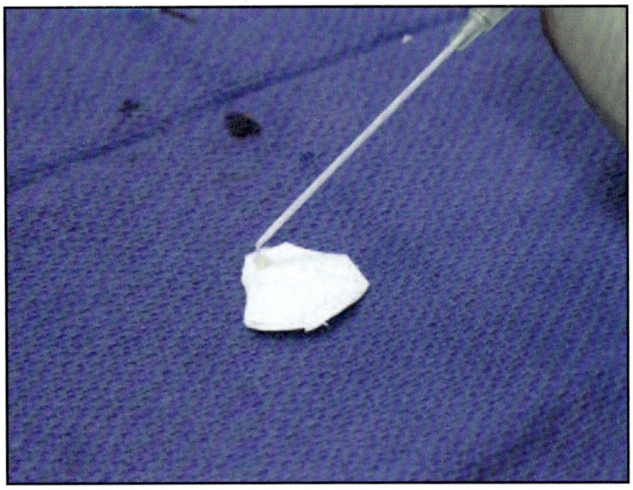

图 18–8　将软骨细胞悬液植入根据模板修剪过的胶原膜的多孔面。

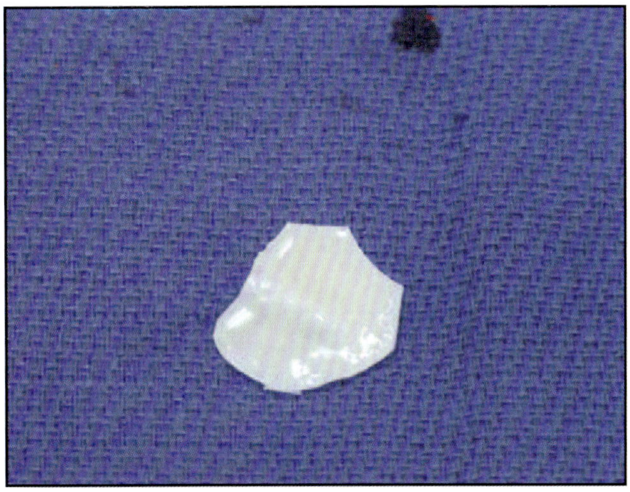

图 18–9　胶原膜已全部由细胞悬液覆盖。

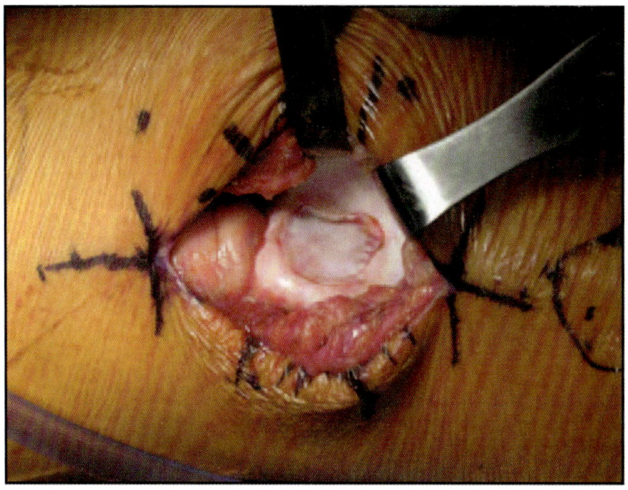

图 18–10　将植有细胞的胶原膜依其形状放置在缺损处，使其正好覆盖缺损。

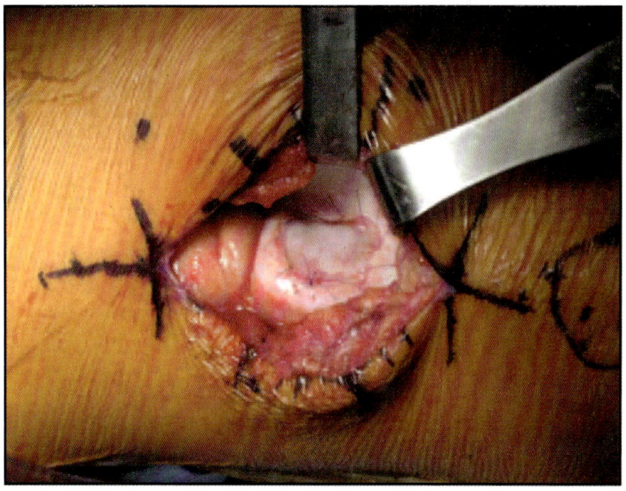

图 18–11　胶原膜连续缝合固定。

图 18–15）。

如果分期实施植骨和 ACI，ACI 应在植骨术后 6~9 个月进行，以便使植入的松质骨足够硬化，形成新的软骨下骨板。否则，未稳定的软骨下骨板可能有大量出血，不易处理。

非包容性缺损处理

非包容性软骨损伤常见于严重的髌骨软骨缺损及股骨内侧髁剥脱性骨软骨炎（OCD）。绝大多数缺损向髁间窝延伸。当缺损周围没有足够的软骨供被膜缝合时，使用克氏针于软骨下骨钻骨隧道。用记号笔预涂克氏针，这样钻孔时可以在隧道入口处留下少量墨水，之后缝合更容易找到入路。髌骨软骨缺损周围常有骨赘形成，这时可保留部分骨赘以供钻孔和固定被膜。也可以使用带线铆钉固定（图 18–16）。

病灶内骨赘处理

病灶内骨赘常继发于既往的微骨折术，实施 ACI 时应在处理缺损同时将其彻底清除（图 18–17）。通常使用磨钻打磨骨赘，使其与软骨下骨板平齐。硬化的增生骨赘很少出血，如有出血，可使用纤维蛋白胶彻底止血（图 18–18）。

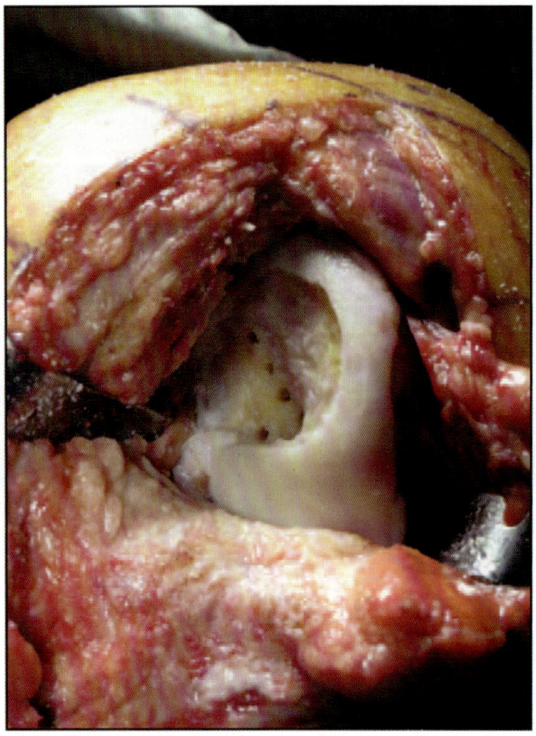

图 18-12 右膝股骨内侧髁 OCD,去除所有退变软骨(软骨损伤范围超出骨软骨损伤范围)。在骨缺损处使用高速磨钻清除硬化骨质,并于基底部钻孔。

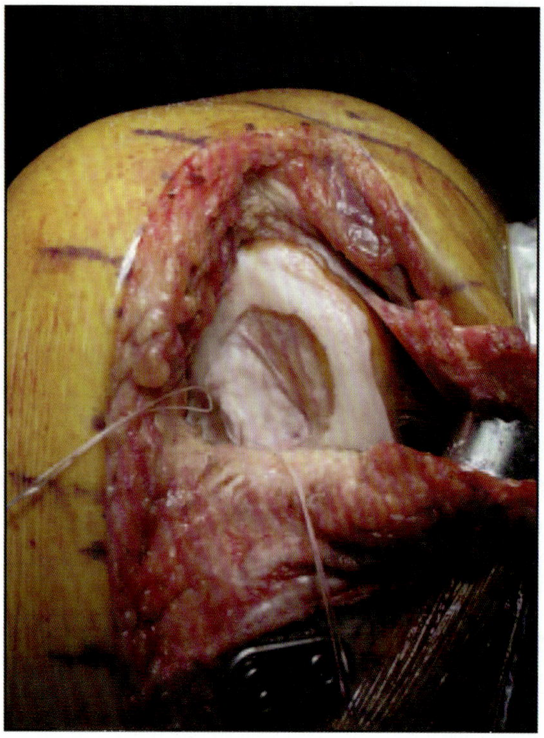

图 18-14 胶原膜覆盖缺损后,光滑面向上,多孔面朝向缺损。

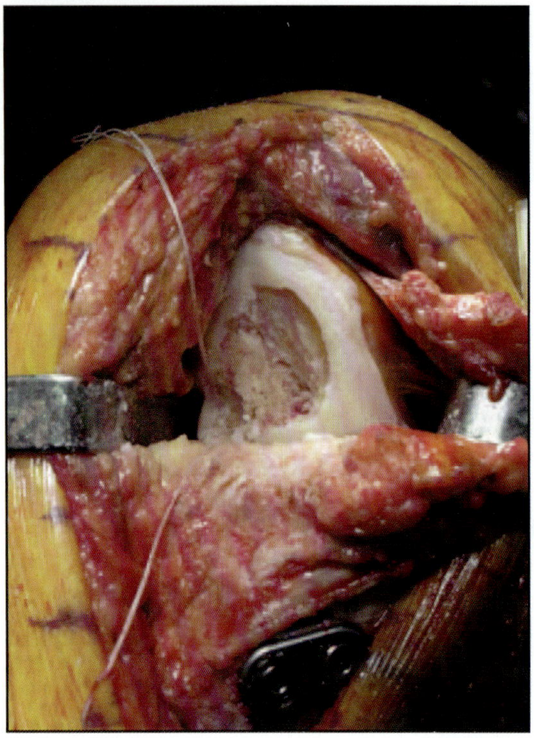

图 18-13 将松质骨置于骨缺损处。从缺损周边健康骨质向髁间窝方向置入 2 枚带线铆钉。

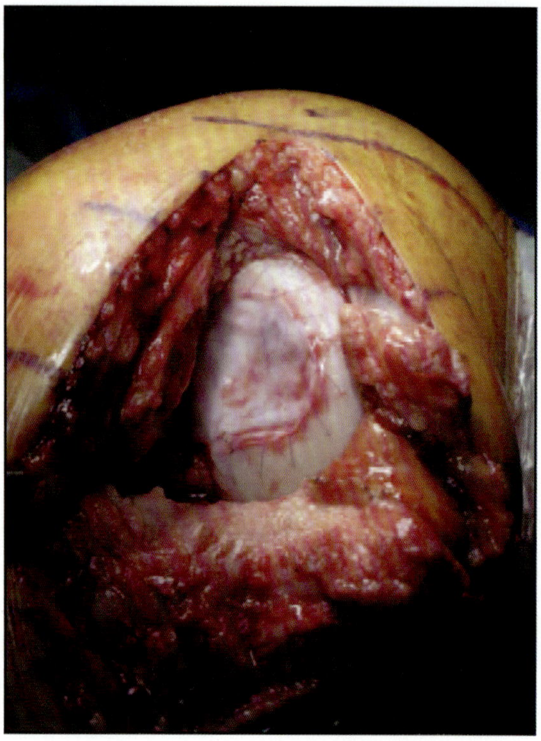

图 18-15 胶原膜已覆盖缺损表面,使用缝线和纤维蛋白胶固定。

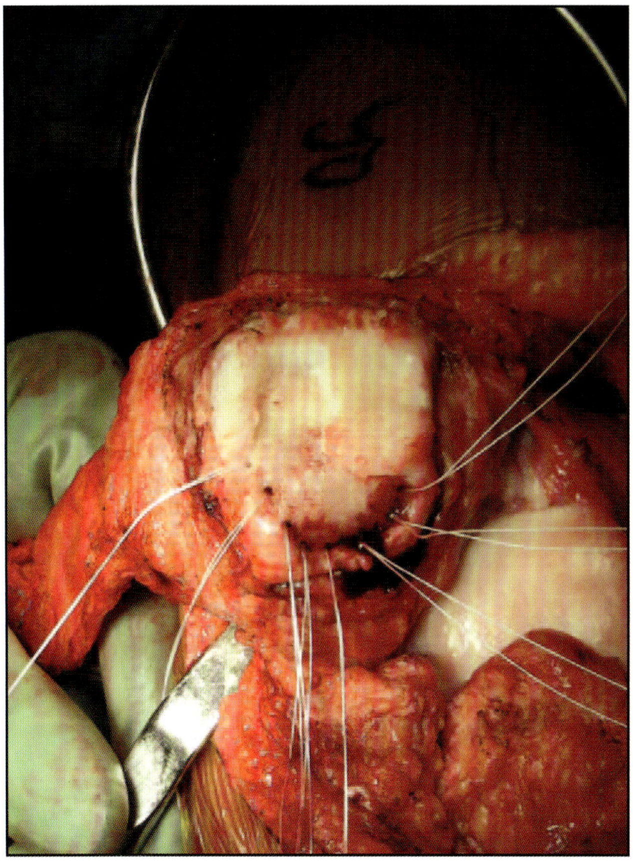

图 18-16 髌骨一处周边型非包容性缺损，可使用多枚铆钉固定胶原膜。

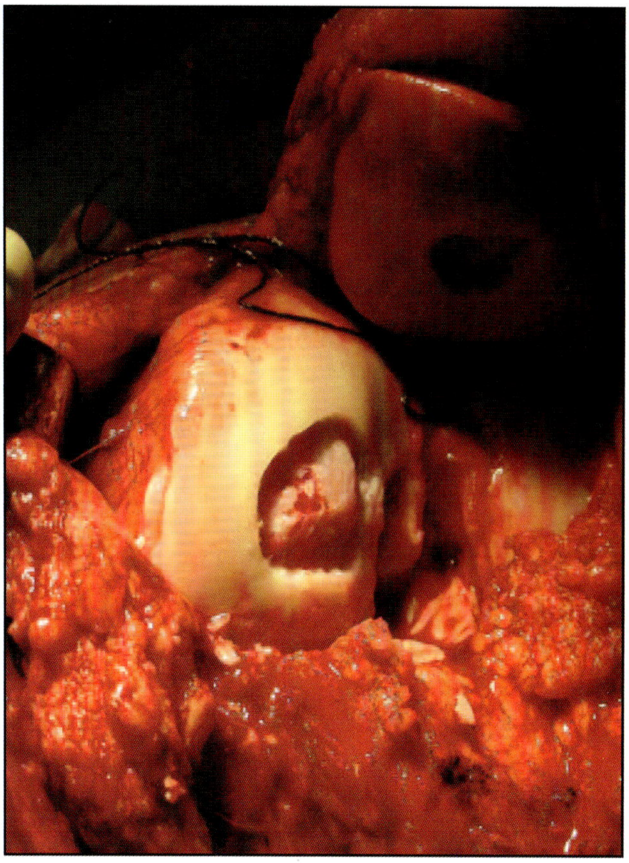

图 18-17 左膝股骨内侧髁微骨折术失败后，缺损内骨赘形成。图示软组织已被清除，缺损内为骨赘。

术后康复

软骨获取

一般建议患者术后 1~2 天在可耐受范围内完全负重并进行全活动度运动。极少数情况下，患者会因股四头肌无力、关节僵硬和持续的肿胀而需要进行物理治疗。

ACI

ACI 术后的组织成熟可分为三个阶段：增殖期、转化期和重塑期。在第一阶段，植入物很脆弱，因此康复的重点是保护移植物同时恢复关节活动度。股骨髁缺损患者术后 6 周应扶双拐，患肢尽可能避免受力，并使用 CPM 机增加关节活动度（6~8 小时/天）。髌股关节缺损患者在患肢保持伸膝的状态下可以负重，但如果同时接受了胫骨结节截骨，则应限制负重。

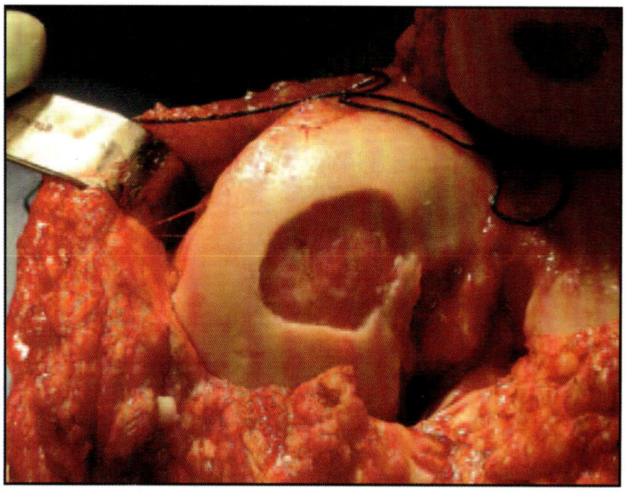

图 18-18 骨赘已用高速磨钻清除，形成平整、无明显出血的软骨下骨板（此时止血带未充气）。

康复锻炼的内容因缺损位置而异：股骨髁缺损患者可进行全活动度锻炼，而髌股关节缺损患者应将患肢固定在伸膝位，以避免移植物承受过多的剪应

经验与教训

- 关节软骨缺损本身只是软骨病变的一个因素。应同时详细评估其他并发症，如半月板损伤、韧带损伤、关节不稳、力线异常和髌骨轨迹异常等。上述因素均可导致软骨损伤进展，因此在软骨修复时也必须纠正这些因素。
- 胶原膜虽尚未获得认证，但因其与骨膜相比在操作便利性和肥厚导致的再手术率方面有显著的优势，目前大多数ACI手术均采用胶原膜。
- 充分显露是彻底清创和被膜固定的先决条件。
- 尽可能去除受损的软骨，保留稳定的软骨边缘。如果导致非包容性缺损，则建议留下稍许欠佳的软骨供被膜固定。
- 对钙化层进行清创时不宜太用力，以免损伤软骨下骨板。
- 在胶原膜干燥时剪裁最为容易，但应注意胶原膜吸水后会扩张，将其放入缺损处后需要进行修整。

力。CPM机起始角度应设置为0°~40°，根据患者耐受情况逐渐增加到0°~90°。面积较大的双极缺损患者应延缓这一过程。此外，术后3周内患者应将患肢垂于床边，并且每天弯曲3~5次，使关节活动度达到90°。

在第二阶段（术后7~12周），患者关节活动度恢复正常，同时开始闭链式肌肉力量锻炼。对于缺损位于髌股关节的患者，术中应记录缺损与对侧软骨完全接触时的膝关节角度，并在制订康复计划时进行相应调整。可以开始腘绳肌抗阻锻炼、髋关节外展和内收肌及核心力量锻炼。

在第三阶段（术后12周以上），康复内容主要为辅助患者重返日常活动及进一步增加肌肉力量。建议开始使用固定自行车和椭圆机练习。髌股关节损伤患者术后6周允许爬楼梯，术后12~18个月可以逐渐开始直线跑，术后重返体育运动至少需要18个月。

临床结果

ACI的临床结果已有很多文献报道。股骨髁病变患者术后平均优良率为80%，而髌股关节病变患者优良率超过70%。比较ACI与其他软骨修复技术如微骨折和自体骨软骨移植（OAT）的随机对照研究很少。已有的研究参考价值十分有限，因为ACI的适应证为大面积缺损，而上述其他技术的适应证为面积较小的缺损。比较ACI、微骨折及OAT治疗大面积软骨缺损的随机对照研究面临一些伦理问题，因为微骨折和OAT治疗大面积缺损的疗效本身就存在争议。一项随机对照研究表明，ACI治疗大面积软骨缺损可以获得更好的结果[1]，但其他关于小面积缺损的随机对照研究均未发现显著差异[2-5]。由于费用和并发症发生率较高，ACI仅用于大面积缺损和其他软骨修复的翻修。

自体软骨细胞移植的结果				
作者	样本量	缺损类型	随访时间	结果及评价
Brittberg 等人[6] (1994)	23	所有位置	平均 39 个月	14/16 股骨病变,结果良好/优秀;5/7 髌骨移植失败
Peterson 等人[7] (2000)	94	所有位置	平均 4 年	25 例股骨病变患者中 24 例表现良好;19 例髌骨缺损患者中 11 例同时行重排手术;16/18 OCD 病变;12/16 伴 ACL 重建;9/15 伴多发病变
Micheli 等人[8] (2001)	50	所有位置	>36 个月	术后 36 个月移植物存活率为 94%
Minas 等人[9] (2001)	107	所有位置	>12 个月	总体改善率达 87%,失败率为 13%(失败定义为无改善或移植失败)
Peterson 等人[10] (2003)	58	OCD	平均 5.6 年	优良率为 91%,患者满意率为 93%
Mithoefer 等人[11] (2005)	20	所有位置	平均 47 个月	优良率为 96%,60%恢复到伤前或更高运动水平
Minas 等人[12] (2005)	45	髌股关节损伤	平均 46 个月	优良率为 71%
Minas 等人[13] (2008)	321	所有位置	平均 55 个月	接受过骨髓刺激的患者,ACI 的失败率由 8%增加到 26%
Rosenberger 等人[14](2008)	56(>45 岁)	所有位置	平均 4.7 年	非工伤补偿患者的失败率为 4.9%;81%的患者会再次接受 ACI
Basad 等人[1] (2010)	60(18~50 岁)	所有位置	2 年	与微骨折相比,MACI 更有效;两者均未见安全问题
Knutsen 等人[2] (2004)	80	股骨髁单发	2 年	ACI 和 MF 均可改善临床结果,MF 在随访 2 年时结果更好;组织学及大体检查无显著差异
Saris 等人[3] (2008)	118(18~50 岁)	股骨髁单发Ⅲ级/Ⅳ级损伤	1 年	ACI 的结构修复效果优于 MF;短期临床结果类似
Horas 等人[4] (2003)	40	股骨髁	2 年	骨软骨移植比 ACI 恢复时间短,症状缓解快;ACI 缺损由纤维软骨填充,而骨软骨移植保持透明软骨表型
Bentley 等人[5] (2003)	100(16~49 岁)	所有位置	平均 19 个月	1 年时,82%的 ACI 和 34%的马赛克成形术结果优良;5 例髌骨马赛克成形术均失败
Cole 等人[15] (2012)	40	所有位置,OCD,非 ACI 失败后	48 个月	ACI 治疗成功率为 85%,失败率为 19%
Ferruzzi 等人[16] (2008)	98(18~45 岁)	股骨髁	>48 个月	在最后的随访中,开放性 ACI 和关节镜 ACI 之间没有发现显著差异;关节镜组术后早 6 个月获得 ACI 稳定性
Gobbi 等人[17] (2009)	38	所有位置	5 年	所有患者在 2 年和 5 年的随访中都有显著改善; 术后活检标本呈透明样
McNickle 等人[18](2009)	137(13.9~39.9 岁)	所有位置	平均 4.3 年	75%的患者对结果完全或大部分满意;16%需要术后 ACI 清创;失败率为 6.4%;年龄和工伤补偿是结果的独立预测因素
Minas 等人[19] (2014)	210(平均 36 岁)	所有位置	>10 年	ACI 存活率为 71%,功能改善率为 75%,失败率为 25%;既往骨髓刺激和较大的缺损与失败风险增加相关

(待续)

自体软骨细胞移植的结果（续）				
作者	样本量	缺损类型	随访时间	结果及评价
Moseley 等人[20]（2010）	72（平均 37 岁）	股骨远端	10 年	87%在 5~10 年内有所改善；69%的患者从基线检查到 10 年后有所改善；75%的失败发生在平均 2.5 年；30 例患者（42%）在 ACI 后进行了手术，24 例患者（57%）被视为 ACI 失败
Niemeyer 等人[21]（2010）	59	所有位置	2 年	92.5%的患者被评定为正常或接近正常；作为挽救疗法，ACI-CS 组的失败率最高（26.7%）；孤立缺陷的失败率为 5.9%
Peterson 等人[22]（2010）	341	所有位置	10~20 年	7.4%的患者 ACI 状态较好或相同；92%的患者愿意再次接受 ACI 治疗；双极病变的最终结局比多相单极病变差；半月板损伤、既往骨髓刺激治疗和年龄对最终结果没有影响
Van Assche 等人[23]（2010）	67	股骨髁	2 年	70%的患者恢复 85%以上的功能对称性，ACI 术后恢复较慢，ACI 和 MF 的功能结果类似
Zaslav 等人[24]（2009）	154	所有位置	2 年	67%的患者治疗成功，24%治疗失败；49%进行了后续手术

ACI-CS，自体软骨细胞移植-胶原介质；ACL，前交叉韧带；MACI，基质介导的自体软骨细胞移植；MF，微骨折；OCD，剥脱性骨软骨炎。

（朱戈 译 徐卫东 校）

参考文献

1. Basad E, Ishaque B, Bachmann G, Stürz H, Steinmeyer J. Matrix-induced autologous chondrocyte implantation versus microfracture in the treatment of cartilage defects of the knee: a 2-year randomised study. *Knee Surg Sports Traumatol Arthrosc.* 2010;18(4):519-527.
2. Knutsen G, Engebretsen L, Ludvigsen TC, et al. Autologous chondrocyte implantation compared with microfracture in the knee. A randomized trial. *J Bone Joint Surg Am.* 2004;86-A(3):455-464.
3. Saris DB, Vanlauwe J, Victor J, et al. Characterized chondrocyte implantation results in better structural repair when treating symptomatic cartilage defects of the knee in a randomized controlled trial versus microfracture. *Am J Sports Med.* 2008;36:235-246.
4. Horas U, Pelinkovic D, Herr G, Aigner T, Schnettler R. Autologous chondrocyte implantation and osteochondral cylinder transplantation in cartilage repair of the knee joint. A prospective, comparative trial. *J Bone Joint Surg Am.* 2003;85-A:185-192.
5. Bentley G, Biant LC, Carrington RW, et al. A prospective, randomised comparison of autologous chondrocyte implantation versus mosaicplasty for osteochondral defects in the knee. *J Bone Joint Surg Br.* 2003;85:223-230.
6. Brittberg M, Lindahl A, Nilsson A, Ohlsson C, Isaksson O, Peterson L. Treatment of deep cartilage defects in the knee with autologous chondrocyte transplantation. *N Engl J Med.* 1994;331(14):889-895.
7. Peterson L, Minas T, Brittberg M, Nilsson A, Sjögren-Jansson E, Lindahl A. Two- to 9-year outcome after autologous chondrocyte transplantation of the knee. *Clin Orthop Relat Res.* 2000;374:212-234.
8. Micheli LJ, Browne JE, Erggelet C, et al. Autologous chondrocyte implantation of the knee: multicenter experience and minimum 3-year follow-up. *Clin J Sport Med.* 2001;11(4):223-228.
9. Minas T. Autologous chondrocyte implantation for focal chondral defects of the knee. *Clin Orthop Relat Res.* 2001;391(Suppl):S349-S361.
10. Peterson L, Minas T, Brittberg M, Lindahl A. Treatment of osteochondritis dissecans of the knee with autologous chondrocyte transplantation: results at two to ten years. *J Bone Joint Surg Am.* 2003;85-A(Suppl 2):17-24.
11. Mithofer K, Minas T, Peterson L, Yeon H, Micheli LJ. Functional outcome of knee articular cartilage repair in adolescent athletes. *Am J Sports Med.* 2005;33:1147-1153.
12. Minas T, Bryant T. The role of autologous chondrocyte implantation in the patellofemoral joint. *Clin Orthop Relat Res.* 2005;436:30-39.
13. Minas T, Gomoll AH, Rosenberger R, Royce RO, Bryant T. Increased failure rate of autologous chondrocyte implantation after previous treatment with marrow stimulation techniques. Am J Sports Med 2009;37(5):902-908.
14. Rosenberger RE, Gomoll AH, Bryant T, Minas T. Repair of large chondral defects of the knee with autologous chondrocyte implantation in patients 45 years or older. *Am J Sports Med.* 2008;36(12):2336-2344.
15. Cole BJ, DeBerardino T, Brewster R, et al. Outcomes of autologous chondrocyte implantation in study of the treatment of articular repair (STAR) patients with osteochondritis dissecans. *Am J Sports Med.* 2012;40(9):2015-2022,
16. Ferruzzi A, Buda R, Faldini, C, et al. Autologous chondro-

cyte implantation: open compared with arthroscopic technique. Comparison at a minimum follow-up of five years. *J Bone Joint Surg Am.* 2008;90(Suppl 4):90-101,
17. Gobbi A, Kon E, Berruto M, et al. Patellofemoral full-thickness chondral defects treated with second-generation autologous chondrocyte implantation: results at 5 years' follow-up. *Am J Sports Med.* 2009;37(6):1083-1092.
18. McNickle AG, L'Heureux DR, Yanke AB, Cole BJ. Outcomes of autologous chondrocyte implantation in a diverse patient population. *Am J Sports Med.* 2009;37(7):1344-1350.
19. Minas T, Von Keudell A, Bryant T, Gomoll AH. The John Insall Award: a minimum 10-year outcome study of autologous chondrocyte implantation. *Clin Orthop Relat Res.* 2014;472(1): 41-51.
20. Moseley JB Jr, Anderson AF, Browne JE, et al. Long-term durability of autologous chondrocyte implantation: a multicenter, observational study in US patients. *Am J Sports Med.* 2010;38(2):238-247.
21. Niemeyer P, Lenz P, Kreuz PC, et al. Chondrocyte-seeded type I/III collagen membrane for autologous chondrocyte transplantation: prospective 2-year results in patients with cartilage defects of the knee joint. *Arthroscopy.* 2010;26(8):1074-1082.
22. Peterson L, Vasiliadis HS, Brittberg M, Lindahl A. Autologous chondrocyte implantation: a long-term follow-up. *Am J Sports Med.* 2010;38(6):1117-1124.
23. Van Assche D, Staes F, Van Caspel D, et al. Autologous chondrocyte implantation versus microfracture for knee cartilage injury: a prospective randomized trial, with 2-year follow-up. *Knee Surg Sports Traumatol Arthrosc.* 2010;18(4):486-495.
24. Zaslav K, Cole B, Brewster R, et al. A prospective study of autologous chondrocyte implantation in patients with failed prior treatment for articular cartilage defect of the knee: Results of the Study of the Treatment of Articular Repair (STAR) clinical trial. *Am J Sports Med.* 2009;37(1):42-55.

第 19 章

其他细胞疗法

Giuseppe Filardo, Luca Andriolo, Elizaveta Kon, Maurilio Marcacci

20 多年前出现的自体软骨细胞移植(ACI)技术是第一个软骨再生技术。几项针对数千名患者的研究表明,该技术可以得到良好和稳定的长期随访结果[1],但一些研究也报道了该技术的缺陷[2]。从外科角度来看,由于标准 ACI 技术需要分两期手术,因此存在很多与手术复杂性和病变相关的问题[3]。从生物学角度来看,如何在延长单层培养期间维持软骨细胞的表型至关重要。此外,ACI 技术存在细胞悬液在病变处分布不均匀及漏出的风险[3]。因此,很多研究开始寻求新的方案来克服第一代 ACI 的缺陷,从而更好地利用软骨细胞的再生潜能,使其产生透明软骨样组织,恢复与生理组织类似的关节面[4]。世界公认的研究方向主要包括:①研究各种可以与软骨细胞结合的生物材料,包括被膜、支架结构及凝胶等[5]。②研究不同的细胞来源,如培养或处理过的软骨块或切碎的软骨(自体或异体来源)。但由于监管和法律等因素,这些细胞产物的使用有诸多限制,因此不能作为所有外科医生的工具。此外,虽然一些产品已用于软骨再生领域的前沿技术,但另一些产品却在临床应用中被淘汰而退出市场。例如,Hyalograft C(Anika Therapeutics, Inc)曾是最具代表性的基质介导的自体软骨细胞移植(MACT)技术产品之一,尽管文献报道它具有良好的临床效果,但该产品依然退出了市场。长期以来 MACT 提供了良好的临床疗效,因此未来软骨修复技术的目标是开发出可以超越 MACT 的新技术(一期手术、干细胞或无细胞技术)。本章将介绍后 ACI 时代的细胞疗法的适应证、手术技术及临床结果。

适应证和禁忌证

软骨细胞疗法的适应证包括:患者年龄应在 16~60 岁(有研究发现,40 岁以上的患者疗效较差[6]);男性或女性均可;患有症状性全层关节软骨缺损(Outerbridge Ⅲ/Ⅳ级,或者 ICRS 3/4 级);病变可位于任意间室,但周围需要有健康软骨环绕(包容性缺损)。缺损的面积没有限制,小的缺损更推荐使用微骨折等其他技术,而可治疗缺损面积的上限因技术不同而异。软骨缺损可继发创伤性或退行性关节病及剥脱性骨软骨炎等。对于软骨下骨缺损的患者,已出现针对软骨下骨的改良治疗方法[7,8]。

禁忌证包括:BMI>30kg/m^2、既往接受广泛半月板切除术(面积>50%)、胫股关节或髌股关节力线异常、关节不稳定。半月板、力线异常和关节不稳通常可以同时治疗。既往接受过骨髓刺激术不是治疗禁忌证,但可导致较差的临床结果[9]。其他禁忌证包括:骨关节炎(Kellgren–Lawrence 评分≥2 分)[10]、骨坏死、软骨钙化症、对植入产品或其成分过敏(牛来源产品或胶原等)、庆大霉素和两性霉素 B 过敏 [适用于 Cartipatch(法国组织库)和 Neocart(Histogenics)]、长期使用与骨代谢相关的药物、过去 3 个月内患肢接受过透明质酸钠或可的松注射治疗、滑膜瘤、血管瘤、色素绒毛结节滑膜炎、膝关节赘生物、化疗、妊娠或者哺乳及其他全身性疾病(如糖尿病、类风湿关节炎、曾患化脓性关节炎或反应性关节炎、痛风或假性痛风)。

治疗决策流程图总结在表19-1中。

手术技术

不同软骨细胞疗法的材料和手术策略差异很大，根据软骨细胞来源可分为3类(图19-1)。

体外培养的自体软骨

这类技术统称为MACT[5]。通常分两期手术：一期手术一般可在关节镜下进行，于非负重区取100~250mg软骨组织用于后续培养。二期手术可在3~6周后进行。如果存在软骨下骨缺损，则需要在一期手术时予以治疗。在胫骨近端或髂前上棘取松质骨，将其植入软骨下骨缺损处以恢复骨性结构。这种情况下，二期手术需要推迟至3个月后，以允许植入的松质骨与周围软骨下骨充分结合。支架结构可以通过开放切口或者关节镜植入。植入物通过压配用缝线或纤维蛋白胶固定。尽管MACT的手术过程相对简化，但两期手术和细胞培养使该技术的费用十分高昂。这一技术在欧洲十分流行，但在美国尚不能应用于临床。

基质介导的自体软骨细胞植入

基质介导的自体软骨细胞植入(MACI，Sanofi Biosurgery)是最早出现的MACT技术。首先将软骨细胞植入Ⅰ型/Ⅲ型胶原膜表面，将胶原膜剪裁为合适的形状，然后经开放切口或关节镜植入缺损处，并用缝线或胶原蛋白胶固定[11]。通过关节镜植入时，先使用带刻度的探针从不同维度测量缺损。植入前排空关节腔内的液体，将肾上腺素盐水纱布压在创面上，进一步干燥和止血。通过大口径关节镜套管将植入物置入关节内，并使用探钩将移植物放在缺损内。掀起移植物，在缺损处涂生物胶，再将移植物复位固定。均匀压迫移植物30秒，以保证其稳定性。将导尿管置入关节腔，注入生理盐水使其末端球囊扩张以达到加压作用。

Hyalograft C

Hyalograft C是一种生物工程组织，制备过程是将从软骨提取的软骨细胞经培养后植入透明质酸支架Hyaff 11。该组织可通过小切口或关节镜植入。关节镜手术时，用刨削器于缺损处清创，使用不同直径(6.5~8.5mm)的装置测量和评估缺损后置入节镜套筒，将专用的环形钻放在先前规划好的位置。将0.9mm克氏针固定在选定位置作为导针，环形钻钻入深度比克氏针少2mm，以免损伤软骨下骨板。低速环形钻可在软骨表面形成与移植物相匹配的规则的椭圆形区域。用边缘锐利的采集器切取与缺损形状相同的移植物，并将其通过套筒放入先前准备好的区域。重复此步骤，直至移植物填满缺损。尽可能多地填充缺损，移植物可以重叠，但不要覆盖缺损的边缘[12]。这项技术因一些与临床结果无关的原因已退出市场。

表19-1 以软骨细胞为基础的细胞疗法的治疗决策流程

临床检查	• 患者有膝关节疼痛表现
	• 男性或女性
	• 16~60岁
	• BMI<30kg/m²
	• 检查排除标准(查看膝关节X线片有无骨关节炎)
	• 检查胫股或髌股关节有无错位或不稳→如有，在软骨细胞移植或期间纠正
影像学检查	• MRI检查半月板缺损。如果半月板缺损，需要同时或分期行半月板移植
	• MRI显示膝关节任何部分的关节软骨全层撕脱(Outerbridge Ⅲ/Ⅳ级，或ICRS 3/4级)
	• 没有大小限制，但对于小损伤，MF这类技术可能更合适，反之，推荐接受此疗法的最大损伤尺寸因技术不同而异
	• 如果出现骨软骨破坏，有必要植骨、骨软骨移植或使用支架
最终决策	• 知情同意过程：讨论手术流程、预期成功率、患者情况等
	• 关节镜下确认病变及纳入标准

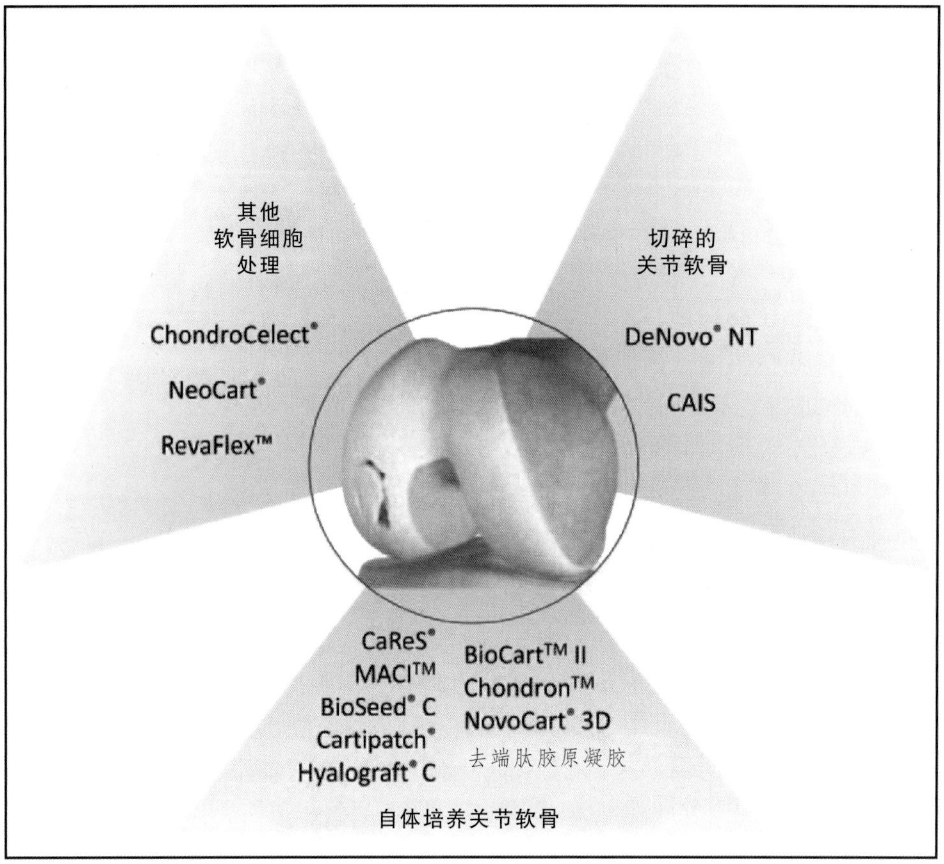

图 19-1 自体关节软骨和同种异体软骨细胞的不同来源。

BioSeed C

软骨细胞预培养后包埋在纤维素蛋白中,并将其与阳离子聚合物 910 和聚对二恶烷酮制成的矩形可吸收支架结合。根据缺损的大小剪裁含软骨细胞的支架材料。BioSeed C(BioTissue Technologies)使用特有的固定技术。置入缺损后,可使用 2-0 Vicryl 缝线于缺损的各个角将 BioSeed C 缝合在周围软骨上, 并打 3 个结固定。以克氏针在缺损四角通过"由内向外"技术钻孔,将有线结的 Vicryl 缝线固定在克氏针上,并经骨道穿入软骨下骨。这时线结可起到铆定作用[13]。该手术也可以通过关节镜实施[14]。

Cartipatch

Cartipatch 所用支架结构为含琼脂糖和海藻盐的水凝胶。理想情况下,建议使用一块完整的含细胞水凝胶填充缺损, 但也可以使用多块水凝胶填充。Cartipatch 提供 3 种直径:10mm、14mm 和 18mm。使用特制钻头在缺损处钻孔,深度为 4mm,形状与水凝胶相匹配。将水凝胶从转运培养液中取出,直接置入钻好孔的缺损处,使用血管钳将水凝胶压塞于创面,保证水凝胶与缺损边缘紧密结合。最后,伸屈膝关节检查水凝胶的稳定性[15]。

软骨再生系统

软骨再生系统(CaReS,Arthro Kinetics)是基于 I 型胶原的三维水凝胶。首先使用直径合适的打孔器将缺损周围软骨修整为规则的椭圆形,然后使用直径增大 1mm 的打孔器切取含细胞的植入物。在缺损基底部放置纤维蛋白胶后,使用特制刮片将水凝胶填充于缺损处。由于这种水凝胶可以释放 50%以上的水,所以其厚度通常是软骨缺损深度的 2 倍。水凝胶可用于各种形状的缺损[16]。

BioCart

BioCart Ⅱ(ProChon BioTech Ltd)是一种由同源

人纤维蛋白原和重组透明质酸共聚物经冷冻干燥制成的海绵样三维支架。将细胞植入支架后,根据缺损形状剪裁,并压配至缺损处,以纤维蛋白胶固定[17]。

NovoCart 3D

NovoCart 3D(TETEC GmbH)将自体软骨细胞包埋在3D胶原-硫酸软骨素支架中。缺损准备完成后植入移植物,并使用缝线固定于周边组织。可通过缝合4~6针加强固定[18]。

去端肽胶原凝胶

去端肽胶原凝胶 (ACC-01,Japan Tissue Engineering)将软骨细胞经培养后包埋于去端肽胶原凝胶溶液中(3%的Ⅰ型胶原;韩国),在培养过程中逐渐呈现不透明的果冻样形状。然后通过关节切开术植入该生物工程组织。手术技术与第一代ACI类似,需要将骨膜覆盖在缺损表面并缝合固定。先缝合一半被膜,将移植物填入缺损后再缝合其余的被膜[19]。

Chondron

Chondron(Sewon Cellontech Co Ltd)是培养的自体软骨细胞和纤维蛋白的混合物。使用2.0mm钻头经小切口在软骨下骨钻1~3个孔,以保证移植物稳定固定。局部应用骨蜡止血,并防止骨髓干细胞外溢。注射自体软骨细胞/纤维混合物,直至填满缺损。膝关节或髋关节病变需要保持关节屈曲3~5分钟以使凝胶硬化,然后使用探钩检查移植物的硬度[20]。

软骨碎块

软骨碎块可通过一期手术经小切口植入。缺损的准备与自体软骨细胞类似,对缺损处进行彻底清创,直至钙化区,应注意避免损伤软骨下骨。如果软骨下骨出血,可以使用纤维蛋白胶治疗,然后用纤维蛋白胶固定切碎的关节软骨[21]。

DeNovo NT

DeNovo NT(Natural Tissue Graft; Zimmer)是一种经FDA批准的幼年软骨颗粒,可在一期手术中植入,并使用纤维蛋白胶固定。缺损准备完成后,于缺损底部放置纤维蛋白胶,从包装中取出幼年(供体年龄<13岁)软骨,放置在纤维蛋白胶上方并覆盖缺损底部。软骨组织部不可填满缺损的全部深度,其余部分用纤维蛋白胶填充。充分包埋软骨组织,然后使该组织-纤维结构固化[22]。该操作的优势是:研究发现幼年软骨比成年软骨具有更强的再生能力和更高的成软骨活性[23,24]。

自体软骨移植系统

与其他软骨碎块技术不同, 自体软骨移植系统(CAIS,DePuy Mitek)具有支架结构。该支架是由35%的聚己内酯和65%的聚乙醇酸组成的可吸收共聚物泡沫组成,并用聚二氧杂环酮网片加固。聚合物泡沫可以维持组织碎片的位置,并为软骨基质的生成提供3D支架。在关节镜下采集非负重区软骨并用特殊装置切成1~2mm碎片, 该装置切碎的软骨均匀地分布在可生物降解的支架上,然后使用商用纤维蛋白密封剂将碎片固定在支架上。切开关节显露并准备缺损后,根据损伤大小将移植物裁剪成适当的尺寸。将修剪后的CAIS支架植入物放在缺损处, 有软骨碎片的一面朝向软骨下骨,并用2枚或更多可降解铆钉(缝线及尖端成分为聚二恶烷酮)固定[25]。该技术因一些与临床结果无关的原因已退出市场。

其他软骨处理方法

这些技术的特点是通过独特的体外培养处理最大限度地保留细胞(异体或同源软骨细胞)的培养前表型及高度的成软骨潜力。

ChondroCelect

ChondroCelect (TiGenix NV) 也称为特定软骨细胞植入,是标准的两期手术技术,包括软骨获取和手术植入。将软骨细胞进行独特的处理后(旨在维持细胞培养前表型),经手术植入关节。手术采用双层胶原模(Chondro-Gide, Geistlich Biomaterials)替代骨膜,将其缝合在缺损上方以形成水密的空间。将软骨细胞注射入该腔隙后,用缝线和纤维蛋白胶予以封闭[26]。

NeoCart

NeoCart将3D Ⅰ型胶原支架与经生物反应器处理的自体细胞结合,产生富含蛋白聚糖和糖胺聚糖的植入物,手术中通过专用的生物黏附性胶原基聚合物(CT-3,Histogenics)将其固定在缺损区域,无须缝合[27]。目前美国正在进行一项比较NeoCart和微骨折的3期临床试验[28]。

RevaFlex

RevaFlex（以前称为 DeNovo ET，ISTO Technologies Inc）是一种体外培养的含幼年同种异体软骨细胞的透明软骨样三维结构，可用于治疗 1~5cm^2 的缺损。使用无菌的片状模板测量缺损后，根据模板剪裁移植物。在缺损底部放置纤维蛋白胶后，用镊子植入移植物。相对于周围的正常软骨，移植物应略微凹陷(0.5mm)。植入后需要静止 5 分钟，使纤维蛋白胶完全凝固[29]。FDA 批准了一项 3 期临床试验。

临床结果

以软骨细胞为基础的细胞疗法在不同的随访中均显示了良好的效果。很少有随机和对比研究表明细胞疗法的结果优于微骨折[25,27,30,31]。有关这一对比的更多证据需要等待其他尚未发表的临床研究结果[32]。本章详细描述了软骨细胞疗法最有价值的随机和对比研究，并仅简要总结了上述技术的最重要的研究结果。

本章介绍的每项技术都有其特定的手术要求，但总体而言，文献报道的中期随访结果良好且稳定，在不同技术间没有显著差异。目前研究人员正在探索膝关节全层软骨缺损不同的治疗策略，从而进一步改善组织再生能力和临床效果。

总结已公布的以软骨细胞为基础的细胞疗法的随机比较试验

作者	类型	年龄(岁)	性别	随访	结果
Bartlett 等人[33]（2005）	随机研究：ACI-C(44)比 MACI(47)	33.7 比 33.4	男 54 人 女 37 人	12 个月	辛辛那提膝关节评分(41.4~59 分 比 44.5~64.1 分)，VAS（6~4.3 分比 6~4.1 分）、Stanmore 功能评分（3~2.2 分 比 2.7~2.1 分）。失败例数 0:2。ACI-C 和 MACI 在临床、关节镜下和组织学结果方面具有可比性
Ferruzzi 等人[34]（2008）	比较研究：开放(ACI-P48)比关节镜(Hyalograft C50)	32.1 比 31.0	男 66 人 女 32 人	60 个月	对开放和关节镜两组行改良主客观 IKDC 评分。恢复曲线的比较显示仅在 12 个月时出现支持关节镜下自体软骨细胞移植的有临床意义的差别
Kon 等人[35]（2009）	比较研究：Hyalograft(40)比 MF(40)	29.0 比 30.6	男 60 人 女 20 人	60 个月	每组各项评分均有显著提高：主观 IKDC 评分 40.5~80.2 分比 40.1~70.2 分，Tegner 评分 7~6 分比 7~5 分 与 MF 不同，在 2~5 年，Hyalograft C 有更高的 IKDC 主客观评分，且 Tegner 评分稳定。MF 组有 1 例失败
Basad 等人[30]（2010）	随机研究：MACI(40)比 MF(20)	33.0 比 37.5	男 42 人 女 18 人	24 个月	每组各项评分均有显著提高：Lysholm 评分 52~92 分 比 55~69 分，Tegner 评分 2~4 分比 2~3 分。ICRS 评分(正常/几乎正常) 17~93 分比 20~60 分 MACI 在每项数据上均领先 MF 组有 1 例失败

（待续）

总结已公布的以软骨细胞为基础的细胞疗法的随机比较试验(续)

作者	类型	年龄(岁)	性别	随访	结果
Zeifang 等人[36](2010)	随机研究:ACI-P(10)比 MACI(11)	29.5 比 29.1	男 16 人 女 5 人	24 个月	根据 IKDC、Tegner 和 SF-36 评分,ACI-P 和 MACI 没有疗效差别;然而 Lysholm 和 Gillquist 评分显示骨膜瓣技术组略胜一筹
Erggelet 等人[13](2010)	比较研究:ACI-P(42)比 BioSeed C(40)	34.0 比 36.0	男 40 人 女 42 人	24 个月	每组各项评分均有显著提高:标准化辛辛那提膝关节评分 3.3~6.4 分比 3.3~6.9 分;Lysholm 评分 33~70 分比 47~78 分。两组无显著差异;ACI-P 组行 10 次翻修手术,BioSeed C 组 5 次
Cole 等人[25](2011)	随机研究:CAIS(20)比 MF(9)	32.7 比 33.0	男 19 人 女 10 人	24 个月	CAIS 组的 IKDC 和 KOOS 评分显著高于 MF 组。与 CAIS 相比,MF 组治疗的患者在 6~12 个月时内生骨赘发生率明显更高
Kon 等人[31](2011)	比较研究:Hyalograft C(21)比 MF(20)	23.7 比 26.5	男 41 人	7.5 年	在相似的运动率下,每组所有评分均有显著提高,2 年随访中 IKDC 评分类似,但 Hyalograft C 组最后评估明显更好。随时间推移,MF 组结果下降
Vanlauwe 等人[26](2011)	随机研究:NeoCart(51)比 MF(61)	33.6 比 33.9	男 73 人 女 39 人	60 个月	两组 KOOS 评分无差别 对失败的治疗进行比较(7 比 10),尽管 MF 组失败出现得更早。小组分析显示在症状出现<3 年的参与者中,CCI 导致更好的预后
Crawford 等人[27](2012)	随机研究:NeoCart(21))比 MF(9)	41.0 比 39.0	男 25 人 女 5 人	24 个月	两组各项评分均有显著提高:在 KOOS、IKDC 和 VAS 评分方面,NeoCart 组明显优于 MF 组。NeoCart 治疗组(15/19)比MF 治疗组(4/9)有更多的患者对治疗有反应

ACI-C,胶原诱导的自体软骨细胞移植;ACI-P,骨膜覆盖的自体软骨细胞移植;CAIS,软骨自体移植系统;CCI,特殊软骨细胞移植;IKDC,国际膝关节文献委员会;KOOS,膝关节损伤和骨关节炎结果评分;MACI,基质介导的自体软骨细胞移植;MF,微骨折;VAS,视觉模拟量表。

总结最有意义的以软骨细胞为基础的细胞疗法

产品	作者	患者数	随访	结果
MACT				
Hyalograft C(已退出市场)	Filardo 等人[37](2014)	133	7 年	所有记录的结果良好,临床分析显示最后结果与病因、性别、症状持续时间、病变大小和位置、年龄及手术史相关,因此也明确了患者和病变的特点作为预示因素的重要性

(待续)

总结最有意义的以软骨细胞为基础的细胞疗法(续)				
产品	作者	患者数	随访	结果
MACI	Ebert 等人[41](2013)	104	5年	通过对患者的分析发现一些术前评估(例如,MCS、PCS 和症状持续时间)和临床及 MRI 结果之间存在关联
CaReS	Schneider 等人[16](2011)	116	30个月	IKDC 和 SF-36 评分显著提高,疼痛等级下降。总体上,88%的外科医生和 80%的患者对治疗满意
去端肽胶原凝胶	Adachi 等人[42](2014)	72	8年	临床结果良好,移植后 2 年损伤修复处关节镜分级和最终临床评分存在有意义的关联
硫酸软骨素	Choi 等人[43](2010)	98	2年	72 小时内凝胶中的细胞可保持 90%的生存率。膝关节协会评分有显著提高
BioSeed C	Kreuz 等人[44](2011)	52	4年	尽管等速测试显示相比于健康膝关节,治疗后的膝关节最大运动强度显著下降,但临床结果良好
Cartipatch	Selmi 等人[15](2008)	17	2年	病变>3m^2 的患者比其他病变更小的患者会更明显受益
BioCart	Nehrer 等人[7](2008)	8	1年	所有患者的 MRI 均表现为缺损处填充良好并有软骨样组织生长,临床评分提高
NovoCart 3D	Pietschmann 等人[45](2012)	41	2年	虽然 25%接受治疗的患者在 1 年内出现植入物过度生长,但 IKDC 和 VAS 评分显著提高
以切碎关节软骨为基础的操作				
DeNovo NT	Farr 等人[46](2011)	4	24个月	髌股关节病变及 KOOS、IKDC 和 VAS 疼痛评分都得到改善
CAIS	Cole 等人[25](2011)	20	24个月	CAIS 组的结果比 MF 组明显更为良好(同上述)
以体外软骨细胞为基础的细胞疗法				
ChondroCelect	Gerlier 等人[48](2010)			和 MF 进行成本实用性调查对比。假设在后期阶段,高质量的软骨修复和骨关节炎有良好的相关性,表明 CCI 在提高生活质量和避免骨关节炎相关费用上具有优势
NeoCart	Crawford 等人[49](2009)	8	2年	疼痛评分明显降低,运动和功能改善。在缺损填充方面,MRI 显示 6 例患者表现良好,1 例患者适中,1 例患者填充较差
Revaflex	McCormick 等人[29](2013)	9	1年	临床结果改善,组织学结果良好(根据 ICRS 软骨修复后评分,9 例患者中有 6 例活检评分正常或接近正常)

CAIS,软骨自体移植系统;CaReS,软骨再生系统;CCI,特殊软骨细胞移植;MACT,基质诱导的自体软骨细胞移植;MCS,心理评分;OA,骨关节炎;PCS,物理评分。

(朱戈 徐一宏 译 张峻 校)

参考文献

1. Peterson L, Vasiliadis HS, Brittberg M, Lindahl A. Autologous chondrocyte implantation: a long-term follow-up. *Am J Sports Med.* 2010;38(6):1117-1124.
2. Harris JD, Siston RA, Brophy RH, Lattermann C, Carey JL, Flanigan DC. Failures, re-operations, and complications after autologous chondrocyte implantation—a systematic review. *Osteoarthritis Cartilage.* 2011;19(7):779-791.
3. Kon E, Verdonk P, Condello V, et al. Matrix-assisted autologous chondrocyte transplantation for the repair of cartilage defects of the knee: systematic clinical data review and study quality analysis. *Am J Sports Med.* 2009;37(Suppl 1):156S-166S.
4. Briggs TW, Mahroof S, David LA, Flannelly J, Pringle J, Bayliss M. Histological evaluation of chondral defects after autologous chondrocyte implantation of the knee. *J Bone Joint Surg Br.* 2003;85(7):1077-1083.
5. Filardo G, Kon E, Roffi A, Di Martino A, Marcacci M. Scaffold-based repair for cartilage healing: a systematic review and technical note. *Arthroscopy.* 2013;29(1):174-186.
6. Kon E, Filardo G, Condello V, et al. Second-generation autologous chondrocyte implantation: results in patients older than 40 years. *Am J Sports Med.* 2011;39(8):1668-1675.
7. Pape D, Filardo G, Kon E, van Dijk CN, Madry H. Disease-specific clinical problems associated with the subchondral bone. *Knee Surg Sports Traumatol Arthrosc.* 2010;18(4):448-462.
8. Filardo G, Kon E, Perdisa F, et al. Osteochondral scaffold reconstruction for complex knee lesions: a comparative evaluation. *Knee.* 2013;20(6):570-576.
9. Minas T, Gomoll AH, Rosenberger R, Royce RO, Bryant T. Increased failure rate of autologous chondrocyte implantation after previous treatment with marrow stimulation techniques. *Am J Sports Med.* 2009;37(5):902-908.
10. Filardo G, Vannini F, Marcacci M, et al. Matrix-assisted autologous chondrocyte transplantation for cartilage regeneration in osteoarthritic knees: results and failures at midterm follow-up. *Am J Sports Med.* 2013;41(1):95-100.
11. Ebert JR, Fallon M, Ackland TR, Wood DJ, Janes GC. Arthroscopic matrix-induced autologous chondrocyte implantation: 2-year outcomes. *Arthroscopy.* 2012;28(7):952-964.
12. Filardo G, Kon E, Andriolo L, Di Martino A, Zaffagnini S, Marcacci M. Treatment of "patellofemoral" cartilage lesions with matrix-assisted autologous chondrocyte transplantation: a comparison of patellar and trochlear lesions. *Am J Sports Med.* 2014;42(3):626-634.
13. Erggelet C, Kreuz PC, Mrosek EH, et al. Autologous chondrocyte implantation versus ACI using 3D-bioresorbable graft for the treatment of large full-thickness cartilage lesions of the knee. *Arch Orthop Trauma Surg.* 2010;130(8):957-964.
14. Erggelet C, Sittinger M, Lahm A. The arthroscopic implantation of autologous chondrocytes for the treatment of full-thickness cartilage defects of the knee joint. *Arthroscopy.* 2003;19:108-110.
15. Selmi TA, Verdonk P, Chambat P, et al. Autologous chondrocyte implantation in a novel alginate-agarose hydrogel: outcome at two years. *J Bone Joint Surg Br.* 2008;90(5):597-604.
16. Schneider U, Rackwitz L, Andereya S, et al. A prospective multicenter study on the outcome of type I collagen hydrogel-based autologous chondrocyte implantation (CaReS) for the repair of articular cartilage defects in the knee. *Am J Sports Med.* 2011;39(12):2558-2565.
17. Nehrer S, Chiari C, Domayer S, Barkay H, Yayon A. Results of chondrocyte implantation with a fibrin-hyaluronan matrix: a preliminary study. *Clin Orthop Relat Res.* 2008;466(8):1849-1855.
18. Panagopoulos A, van Niekerk L, Triantafillopoulos I. Autologous chondrocyte implantation for knee cartilage injuries: moderate functional outcome and performance in patients with high-impact activities. *Orthopedics.* 2012;35(1):e6-e14.
19. Tohyama H, Yasuda K, Minami A, et al. Atelocollagen-associated autologous chondrocyte implantation for the repair of chondral defects of the knee: a prospective multicenter clinical trial in Japan. *J Orthop Sci.* 2009;14(5):579-588.
20. Kim MK, Choi SW, Kim SR, Oh IS, Won MH. Autologous chondrocyte implantation in the knee using fibrin. *Knee Surg Sports Traumatol Arthrosc.* 2010;18(4):528-534.
21. McCormick F, Yanke A, Provencher MT, Cole BJ. Minced articular cartilage—basic science, surgical technique, and clinical application. *Sports Med Arthrosc.* 2008;16(4):217-220.
22. Farr J, Cole B, Sherman S, Karas V. Particulated articular cartilage: CAIS and DeNovo NT. *J Knee Surg.* 2012;25(1):23-29.
23. Liu H, Zhao Z, Clarke RB, Gao J, Garrett IR, Margerrison EE. Enhanced tissue regeneration potential of juvenile articular cartilage. *Am J Sports Med.* 2013;41(11):2658-2667.
24. Adkisson HD 4th, Martin JA, Amendola RL, et al. The potential of human allogeneic juvenile chondrocytes for restoration of articular cartilage. *Am J Sports Med.* 2010;38(7):1324-1333.
25. Cole BJ, Farr J, Winalski CS, et al. Outcomes after a single-stage procedure for cell-based cartilage repair: a prospective clinical safety trial with 2-year follow-up. *Am J Sports Med.* 2011;39(6):1170-1179.
26. Vanlauwe J, Saris DB, Victor J, et al. Five-year outcome of characterized chondrocyte implantation versus microfracture for symptomatic cartilage defects of the knee: early treatment matters. *Am J Sports Med.* 2011;39(12):2566-2574.
27. Crawford DC, DeBerardino TM, Williams RJ 3rd. NeoCart, an autologous cartilage tissue implant, compared with microfracture for treatment of distal femoral cartilage lesions: an FDA phase-II prospective, randomized clinical trial after two years. *J Bone Joint Surg Am.* 2012;94(11):979-989.
28. ClinicalTrials.gov. http://www.clinicaltrials.gov/ct2/show/NCT01066702?term=neocart&rank=2
29. McCormick F, Cole BJ, Nwachukwu B, Harris JD, Adkisson HD IV, Farr J. Treatment of focal cartilage defects with a juvenile allogeneic 3-dimensional articular cartilage graft. *Oper Tech Sports Med.* 2013;21(2):95-99.
30. Basad E, Ishaque B, Bachmann G, Stürz H, Steinmeyer J. Matrix-induced autologous chondrocyte implantation versus microfracture in the treatment of cartilage defects of the knee: a 2-year randomised study. *Knee Surg Sports Traumatol Arthrosc.* 2010;18(4):519-527.
31. Kon E, Filardo G, Berruto M, et al. Articular cartilage treatment in high-level male soccer players: a prospective comparative study of arthroscopic second-generation autologous chondrocyte implantation versus microfracture. *Am J Sports Med.* 2011;39(12):2549-2557.
32. ClinicalTrials.gov, http://clinicaltrials.gov/ct2/show/study/NCT00719576
33. Bartlett W, Skinner JA, Gooding CR, et al. Autologous chondrocyte implantation versus matrix-induced autologous chondrocyte implantation for osteochondral defects of the knee: a prospective, randomised study. *J Bone Joint Surg Br.* 2005;87(5):640-645.
34. Ferruzzi A, Buda R, Faldini C, et al. Autologous chondrocyte implantation in the knee joint: open compared with arthroscopic technique. Comparison at a minimum follow-up of five years. *J Bone Joint Surg Am.* 2008;90(Suppl 4):90-101.
35. Kon E, Gobbi A, Filardo G, Delcogliano M, Zaffagnini S, Marcacci M. Arthroscopic second-generation autologous chondrocyte implantation compared with microfracture for chondral lesions of the knee: prospective nonrandomized study at 5 years. *Am J Sports Med.* 2009;37(1):33-41.
36. Zeifang F, Oberle D, Nierhoff C, Richter W, Moradi B, Schmitt

H. Autologous chondrocyte implantation using the original periosteum-cover technique versus matrix-associated autologous chondrocyte implantation: a randomized clinical trial. *Am J Sports Med.* 2010;38(5):924-933.
37. Filardo G, Kon E, Andriolo L, Di Matteo B, Balboni F, Marcacci M. Clinical profiling in cartilage regeneration: prognostic factors for mid-term results of matrix-assisted autologous chondrocyte transplantation. *Am J Sports Med.* 2014;42(4):898-905.
38. Filardo G, Kon E, Andriolo L, et al. Does patient sex influence cartilage surgery outcome? Analysis of results at 5-year follow-up in a large cohort of patients treated with matrix-assisted autologous chondrocyte transplantation. *Am J Sports Med.* 2013;41(8):1827-1834.
39. Filardo G, Kon E, Di Martino A, et al. Second-generation arthroscopic autologous chondrocyte implantation for the treatment of degenerative cartilage lesions. *Knee Surg Sports Traumatol Arthrosc.* 2012;20(9):1704-1713.
40. Filardo G, Kon E, Berruto M, et al. Arthroscopic second generation autologous chondrocytes implantation associated with bone grafting for the treatment of knee osteochondritis dissecans: results at 6 years. *Knee.* 2012;19(5):658-663.
41. Ebert JR, Smith A, Edwards PK, Hambly K, Wood DJ, Ackland TR. Factors predictive of outcome 5 years after matrix-induced autologous chondrocyte implantation in the tibiofemoral joint. *Am J Sports Med.* 2013;41(6):1245-1254.
42. Adachi N, Ochi M, Deie M, et al. Implantation of tissue-engineered cartilage-like tissue for the treatment for full-thickness cartilage defects of the knee. *Knee Surg Sports Traumatol Arthrosc.* 2014;22(6):1241-1248.
43. Choi NY, Kim BW, Yeo WJ, et al. Gel-type autologous chondrocyte (Chondron) implantation for treatment of articular cartilage defects of the knee. *BMC Musculoskelet Disord.* 2010;11:103.
44. Kreuz PC, Müller S, Freymann U, et al. Repair of focal cartilage defects with scaffold-assisted autologous chondrocyte grafts: clinical and biomechanical results 48 months after transplantation. *Am J Sports Med.* 2011;39(8):1697-1705.
45. Pietschmann MF, Niethammer TR, Horng A, et al. The incidence and clinical relevance of graft hypertrophy after matrix-based autologous chondrocyte implantation. *Am J Sports Med.* 2012;40(1):68-74.
46. Farr J, Yao JQ. Chondral defect repair with particulated juvenile cartilage allograft. *Cartilage.* 2011;2(4):346-353.
47. Tompkins M, Hamann JC, Diduch DR, et al. Preliminary results of a novel single stage cartilage restoration technique: particulated juvenile articular cartilage allograft for chondral defects of the patella. *Arthroscopy.* 2013;29(10):1661-1670.
48. Gerlier L, Lamotte M, Wille M, et al. The cost utility of autologous chondrocytes implantation using ChondroCelect® in symptomatic knee cartilage lesions in Belgium. *Pharmacoeconomics.* 2010;28(12):1129-1146.
49. Crawford DC, Heveran CM, Cannon WD Jr, Foo LF, Potter HG. An autologous cartilage tissue implant NeoCart for treatment of grade III chondral injury to the distal femur: prospective clinical safety trial at 2 years. *Am J Sports Med.* 2009;37(7):1334-1343.

第 20 章

以干细胞为基础的细胞疗法

Elizaveta Kon, Alice Roffi, Giuseppe Filardo, Maurilio Marcacci

关节软骨损伤是退行性疾病进程中的一部分,可同时累及软骨下骨,最终导致骨关节炎(OA)的发生[1]。多年来,人们提出了许多治疗软骨和骨软骨损伤的方法,但无论哪种方法都无法恢复健康的关节表面[2-6]。近年来,间充质干细胞(MSC)因具有分化为软骨、骨、脂肪、肌腱、韧带、骨髓基质等多种结缔组织的能力,正逐渐成为一种修复自愈能力较低的肌肉骨骼组织的强大工具[7-9]。MSC 的再生效应是通过细胞间的直接相互作用或生物活性因子的分泌而产生结构上的调节作用和抗炎作用[10,11]。目前,骨髓穿刺浓缩物(BMAC)是临床上最常用的 MSC 类型。然而,近年来出现了多种不同来源的 MSC,包括脂肪组织、骨骼肌、骨骼、脐带血、滑膜、滑膜液、髌下脂肪垫和外周血等。这些细胞具有相似的表型特征,但在增殖和分化潜能方面有不同的倾向[8]。

在这一章里,我们将对以干细胞为基础的治疗方法在膝关节软骨/骨软骨病变中应用的适应证、手术技术及临床结果进行概述。

MSC 的获取

MSC 可以直接离心浓缩或者培养扩增后使用[12-15]。但两者的组成有显著差异:离心所得的 MSC 的比例明显低于培养所得的 MSC[16]。然而,离心可获得不同类型的祖细胞,这可能有利于组织再生。培养扩增的细胞具有细菌污染、异种性或细胞转化的风险,这些将对 MSC 的分化能力产生影响[17]。一些 MSC 诱导成软骨的实验表明,培养获取的 MSC 还存在提前终止分化和肥大的问题[18]。

离心浓缩或培养扩增获得的 MSC 可以直接用于关节内注射,或者先添加到支架材料上再进行移植(图 20-1)。这两种方法不仅代表了两种不同的技术,还代表了两种潜在的不同的临床治疗方案。关节腔内注射是一种简单的微创操作。由于 MSC 注入关节腔后可以作用于整个关节,因此它具有治疗膝关节 OA 的潜能。对于支架植入术,MSC 生长或植入 3D 结构的支架后可以精确地移植至缺损部位,为局灶性病变提供了一种治疗方案[19,20]。

多种不同生物材料可作为 MSC 的支架,如透明质酸[21]、胶原蛋白[22]、羟基磷灰石[23]或富含血小板的纤维蛋白胶[24]。还有很多方案用于促进 MSC 的分化,如磁性设备、生长和转录因子[25-30]。

目前 MSC 植入的最佳方法尚未被证实。事实上,除了一些令人感兴趣的基础实验和临床研究,只有少数治疗方法真正实现了临床应用。本章旨在介绍两种用于治疗软骨和骨软骨缺损的 MSC 产品:含有 BMAC 的支架材料(Hyalofast, Anika Therapeutics, Inc);可注射同种异体 MSC(Cartistem, Medipost Co, Ltd)。

商业支架产品:Hyalofast+BMAC

Hyalofast 是为数不多的文献中广泛提及的商业支架之一,它是一种包裹了 MSC 的可降解结构。Hyalofast 以透明质酸的半合成衍生物 Hyaff(Anika

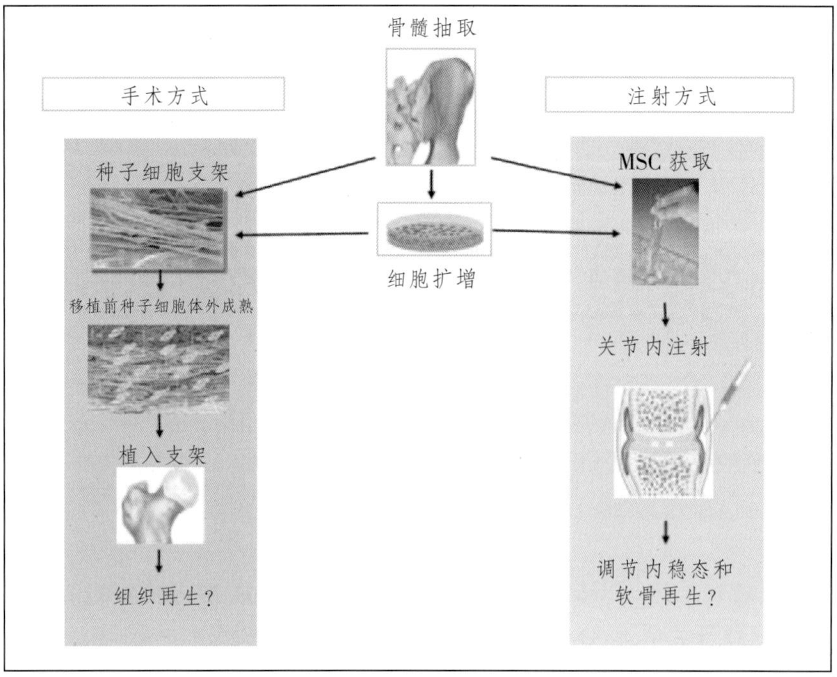

图 20–1 离心浓缩或培养扩增获得的 MSC 可用于关节内注射，或者添加到支架材料上进行移植。这两种方法不仅代表了两种不同的技术，还代表了两种潜在的不同的临床治疗方案。

Therapeutics, Inc）为原料，可以用作 BMAC 的支架或保护膜。它为微骨折术或其他骨髓刺激术动员的 MSC 和其他自体骨髓成分提供附着点。Hyalofast 易于整合，可以在关节镜下使用，其黏附特性也允许在大多数情况下实现非机械性固定。

适应证和禁忌证

Hyalofast 可用于治疗有症状的 ICRS 3 级和 4 级软骨或骨软骨缺损。禁忌证包括患者年龄<15 岁或>50 岁、"对吻"缺损、OA、风湿性关节炎、免疫系统紊乱、肿瘤、代谢紊乱或感染。相对禁忌证包括力线不良、半月板损伤和关节松弛[21,26,31–33]。

手术技术

骨髓抽取和浓缩

患者取仰卧位，在腰麻或全身麻醉下从髂后上棘抽取共 60mL 骨髓。将骨穿针（11 号×100mm）穿入髂骨骨髓 3cm。用 20mL 肝素化的注射器抽取 5mL 骨髓。通过同一皮肤切口重复多次穿刺，直到收集 60mL 骨髓。从不同位置少量抽吸骨髓，可减少外周血的稀释，最大限度地收集 MSC。取出的骨髓直接在手术室进行处理：除去大部分红细胞和血浆。多次 15 分钟离心循环后，可获得 6mL 含有有核细胞的浓缩物[31]。

关节镜植入

骨髓收集完毕后，患者在仰卧位下进行标准的关节镜手术。确认软骨病变位置，并将套管插入病变侧切口，以便插入手术器械并牵开术野中的脂肪垫[34]。用低剖面钻头将病变区域修整为圆形，边缘应达健康软骨，用于植入生物材料。将细胞种植于透明质酸膜：抽取 2mL 骨髓穿刺浓缩物填充支架，之后用手术器械将其放置于缺损内。可以将多张邮票大小的膜重叠放置，以保证完全填充缺损。在植入物上涂覆一层富血小板纤维蛋白凝胶（PRF），在提供生长因子的同时固定移植物。植入结束后，在关节镜直视下活动膝关节，评估植入物的稳定性。

术后康复

1.术后第 1 天：渐进的膝关节被动和主动活动度练习，避免负重。

2.术后 4 周：闭链运动（CKC）康复、静态等长运动、渐进的部分负重行走及游泳。

3.术后 10 周：开链运动康复练习、肌肉功能恢复锻炼、完全负重行走和骑车。

4.术后 6 个月：慢跑。

5.术后 12 个月：高冲击运动。

临床结果

共有 5 项研究报道了 Hyalofast 的临床应用[21,26,31-33]。所有这些研究均由 Giannini 等人进行，其中 2 项研究用于治疗膝关节骨软骨缺损，3 项研究用于治疗距骨穹隆骨软骨缺损。在膝关节骨软骨缺损治疗中，他们使用覆盖 PRF 的 Hyalofast+BMAC 作为植入材料，20 例患者在 2 年随访中取得了总体良好的临床结果，MRI 显示植入物实现 80%的移植整合率和 70%的缺损填充率[26]。最新的一项研究包含 30 例患者，在 3 年的随访中取得了良好的临床结果[31]。术后 12 个月，Hyalofast 治疗的患者 IKDC 主观评分明显提高，但在随访结束时 Hyalofast 治疗组和对照组的 IKDC 评分没有统计学差异。

对于踝关节的治疗，研究报道了 48 例使用支架-MSC 治疗距骨穹隆骨软骨缺损的临床结果[21]。研究中使用了两种材料：胶原粉和 Hyalofast，两者都添加了 BMAC 和 PRF。随访 2 年后，两种材料的美国骨科足踝学会(AOFAS)评分、MRI、关节镜及组织学检查中的表现无统计学差异。最近的研究比较了 3 种不同手术方法治疗距骨穹隆局灶性骨软骨病变的临床疗效：第一代自体软骨细胞切开植入术（10 例）、关节镜下 Hyalograft C(Anika Therapeutics，Inc)植入术(46 例)、关节镜下 Hyalofast+BMAC 植入术(25 例)[32]。尽管随访 3 年后所有治疗组的Ⅱ型胶原和蛋白聚糖表达结果相似，但 BMAC 治疗组的发病率和费用明显降低，表明这种Ⅰ期修复技术能够克服先前技术存在的大部分缺点。所有治疗组的 X 线检查均未发现 OA 改善。MRI 显示 Hyalofast+BMAC 植入物可以实现 76%的移植整合率。此外，组织学检查重点分析了所有移植材料的修复组织中透明软骨的含量，结果显示软骨缺损均实现了不同程度的重塑。

最后一项研究通过 MRI 比较了 20 名健康志愿者和 20 例使用 Hyalofast+BMAC 治疗距骨穹隆软骨缺损的患者之间的差异[33]。研究证实 Hyalofast 移植具有良好的效果，85%的患者临床治疗结果优良。Hyalofast 在骨软骨缺损的修复过程中具有透明软骨再生能力，但没有成骨能力。研究中仅有 2 例可见成熟的骨组织再生，再生体积不足 8%。Hyalofast 是文献中最常用的 BMAC 支架结构。此外，也有一些研究报道了其他支架或材料的使用情况。

支架植入相关临床研究

作者	研究类型	治疗方式	病理学表现	入组人数	随访时间	结果
Gobbi 等人[35] (2011) Gobbi 等人[36] (2014)	病例分析	BMAC+Ⅰ/Ⅲ型胶原基质	膝关节全层软骨缺损	25	3 年	80%的患者 MRI 显示移植物稳定并完成缺损填充；组织切片显示透明样软骨修复；年龄<45 岁、缺损较小或者单一缺损的患者修复结果较好
Enea 等人[37] (2013)	病例分析	BMAC+软骨组织	膝关节软骨损伤	9	1 年	8/9 的患者 MRI 临床评分提高；1 例完成透明样软骨修复
Gigante 等人[38] (2011)	病例分析	BMAC+AMIC	股骨内侧髁软骨损伤	5	1 年	关节镜下软骨外观几乎正常，组织修复满意；1 例为透明样软骨修复，其他为透明/纤维软骨混合修复

AMIC，自体基质诱导的软骨再生；BMAC，骨髓穿刺浓缩液。

商业干细胞注射产品:Cartistem

Cartistem 是一种用于治疗创伤性和退行性 OA 的干细胞药物,内含透明质酸凝胶和来自脐带血(hUCBMSC)的同种异体 MSC。它获得了韩国食品药品监督管理局(KFDA)的批准,成为世界上第一个成品的同种异体干细胞药物。Cartistem 还获得了 FDA 的批准,可以在美国进行Ⅰ/Ⅱa 期临床试验,但目前还没有研究结果发表。

适应证和禁忌证

Cartistem 是一种经批准的干细胞药物,用于治疗由退行性变或反复创伤引起的膝关节 OA 患者,尤其是软骨损伤累及软骨下骨(ICRS 4 级)的患者。

手术技术

通过开放手术或关节镜显露软骨缺损,将脐带血 MSC 悬浮液与透明质酸凝胶充分混合后均匀应用于病变部位。植入前,上述混合物应在室温下放置约 30 分钟。按照缺损面积使用不同量的 Cartistem:每平方厘米使用 0.25×10^7hUCBMSC 细胞和 20mg 透明质酸。在使用 Cartistem 之前,用刮匙将缺损部位清理干净。清理结束后,测量缺损面积。用 5mm 钻头在病灶上钻多个孔。先将 Cartistem 注射至孔内,然后均匀注射至填满缺损。止血带放气,止血,关闭伤口。

临床结果

目前 Cartistem 的三期临床试验已经完成:将 Cartistem 与软骨缺损治疗金标准(微骨折术)进行比较。结果表明,在治疗 48 周后,Cartistem 组的软骨损伤 ICRS 分级有明显改善。微骨折术对于较大缺损的改善率显著下降,而 Cartistem 对于较小和较大的软骨缺损均有修复作用。而且,Cartistem 的疗效在所有年龄组(包括>50 岁)中均得到证实。Cartistem 治疗组的视觉模拟量表、IKDC 评分及 WOMAC 评分均有明显改善。

超过 10%的患者出现了一些轻微或中度的不良反应,如恶心、便秘、消化不良、头痛、排尿困难、移植部位瘙痒和全身瘙痒。没有观察到与药物或手术治疗直接相关的严重或可能危及生命的不良反应。安全性评估表明,Cartistem 可以作为一种安全治疗方案用于治疗膝关节软骨缺损。本章总结了其他基于可注射 MSC 的研究方案。

结论

现有的临床数据显示,基于 MSC 的治疗方法具有良好的临床效果和应用前景。然而,许多方面还有待优化,如干细胞来源、搭载方式、治疗剂量、适应证和禁忌证的规范,以及短期和长期的风险评估。之后还有必要进一步开展随机对照研究来验证这种生物在膝关节软骨治疗中的应用潜力,并评估其相对于其他治疗方案的优缺点。

关节腔注射相关临床研究						
作者	研究类型	治疗方式	病理表现	入组人数	随访时间	结果
Jo 等人[39]（2014）	病例分析	ADMSC	膝关节 OA	第一阶段 3 例低浓度 ADMSC 3 例中浓度 ADMSC 3 例高浓度 ADMSC 第二阶段 9 例高浓度 ADMSC	6 个月	高浓度 ADMSC 可以改善关节功能，减轻疼痛，无副作用，通过促进透明样软骨再生减少软骨缺损
Saw 等人[40]（2013）	随机研究	PBSC+HA	膝关节软骨缺损	25 例 PBSC+HA 25 例 HA	18 个月	和单独使用 HA 相比，细胞治疗组可以提高关节软骨修复质量
Koh 等人[20]（2013）	比较研究	ADMSC(SVF)+PRP	膝关节 OA	18 例	2 年	随访结束时，显著改善功能和减轻疼痛
Koh 等人[41]（2012）	比较研究	浓缩的 ADMSC+PRP	膝关节 OA 关节炎	25 例 ADMSC+PRP 25 例 PRP	16 个月	无明显副作用，随访结束时两组临床结果相似，但 ADMSC 组有更大改善
Nejadnik 等人[42](2010)	比较研究	培养扩增的 BMSC 和骨膜补片	膝关节软骨缺损	36 例 ACI 36 例 BMSC	2 年	BMSC 组患者生理功能有更大改善，除此之外两组间临床结果无差异
Wakitani 等人[43](2002)	比较研究	培养扩增的 BMSC+胶原蛋白胶和骨膜补片	膝关节 OA	12 例 BMSC 12 例对照	16 个月	细胞移植组关节镜和组织病理学评分较高，但两组临床治疗结果无统计学差异

ACI，自体软骨细胞移植；ADMSC，脂肪来源间充质干细胞；BMSC，骨髓间充质干细胞；HA，透明质酸；OA，骨关节炎；PBSC，外周血来源间充质干细胞；PRP，富血小板血浆；SVF，基质血管细胞群。

（李朔　王野舟　译　张峻　校）

参考文献

1. Vinatier C, Bouffi C, Merceron C, et al. Cartilage tissue engineering: towards a biomaterial-assisted mesenchymal stem cell therapy. *Curr Stem Cell Res Ther.* 2009;4(4):318-329.
2. Buckwalter JA, Mankin HJ. Articular cartilage: tissue design and chondrocyte-matrix interactions. *Instr Course Lect.* 1998;47:477-486.
3. Nehrer S, Spector M, Minas T. Histologic analysis of tissue after failed cartilage repair procedures. *Clin Orthop Rel Res.* 1999;365:149-162.
4. Kon E, Gobbi A, Filardo G, Delcogliano M, Zaffagnini S, Marcacci M. Arthroscopic second-generation autologous chondrocyte implantation compared with microfracture for chondral lesions of the knee: prospective nonrandomized study at 5 years. *Am J Sports Med.* 2009;37:33-41.
5. Marcacci M, Kon E, Delcogliano M, Filardo G, Busacca M, Zaffagnini S. Arthroscopic autologous osteochondral grafting for cartilage defects of the knee: prospective study results at a minimum 7-year follow-up. *Am J Sports Med.* 2007;35:2014-2021.
6. Gross AE, Shasha N, Aubin P. Long-term followup of the use of fresh osteochondral allografts for post-traumatic knee defects. *Clin Orthop Relat Res.* 2005;435:79-87.
7. Caplan AI, Dennis JE. Mesenchymal stem cells as trophic mediators. *J Cell Biochem.* 2006;98(5):1076-1084.
8. Lodi D, Iannitti T, Palmieri B. Stem cells in clinical practice: applications and warnings. *J Exp Clin Cancer Res.* 2011;30:9.
9. Quarto R, Mastrogiacomo M, Cancedda R, et al. Repair of large bone defects with the use of autologous bone marrow stromal cells. *N Engl J Med.* 2001;344(5):385-386.
10. Caplan AI. Review: mesenchymal stem cells: cell-based reconstructive therapy in orthopedics. *Tissue Eng.* 2005;11(7-8):1198-1211.
11. Chen FH. Mesenchymal stem cells in arthritic diseases. *Arthr Res Ther.* 2008;10(5):223.
12. Friedenstein AJ, Piatetzky-Shapiro II, Petrakova KV. Osteogenesis in transplants of bone marrow cells. *J Embryol Exp Morphol.* 1966;6(3):381-390.
13. Gobbi A, Karnatzikos G, Scotti C, Mahajan V, Mazzucco L, Grigolo B. One-step cartilage repair with bone marrow aspirate concentrated cells and collagen matrix in full-thickness knee cartilage lesions: results at 2-year follow-up. *Cartilage.* 2011;2(3):286-2993.
14. Krampera M, Pizzolo G, Aprili G, Franchini M. Mesenchymal stem cells for bone, cartilage, tendon and skeletal muscle repair. *Bone.* 2006;39:678-683.
15. Mosna F, Sensebé L, Krampera M. Human bone marrow and adipose tissue mesenchymal stem cells: a user's guide. *Stem Cells Dev.* 2010;19(10):1449-1470.
16. Centeno CJ, Busse D, Kisiday J, Keohan C, Freeman M, Karli D. Increased knee cartilage volume in degenerative joint disease using percutaneously implanted, autologous mesenchymal stem cells. *Pain Physician.* 2008;11(3):343-353.

17. Sensebé L, Krampera M, Schrezenmeier H, Bourin P, Giordano R. Mesenchymal stem cells for clinical application. *Vox Sang.* 2010;98(2):93-107.
18. Mueller MB, Tuan RS. Functional characterization of hypertrophy in chondrogenesis of human mesenchymal stem cells. Arthritis Rheum 2008;58(5):1377-1388.
19. Filardo G, Madry H, Jelic M, Roffi A, Cucchiarini M, Kon E. Mesenchymal stem cells for the treatment of cartilage lesions: from preclinical findings to clinical application in orthopaedics. *Knee Surg Sports Traumatol Arthrosc.* 2013;21(8):1717-1729.
20. Koh YG, Choi YJ, Kwon SK, Kim YS, Yeo JE. Clinical results and second-look arthroscopic findings after treatment with adipose-derived stem cells for knee osteoarthritis [published online ahead of print December 11, 2013]. *Knee Surg Sports Traumatol Arthrosc.* doi:10.1007/s00167-013-2807-2.
21. Giannini S, Buda R, Vannini F, Cavallo M, Grigolo B. One-step bone marrow-derived cell transplantation in talar osteochondral lesions. *Clin Orthop Relat Res.* 2009;467(12):3307-3320.
22. Kasemkijwattana C, Hongeng S, Kesprayura S, Rungsinaporn V, Chaipinyo K, Chansiri K. Autologous bone marrow mesenchymal stem cells implantation for cartilage defects: two cases report. *J Med Assoc Thai.* 2011;94(3):395-400.
23. Adachi N, Ochi M, Deie M, Ito Y. Transplant of mesenchymal stem cells and hydroxyapatite ceramics to treat severe osteochondral damage after septic arthritis of the knee. *J Rheumatol.* 2005;32(8):1615-1618.
24. Haleem AM, Singergy AA, Sabry D, et al. The clinical use of human culture-expanded autologous bone marrow mesenchymal stem cells transplanted on platelet-rich fibrin glue in the treatment of articular cartilage defects: a pilot study and preliminary results. *Cartilage.* 2010;1(4):253-261.
25. Davatchi F, Abdollahi BS, Mohyeddin M, Shahram F, Nikbin B. Mesenchymal stem cell therapy for knee osteoarthritis. Preliminary report of four patients. *Int J Rheum Dis.* 2011;14(2):211-215.
26. Buda R, Vannini F, Cavallo M, Grigolo B, Cenacchi A, Giannini S. Osteochondral lesions of the knee: a new one-step repair technique with bone-marrow-derived cells. *J Bone Joint Surg Am.* 2010;92(2):2-11.
27. Cucchiarini M, Ekici M, Schetting S, Kohn D, Madry H. Metabolic activities and chondrogenic differentiation of human mesenchymal stem cells following recombinant adeno-associated virus-mediated gene transfer and overexpression of fibroblast growth factor 2. *Tissue Eng Part A.* 2011;17(15-16):1921-1933.
28. Kim HJ, Im GI. Chondrogenic differentiation of adipose tissue-derived mesenchymal stem cells: greater doses of growth factor are necessary. *J Orthop Res.* 2009;27(5):612-619.
29. Hori J, Deie M, Kobayashi T, Yasunaga Y, Kawamata S, Ochi M. Articular cartilage repair using an intra-articular magnet and synovium-derived cells. *J Orthop Res.* 2011;29(4):531-538.
30. Chang CH, Kuo TF, Lin FH, et al. Tissue engineering based cartilage repair with mesenchymal stem cells in a porcine model. *J Orthop Res.* 2011;29(12):1874-1880.
31. Buda R, Vannini F, Cavallo M, et al. One-step arthroscopic technique for the treatment of osteochondral lesions of the knee with bone-marrow-derived cells: three years results. *Musculoskelet Surg.* 2013;97(2):145-151.
32. Giannini S, Buda R, Cavallo M, et al. Cartilage repair evolution in post-traumatic osteochondral lesions of the talus: from open field autologous chondrocyte to bone-marrow-derived cells transplantation. *Injury.* 2010;41(11):1196-1203.
33. Battaglia M, Rimondi E, Monti C, et al. Validity of T2 mapping in characterization of the regeneration tissue by bone marrow derived cell transplantation in osteochondral lesions of the ankle. *Eur J Radiol.* 2011;80(2):e132-e139.
34. Marcacci M, Kon E, Zaffagnini S, et al. Arthroscopic second generation autologous chondrocyte implantation. *Knee Surg Sports Traumatol Arthrosc.* 2007;15(5):610-619.
35. Gobbi A, Karnatzikos G, Scotti C, Mahajan V, Mazzucco L, Grigolo B. One-step cartilage repair with bone marrow aspirate concentrated cells and collagen matrix in full-thickness knee cartilage lesions: results at 2-year follow-up. *Cartilage.* 2011;2(3):286-299.
36. Gobbi A, Karnatzikos G, Sankineani SR. One-step surgery with multipotent stem cells for the treatment of large full-thickness chondral defects of the knee. *Am J Sports Med.* 2014;42:648-657.
37. Enea D, Cecconi S, Calcagno S, et al. Single-stage cartilage repair in the knee with microfracture covered with a resorbable polymer-based matrix and autologous bone marrow concentrate. *Knee.* 2013;20(6):562-569.
38. Gigante A, Calcagno S, Cecconi S, Ramazzotti D, Manzotti S, Enea D. Use of collagen scaffold and autologous bone marrow concentrate as a one-step cartilage repair in the knee: histological results of second-look biopsies at 1 year follow-up. *Int J Immunopathol Pharmacol.* 2011;24(1 Suppl 2):69-72.
39. Jo CH, Lee YG, Shin WH, et al. Intra-articular injection of mesenchymal stem cells for the treatment of osteoarthritis of the knee: a proof-of-concept clinical trial. *Stem Cells.* 2014;32(5):1254-1266.
40. Saw KY, Anz A, Siew-Yoke Jee C, et al. Articular cartilage regeneration with autologous peripheral blood stem cells versus hyaluronic acid: a randomized controlled trial. *Arthroscopy.* 2013;29(4):684-694.
41. Koh YG, Choi YJ. Infrapatellar fat pad-derived mesenchymal stem cell therapy for knee osteoarthritis. *Knee.* 2012;19(6):902-907.
42. Nejadnik H, Hui JH, Feng Choong EP, Tai BC, Lee EH. Autologous bone marrow-derived mesenchymal stem cells versus autologous chondrocyte implantation: an observational cohort study. *Am J Sports Med.* 2010;38(6):1110-1116.
43. Wakitani S, Imoto K, Yamamoto T, Saito M, Murata N, Yoneda M. Human autologous culture expanded bone marrow mesenchymal cell transplantation for repair of cartilage defects in osteoarthritic knees. *Osteoarthritis Cartilage.* 2002;10(3):199-206.

第 6 部分

联合技术：膝关节生物重建

第 21 章

膝关节内翻:胫骨高位截骨术

Francesca de Caro, Annunziato Amendola

内侧单间室骨关节炎常见于年轻患者。关节软骨的退行性变通常是由半月板组织几乎完全缺失、韧带不稳定和力线异常引起的。下肢力线对于胫股关节间室压力分布有重要影响，膝关节内翻可造成内侧间室压力增加[1,2]。此外,关节软骨丢失可导致胫骨力线不良进一步发展,进而导致内侧间室负荷增加和破坏的恶性循环。

1961 年,Jackson 和 Waugh[3]为了治疗内翻的内侧间室骨关节炎首次使用了胫骨高位截骨术(HTO)。1965 年,Coventry[4]利用 HTO 将负重转移至外侧间室治疗膝关节内翻，此后该手术方法逐渐普及。目前，HTO 已经是一种被广泛接受的治疗方案,用于治疗合并内翻的年轻、有症状的内侧间室骨关节炎患者[5-7]。

适应证和禁忌证

选择合适的患者是 HTO 成功的关键。最常见的适应证是原发性或继发性内侧单间室退行性关节炎。虽然年龄是一个相对的影响因素,但理想的患者应满足以下条件:<65 岁、内侧单间室骨关节炎、内翻畸形、骨质良好、膝关节活动度良好[8,9](图 21-1)。

HTO 也可用于治疗伴有韧带缺损和不稳定的内侧关节炎[如前交叉韧带(ACL)、后交叉韧带(PCL)、后外侧角损伤或韧带联合缺损]。严重的内翻会增加原有的或重建后的 ACL 负荷,从而影响其功能或增加其重建后再次撕裂的风险[10]。对于 PCL 损伤,尤其是与力线不良和后外侧不稳(内翻挤压)相关的损伤,仅行软组织重建往往会因继发的骨组织畸形和超负荷而导致治疗效果不佳[11]。HTO 通常适用于与内侧半月板缺损、内侧半月板移植或需要修复治疗的关节软骨缺损相关的内侧间室疼痛[12,13](图 21-2)。

伴有膝关节损伤的竞技运动员膝关节炎的发病率越来越高,这些患者需要保持较高的活动水平。对于年龄较大的运动员来说,一旦关节炎成为比赛的重要障碍,他们可能必须停止这项运动或需要进行膝关节置换术。HTO 在年轻运动员的治疗中确实发挥了作用,可以减轻疼痛,使患者恢复正常生活甚至继续参加比赛。HTO 也可用于年龄不适合进行全膝关节置换术(TKA)的患者。对于那些尝试了所有其他手术方案但症状仍无改善[14],以及局灶性软骨或半月板缺损已经出现间室负荷过高表现的患者来说,HTO 也是合适的治疗选择。

HTO 的禁忌证包括严重的内侧间室关节损伤(Ahlbäck 分级 3 级或以上)、髌股关节和三间室关节病变。对于有严重畸形且非常年轻的患者来说,如果没有其他的选择，上述禁忌证可以作为相对禁忌证。运动范围明显缩小(运动弧<120°,屈曲挛缩>10°)和年龄>65 岁也是 HTO 的禁忌证。BMI 对 HTO 治疗结果的影响仍存在争议,大多数作者认为 HTO 比膝关节单髁置换术(UKA)更适合超重患者[15]。

手术技术

目前存在多种 HTO 术式，包括闭合楔形截骨术、

术前患者教育

- 骨关节炎和力线不良可导致一侧关节软骨受力增加，从而引起膝关节疼痛和功能损害。
- 膝关节截骨术通常用于治疗单侧膝骨关节炎。目的是将膝关节的负重从患侧转移至健侧。
- 关节假体长时间使用后会磨损，而截骨术可以使年轻的活动性骨关节炎患者继续使用膝关节健侧间室。截骨术可以使患者对全关节置换术的需求推迟 10 年或更久。
- 在胫骨进行截骨，并使用钢板、螺钉和骨移植物固定，以保持截骨间隙张开，从而调整膝关节的力线。
- 手术通常采用全身麻醉，患者可在术后当天疼痛控制良好的情况下出院，也可在术后第 1 天出院。
- 术后用 3~4 个枕头将患肢垫高至超过心脏水平非常重要，这可以减轻患肢肿胀和疼痛。此外，每 2 小时用冰块或降温设备冷敷，以帮助减轻患肢肿胀和疼痛。
- 拆线前务必始终保持切口干燥。
- 术后 6 周使用拐杖，避免患肢负重。
- 术后佩戴支具，允许 0°~90°活动范围。为防止膝关节僵直，术后第 1 天即应积极进行被动活动锻炼。
- 大部分久坐患者术后 2~3 周可以恢复工作，从事较强体力劳动的患者术后应休息 3~4 个月。
- 术后 3~4 个月可以恢复运动。

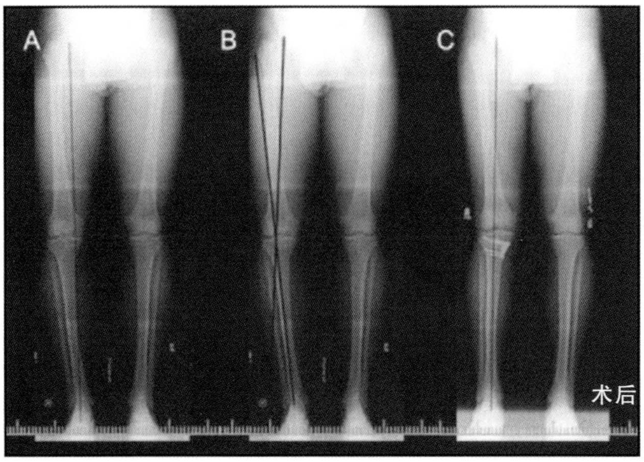

图 21-1　(A)站立位双下肢全长正位片提示膝关节内翻畸形。(B)术前构建新的机械轴：从髋关节中心和踝关节中心分别画一条轴线，穿过胫骨髁间棘外侧。两条轴线的夹角即为截骨术所需要达到的矫正角度。(C)术后 X 线片显示力线已经矫正。

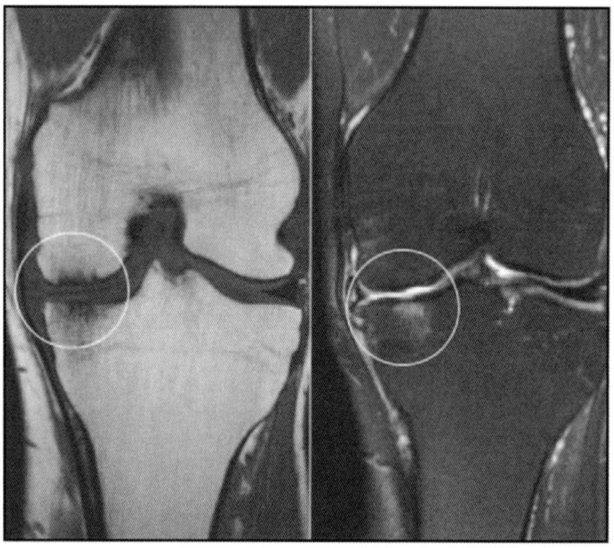

图 21-2　T1 和 T2 加权 MRI 显示膝关节内侧间室病变。

开放楔形截骨术、穹顶截骨术、进行性骨痂延长术和人字形截骨术。

长期以来，外侧闭合楔形截骨术被认为是 HTO 治疗的标准方案。然而，这项手术需要打开腓骨外侧和前肌肉间隔进行腓骨截骨术，因此可能导致腓神经损伤。而且该术式增加了骨量丢失，若患者之后需要进行 TKA，那么骨量至关重要，因为骨量过度丢失将会增加 TKA 手术的难度。开放楔形截骨术后骨不连、固定不牢靠，可导致矫正失败、胫骨平台后倾角增加和腿部延长发生率较高[5,7-9,16,17]。开放楔形截骨术可以获得更精确的矫正和稳定的小范围固定，且没有骨量丢失(图 21-3)。哪种技术具有明显的优势目前尚无明确结论，手术方案的选择仍取决于外科医生的偏好。

术前应进行影像学评估。包括双侧膝关节伸直位负重正位片、Rosenberg 位片(膝关节弯曲 45°)、侧位片和髌股轴位片。在侧位片上，髌骨高度用 Insall-

器械清单和设备

- 如果同时进行关节镜治疗,则需要准备相关关节镜检查设备
- 多种软组织牵引器、骨膜剥离器、摆锯和骨刀
- 胫骨近端开放和闭合楔形截骨术固定钢板:ContourLock HTO 钢板(Arthrex Inc)
- 钛合金截骨板系统有3个不同类型:直楔形、前后倾斜楔形和扁平型
  - 可与目前的钛合金皮质骨、松质骨 HTO 钢板螺钉配套使用。由于改良了套管锁定系统,钛合金 HTO 钢板可以在不需要锁定引导的情况下将每个螺钉固定牢固
- iBlance HTO 固定系统(Arthrex Inc)包含不可吸收的 PEEK 植入物和螺栓。iBalance HTO 植入物和螺栓可以永久性植入,不需要进行第二次手术取出,因为植入物与皮质平齐,不会对覆盖其表面的软组织产生刺激

Salvati、Blackburne-Peel 或 Caton-Deschamps 指数进行评估[18]。可利用下肢全长片测量下肢力线。通常我们使用 Dugdale 等人[19]描述的截骨法,并对该方法进行了调整(图 21-4)。MRI 有助于识别和评估其他骨骼或软组织病变,如半月板撕裂、韧带或软骨缺损。作者首选开放楔形截骨术。

内侧开放楔形截骨术

1.患者取仰卧位,大腿根部放置止血带。

2.可以先使用关节镜评估或治疗相关病变。

3.在胫骨结节和胫骨后内侧交界之间的关节线远端 1cm 处,做一个 8cm 的纵行切口。

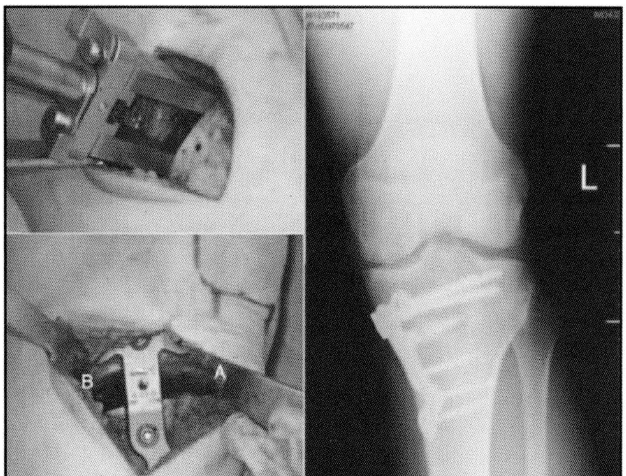

图 21-3 左图显示开放楔形截骨术后方开放角度(B)较前方开放角度(A)大,以维持正常的胫骨平台后倾角。右图为矫正术后的 X 线片。

4.锐性分离筋膜层。

5.切开显露缝匠肌筋膜至鹅足上方。由近端向内侧延伸,注意避开下方的鹅足腱和隐神经。

6.分离并牵开髌韧带内侧缘。

7.用 Cobb 剥离器进行胫骨内侧骨膜下分离,可以在胫骨后侧放置牵开器。

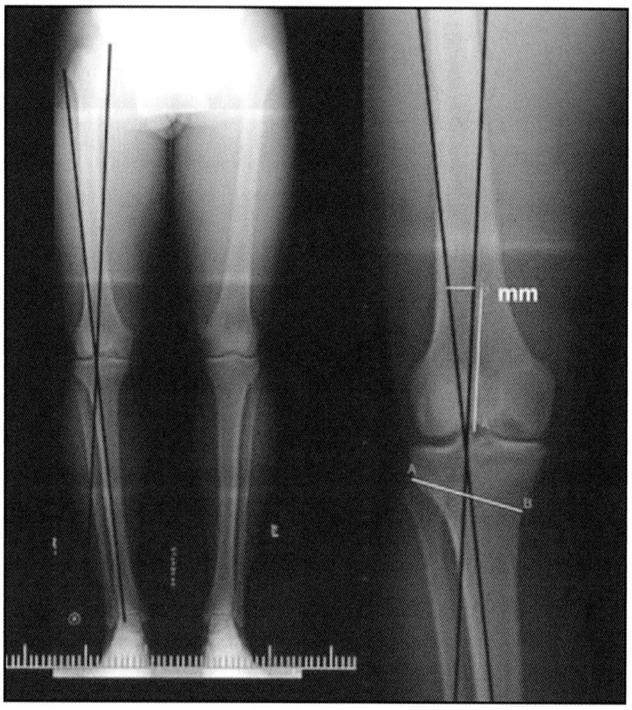

图 21-4 下肢全长片标记下肢轴线。一条轴线通过股骨头中心和 Dugdale-Noyes 点(胫骨平台外侧 62.5%),另一条轴线通过相同的 Dugdale-Noyes 点和踝关节中心。两条轴线的夹角即为矫正角度。

经验与教训

- 术前必须拍摄站立位双下肢全长片
- 不要向外侧间室过度矫正，尤其是那些年轻或有轻微骨关节炎的患者
- 防止外侧胫骨平台骨折：
  - 截骨处距胫骨平台至少1.5cm
  - 术中使用薄骨刀并避免过早撑开
  - 撑开前将截骨缝延伸至外侧皮质1cm以内
  - 矫正前应在患肢施加极小的外翻应力
  - 若X线片显示截骨有部分移位，则提示存在某种不稳定，术后6周应严格避免负重

8.透视下将导针由内侧向外侧定位。导针放置于胫骨结节的上方，离关节线大约4cm远。在胫骨外侧关节缘下约1cm处瞄准腓骨头钻入导针。

9.沿导针下方用薄片摆锯切开皮质进行胫骨截骨，这种方法可以防止骨折延伸至胫骨平台。

10.接下来在透视下用薄骨刀进行截骨。

11.将标有刻度的楔形骨板撑开器插入骨缝，缓慢推进，直至所需的张开程度。

12. 为了矫正矢状面畸形，撑开器的位置非常重要：撑开器前置可导致胫骨平台后倾角增加，而后置则会略微减小后倾角[20]。

13.截骨的前后间隙可以用尺子测量，并计算增加的后倾角[21]。如果前内侧间隙为后内侧间隙的一半，则后倾角不变；前间隙每增加1mm，胫骨后倾增加2°。

14.利用C臂机影像增强器和力线杆控制关节的冠状位和矢状位力线。

15.如果前间隙>1cm，可以行改良的胫骨结节截骨术，以避免低位髌骨综合征[22]。

16.一旦完成矫正，移除骨刀，进行钢板固定。

17.利用骨移植来填充截骨间隙：自体骨、同种异体骨或人工骨。

18.止血带放气、止血和皮肤缝合前，在透视下进行最后检查并固定。

外侧闭合楔形截骨术

对于大量吸烟、糖尿病及伴有较高截骨不愈合风险的患者，外侧闭合楔形截骨可能更合适。多年来，这种外侧闭合楔形截骨术出现很多不同的版本，但均基于同样的准则[23,24]。作者采用L形皮肤切口，垂直部分沿胫骨结节外侧边缘切开，水平部分平行于外侧关节线下方1cm切开。显露筋膜，利用Cobb剥离器分离胫骨前外侧表面肌肉。触诊腓神并予以保护或显露。分离胫腓骨关节，游离腓骨，以免其妨碍之后的矫正。Z形牵开器穿过胫腓关节后缘，保护胫骨后方软组织。另一个牵开器置于髌腱下方，在截骨时起到保护作用。用摆锯取出外侧骨皮质和大部分楔形骨块，然后用刮匙、咬骨钳和骨刀取出楔形骨块的内侧部分，以避免关节内骨折。最后，闭合截骨，并用T形钢板固定。

其他截骨技术

其他截骨技术包括穹顶截骨术、骨痂延长术和人字形截骨术。

穹顶截骨术最初由Maquet提出[25]，后被一些术者用于矫正严重畸形[26]。它可以避免在治疗严重畸形时可能发生的下肢延长或缩短。该技术采用倒U形胫骨近端截骨，使用钢板固定或利用外固定架进行渐进式矫正。

骨痂延长术采用开放楔形截骨术进行截骨，随后利用轴向或环形固定器进行外固定。这种术式可以更精确地矫正大角度畸形，但使用外固定支架可能会导致钉道刺激和感染的发生率较高。

术后患膝用支具固定，调整支具的活动范围为屈曲0°~90°。术后康复包括4个阶段：①术后0~2周，患者全天佩戴支具被动活动，鼓励患者在该阶段膝关节屈曲达到90°。②术后2~6周，以足尖触地负重、髋弹

力带和伸膝抗阻训练为主。③术后6~12周,骨愈合后去除支具,逐渐增加负重。④术后3~9个月,恢复正常活动[27]。

临床结果

HTO是一种有效的治疗方式,适用于符合适应证的年轻骨关节炎患者[1,5,7,9,12-14]。HTO最大的优点是关节外手术,不影响膝关节的自然状态。其主要局限是:术后数年内,内侧或外侧间室可能发生退变并影响手术效果。最近的一项综述[16]评估了单独使用HTO和HTO联合TKA的生存曲线和临床结果。虽然HTO最初认为只是一个"缓兵之计",但这项综述却表明其在一些患者群中实现了长期的治疗效果(20年随访生存率为72.3%)。此外,该报道还表明HTO和TKA联合使用可达到良好的效果,并发症发生率与单独使用HTO类似[12,28]。HTO和UKA的适应证存在部分重叠。对于50~65岁、中度活动度、非肥胖、轻度内翻、无关节不稳、关节活动范围良好、中度单间室关节炎的患者来说,选择上述何种治疗方案尚存在争议。TKA是HTO或UKA失败后的最终治疗方案。最近的研究显示,HTO或UKA后行TKA均可获得满意的结果,两者临床和影像学结果无显著差异[6]。但由于HTO术后存在瘢痕组织、低位髌骨和髌腱挛缩,可能会增加后续TKA手术显露的难度[29,30]。

目前不同的固定方式是否会影响HTO的临床结果和生存率仍存在争议。由于开放楔形截骨术潜在的不稳定性,HTO术中牢靠固定非常重要。最常用的固定装置是固定钢板(常规、锁定、长或短、带或不带垫片)和外固定架。哪种固定方式最为可靠仍存在争议。

Agneskirchner等人[31]比较了4种不同的钢板,得出结论:带有稳定的锁定螺钉的长钢板固定效果最好。Jung等人[32]最近的一项研究也证实了上述结论,他们比较了Aescula钢板和TomoFix钢板(Synthes,Solothurn),发现Aescula组的并发症发生率更高,且矫正效果明显减弱。Stoffel等人[33]比较了改良Puddu钢板(Arthrex Inc)和TomoFix钢板的生物力学性能,认为两者具有相似的稳定性。Hernigou等人[34]报道,与TomoFix钢板相比,新型植入物Linmed具有更好的生物力学性能。Getgood等人[35]报道了一种新型PEEK板(iBalance,Arthrex Inc)的短期疗效和安全性。这种新型接骨板的优点包括:保护后外侧神经血管结构;体积较小,可以减轻对软组织的刺激,并减少由异物刺激疼痛引起的钢板取出率;材料为非金属,术后MRI不受伪影影响。此外,该接骨板还可以防止开放楔形截骨术中出现的胫骨后倾角增加[36](图21-5)。

关于HTO另一个争论的问题是用什么来填充截骨间隙。填充材料包括:植骨、含或不含富血小板血浆、生长因子、含MSC的人工骨。Onodera等人[37]最近的一项研究显示,β-磷酸三钙、同种异体骨及作者推荐使用的羟基磷灰石在填充截骨间隙的治疗效果方面没有明显的差异。

康复计划

	负重	支具	活动范围	治疗性练习
0~6周	避免负重,支具锁定于伸直位	所有活动状态均为0°~90°,睡眠时保持伸直位	0°~90°	可耐受的AROM/AAROM,股四头肌/腘绳肌/臀肌,踝泵,小腿肌肉非负重性拉伸,支具锁定于伸直位,直腿抬高,抗阻力跖屈
6~8周	保护性步态并使用拐杖辅助(负重50%)	睡眠时取下	活动范围增加至120°	第一阶段的进展训练,如果可以保持伸直位,可去掉支具进行直腿抬高和低阻力固定自行车锻炼
8~12周	完全负重,正常步态,不使用拐杖	由外科医生取下	全活动范围	0°~45°微蹲,0°~60°抬腿,闭链屈膝训练,提踵,平稳性活动训练,腿部弯举,中等阻力固定自行车锻炼

AAROM,主动辅助关节活动度;AROM,主动关节活动度。

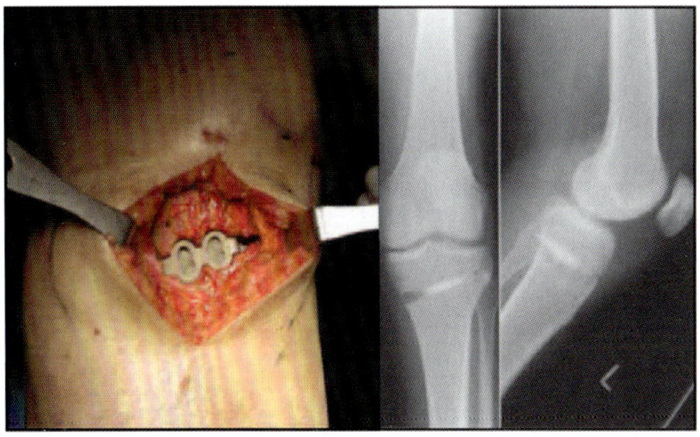

图 21-5　术中及术后 X 线片提示 PEEK 板放置于截骨缝内，可以避免术后软组织刺激。

结论

内侧开放楔形截骨术是治疗膝关节内侧骨关节炎的一种可靠的技术，有可能推迟选择其他创伤性更大手术的时间。选择适当的患者、精确的术前计划、细致的手术操作是该手术成功的关键。

（李朔　朱戈　王野舟　译　徐卫东　张峻　校）

参考文献

1. Amis AA. Biomechanics of high tibial osteotomy. *Knee Surg Sports Traumatol Arthrosc.* 2013;21(1):197-205.
2. McNamara I, Birmingham TB, Fowler PJ, Giffin JR. High tibial osteotomy: evolution of research and clinical applications—a Canadian experience. *Knee Surg Sports Traumatol Arthrosc.* 2013;21(1):23-31.
3. Jackson JP, Waugh W. Tibial osteotomy for osteoarthritis of the knee. *J Bone Joint Surg Br.* 1961;43:746-751.
4. Coventry MB. Osteotomy of the upper portion of the tibia for degenerative arthritis of the knee. A preliminary report. *J Bone Joint Surg Am.* 1965;47:984-990.
5. Lee DC, Byun SJ. High tibial osteotomy. *Knee Surg Sports Traumatol Arthrosc.* 2012;24(2):61-69.
6. Fu D, Li G, Chen K, Zhao Y, Hua Y, Cai Z. Comparison of high tibial osteotomy and unicompartmental knee arthroplasty in the treatment of unicompartmental osteoarthritis: a meta-analysis. *J Arthroplasty.* 2013;28(5):759-765.
7. Amendola A, Bonasia DE. Results of high tibial osteotomy: review of literature. *Int Orthop.* 2010;34(2):155-160.
8. Rossi R, Bonasia DE, Amendola A. The role of high tibial osteotomy in the varus knee. *J Am Acad Orthop Surg.* 2011;19:590-599.
9. Amendola A, Panarella L. High tibial osteotomy for the treatment of unicompartmental arthritis of the knee. *Orthop Clin N Am.* 2005;36:497-504.
10. Zaffagnini S, Bonanzinga T, Grassi A, et al. Combined ACL reconstruction and closing-wedge HTO for varus angulated ACL-deficient knees. *Knee Surg Sports Traumatol Arthrosc.* 2013;21:934-941.
11. Savarese E, Bisicchia S, Romeo R, Amendola A. Role of high tibial osteotomy in chronic injuries of posterior cruciate ligament and posterolateral corner. *J Orthop Traumatol.* 2011;12:1-17.
12. Gomoll AH, Kang RW, Chen AL, Cole BJ. Triad of cartilage restoration for unicompartmental arthritis treatment in young patients. *J Knee Surg.* 2009;22:137-141.
13. Bonasia DE, Amendola A. Combined medial meniscal transplantation and high tibila osteotomy. *Knee Surg Sports Traumatol Arthrosc.* 2010;18:870-873.
14. Warme BR, Aalderink K, Amendola A. Is there a role for high tibial osteotomies in the athlete? *Sports Health.* 2011;3(1):59-69.
15. Naudie D, Bourne RB, Rorabeck CH, Bourne TJ. The Install Award. Survivorship of the high tibial valgus osteotomy. A 10- to 22-year followup study. *Clin Orthop Relat Res.* 1999;367:18-27.
16. Harris JD, McNeilan R, Siston RA, Flanigan DC. Survival and clinical outcome of isolated high tibial osteotomy and combined biological knee reconstruction. *Knee.* 2013;20:154-161.
17. Preston S, Howard J, Naudie D, Somerville L, McAuley J. Total knee arthroplasty after high tibial osteotomy. *Clin Orthop Relat Res.* 2014;472(1):105-110.
18. Philips CL, Silber DA, Schranz PJ, Mandalia V. The Measurements of Patellar Height: A Review of the Methods of Imaging. *J Bone Joint Surg Br.* 2010;92(8):1045-1053.
19. Dugdale TW, Noyes FR, Styer D. Preoperative planning for high tibial osteotomy: the effect of lateral tibiofemoral separation and tibiofemoral length. *Clin Orthop Relat Res.* 1992;274:248-264.
20. Rodner CM, Adams DJ, Diaz-Doran V, et al. Medial opening wedge tibial osteotomy and the sagittal plane: the effect of increasing tibial slope on tibiofemoral contact pressure. *Am J Sports Med.* 2006;34(9):1431-1441.
21. Hohmann E, Bryant A, Imhoff AB. the effect of closed wedge high tibial osteotomy on tibial slope: a radiographic study. *Knee Surg Sports Traumatol Arthrosc.* 2006;14(5):454-459.
22. Longino PD, Birmingham TB, Schultz WJ, Moyer RF, Giffin JR. Combined tibial tubercle osteotomy with medial opening wedge high tibial osteotomy minimizes changes in patellar height: a prospective cohort study with historical controls. *Am J Sports Med.* 2013;41(12):2849-2857.
23. Coventry MB. Upper tibial osteotomy. *Clin Orthop.* 1984;182:46-52.
24. Billings A, Scott DF, Camargo MP, Hofmann AA. High tibial osteotomy with a calibrated osteotomy guide, rigid internal fixation, and early motion: long term follow-up. *J Bone Joint Surg Am.* 2000;82(1):70-79.
25. Maquet P. Valgus osteotomy for osteoarthritis of the knee. *Clin Orthop.* 1976;120:143-148.
26. Takahashi T, Wada Y, Tanaka M. Dome-shaped proximal tibial osteotomy using percutaneous drilling for osteoarthritis of the knee. *Arch Orthop Trauma Surg.* 2000;120:32-37.
27. Aalderink KJ, Shaffer M, Amendola A. Rehabilitation following high tibial osteotomy. *Clin Sports Med.* 2010;29:291-301.
28. Willey M, Wolf BR, Kocaglu B, Amendola A. Complications associated with realignment osteotomy of the knee performed simultaneously with additional reconstructive procedures. *Iowa Orthop J.* 2010;30:55-60.
29. Amendola A, Rorabeck CH, Bourne RB, Apyan PM. Total knee arthroplasty following high tibial osteotomy for osteoarthritis. *J Arthroplasty.* 1989;4(Suppl):s11-s17.
30. Vena G, D'Adamio S, Amendola A. Complications of ostetomies about the knee. *Sports Med Arthrosc.* 2013;21(2):113-120.
31. Agneskirchner JD, Freiling D, Hurschler C, Lobenhoffer P. Primary stability of four different implants for opening wedge high tibial osteotomy. *Knee Surg Sports Traumatol Arthrosc.* 2006;14(3):291-300.
32. Jung WH, Chun CW, Lee JH, Ha JH, Kim JH, Jeong JH. Comparative study of medial opening-wedge high tibial osteotomy using 2 different implants. *Arthroscopy.* 2013;29(6):1063-1071.

33. Stoffel K, Stachowiak G, Kuster M. Open wedge high tibial osteotomy: biomechanical investigation of the modified Arthrex Osteotomy Plate (Puddu Plate) and the TomoFix Plate. *Clin Biomech (Bristol, Avon)*. 2004;19(9):944-950.
34. Hernigou P, Queinnec S, Picard L, et al. Safety of a novel high tibial osteotomy locked plate fixation for immediate full weight-bearing: a case-control study. *Int Orthop*. 2013;37(12):2377-2384.
35. Getgood A, Collins B, Slynarski K, et al. Short-term safety and efficacy of a novel high tibial osteotomy system: a case controlled study. *Knee Surg Sports Traumatol Arthrosc*. 2013;21:260-269.
36. Westermann R, DeBerardino T, Amendola A. Minimizing alteration of posterior tibial slope during opening wedge high tibial osteotomy: a protocol with experimental validation in paired cadaveric knees. *Iowa Orthop J*. 2014;34:16-23.
37. Onodera J, Kondo E, Omizu N, Ueda D, Yagi T, Yasuda K. Beta-tricalcium phosphate shows superior absorption rate and osteoconductivity compared to hydroxyapatite in open-wedge high tibial osteotomy. *Knee Surg Sports Traumatol Arthrosc*. 2014;22(11):2763-2770.

第 22 章

膝关节外翻:股骨远端截骨术

Gregory A. Sawyer, *Robert F. LaPrade*

临床上治疗继发于膝关节外翻的早期有症状的外侧间室骨关节炎是一项艰难的挑战。对于老年患者而言，这种情况可以使用全膝关节置换术进行治疗。但对于年轻患者而言,保膝治疗至关重要,因为其活动要求高,如果早期尝试全膝关节置换术,那么将来进行关节翻修术的可能性会很高。骨性力线重建术可以恢复下肢力线,并将负荷从受影响的间室转移至对侧间室,现在该方法已经成为年轻人群的治疗标准。胫骨近端和股骨远端截骨术均可用于矫正外翻畸形[1-3]。胫骨近端内侧闭合楔形截骨术治疗膝关节外翻的适用窗口较窄。对该方法进行评估后,Coventry[4]建议胫骨-胫骨成角>12°或矫正后胫股关节面角度>10°的患者采用股骨截骨术进行治疗。如果使用胫骨截骨术矫正上述大角度畸形,可能会导致内侧关节线过度倾斜和股骨内侧半脱位[2]。而在适当的小角度矫正中,胫骨截骨术可以获得良好的结果[4]。

股骨远端截骨术是治疗外翻膝的首选方法。手术目标是恢复膝关节正常的机械轴。把胫骨平台的宽度分为 100 等分,以内侧边缘为 0%,外侧边缘为 100%,手术的目的是使下肢力线通过 48%~50%的位置[1,3]。这种矫正可以通过外侧开放楔形截骨或内侧闭合楔形截骨来实现,具体采用何种方式取决于外科医生的手术经验和熟练程度。闭合楔形截骨术在技术上更具挑战性,因为它需要采用内侧入路并且进行两次截骨以移除楔形骨块[1]。开放楔形截骨术由于采用较为安全的外侧入路,而且只需要进行一次截骨,因此越来越流行。此外,开放楔形截骨术更容易调整术中的矫正角度。因此,我们首选外侧开放楔形截骨术。

适应证及禁忌证

股骨远端截骨术适用于年轻、运动需求高、孤立的外侧间室骨关节炎伴胫股成角>12°的患者[2]。该方法可与其他治疗外侧间室疾病的关节内手术联合使用,如外侧半月板修复、外侧半月板移植、微骨折、自体软骨细胞移植、骨软骨同种异体或自体移植等。股骨远端截骨术的绝对禁忌证包括严重的内侧间室骨关节炎、炎性关节炎、严重的外翻畸形及胫股关节半脱位[1,5]。相对禁忌证包括股骨外侧髁骨坏死和同侧髋关节内收挛缩[1,2]。除非截骨的同时进行韧带重建,否则前交叉韧带或后交叉韧带不稳也是相对禁忌证[2]。65 岁以上的患者术后康复治疗存在困难,最好选择全膝关节置换术[2]。尽管之前认为严重的髌股关节炎也是手术禁忌证,但 Wang 和 Hsu 报道 8 例伴随该症状的患者进行了股骨截骨术，认为其对术后治疗结果无不良影响[6]。

手术技术

术前计划

术前患者应进行一系列的 X 线检查,以评估下肢力线和关节间隙。这些检查包括双下肢全长前后位片、Rosenberg 位片(屈膝 45°)、双侧髌骨轴位片和患膝侧位片。下肢全长片可以确定患者的机械轴和适当的矫正角度(图 22-1)。矫正角度即股骨头中心到胫骨平台中心的连线与踝关节中心到胫骨平台中心的连线之间的夹角(图 22-2)[1]。利用该矫正角度计算楔形骨块大小,即截骨术中股骨切开的大小和截骨板(股骨 Puddu 钢板,Arthrex Inc)占位块的大小(图 22-3)。患者还需要进行术前 MRI 检查,以评估外侧、内侧和髌股间室的软骨完整性,以及半月板状态。术前计划需要使用专门的仪器。

患者体位

患者取仰卧位,C 臂机位于患侧。全身麻醉后,评估双膝活动范围和稳定性。大腿根部放置止血带,注意止血带下用棉垫保护。

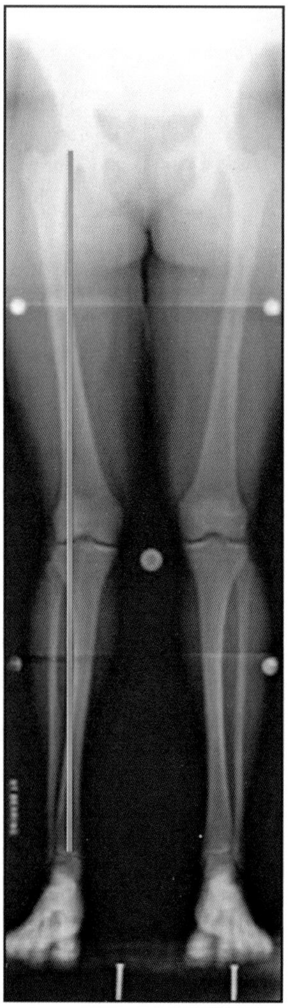

图 22-1 术前站立位双下肢全长正位 X 线片显示膝关节外翻畸形,机械轴穿过膝关节外侧间室。

器械清单和设备

- 膝关节镜
- Arthrex 开放截骨器械
- 可透视牵引器
- 股骨 Puddu 钢板
- 4.5~6.5mm 螺钉
- Opteform 同种异体骨
- 摆锯,骨刀
- C 臂机

膝关节镜

止血带充气后,于前外侧和前内侧的入口进行常规膝关节镜检查。关节镜检查的目的是评估软骨、半月板和前后交叉韧带。截骨前应处理所有的关节内病变。

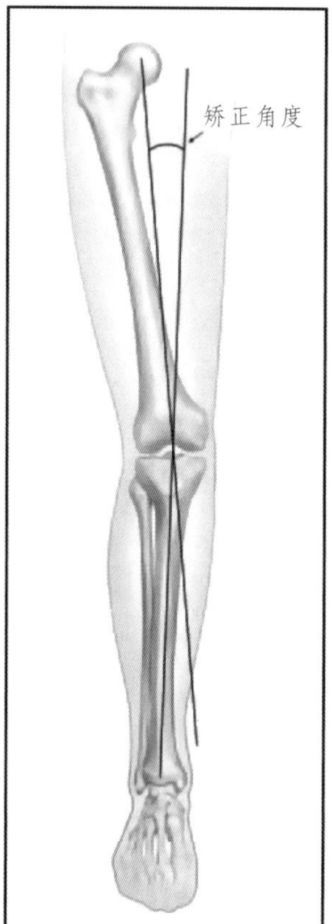

图 22-2 矫正机械轴所需的角度。

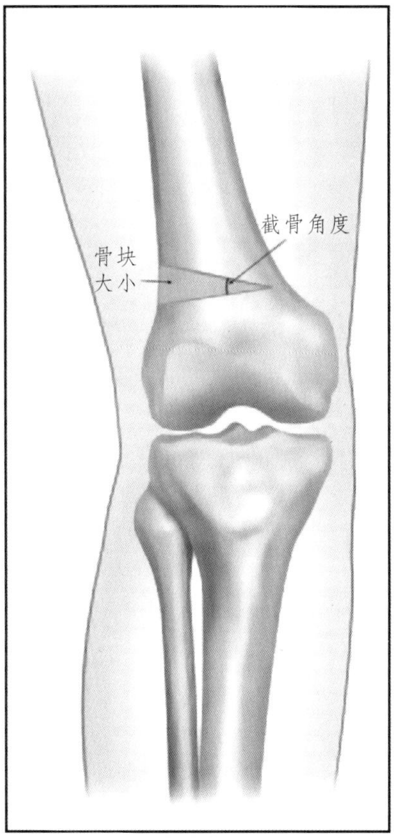

图 22-3　楔形骨块的大小取决于矫正角度和截骨长度。

手术入路

标准的外侧入路位于股骨远端至 Gerdy 结节水平远端，长度约为 10cm。锐性分离皮下组织，并切开髂胫束。向前方牵拉股外侧肌，显露外侧股骨远端。务必将术中遇到的小的穿支血管全部灼烧或结扎。切口前方放置一个 Z 形牵开器，后方放置一个不影响透视的牵开器。

截骨

患肢伸直，在透视下由外向内以 45°角放置 2 个平行导针。导针瞄准内收肌结节。使用摆锯进行截骨，摆锯只穿破外侧皮质。随后利用锋利的骨刀完成截骨。前、后截骨务必完整，保留 15mm 完整的内侧皮质。

撑开及固定

截骨完成后，将撑开器插入截骨部位，缓慢撑开，以防止内侧合页断裂。将撑开器打开至术前确定的测量角度，正确矫正机械轴。固定撑开器，然后放置大小合适的预弯固定钢板。用 4 个 4.5mm 皮质骨螺钉和 3 个 6.5mm 松质骨螺钉在远端固定钢板。

骨移植

截骨和钢板固定后，将同种异体骨移植物（Opteform，Exactech）植入到截骨缺损中。最后，透视下检查确认钢板定位、螺钉长度和植骨位置。

切口关闭

切口缝合前应充分冲洗。用 0 号 Vicryl 缝线间断缝合髂胫束。皮下组织用 0 号和 2-0 号 Vicryl 缝线逐层缝合。股骨内侧切口和关节镜切口用 4-0 Monocryl 可吸收缝线皮下缝合关闭。切口覆盖无菌敷料，并用医用胶条固定。膝关节用支具固定。

术后康复

术后 8 周内不负重，之后 4 周内逐渐增加负重（每周 25%），直至完全负重。在影像学证实截骨部位已充分愈合前，患者应扶拐活动（图 22-4）。术后第 1 天，可以开始进行膝关节被动运动练习。术后第 9 周，允许患者骑单车。术后第 12 周，患者开始负重加强锻炼。

经验与教训	
经验	教训
• 在髂胫束下分离股外侧肌并用一个大的牵引器将其拉开，出血最少 • 骨膜下分离至股骨髁的水平，以方便术中后侧截骨显露	• 垂直于关节线进行截骨，以避免增加前倾（膝关节屈曲增加）或后倾（膝关节伸直减小）

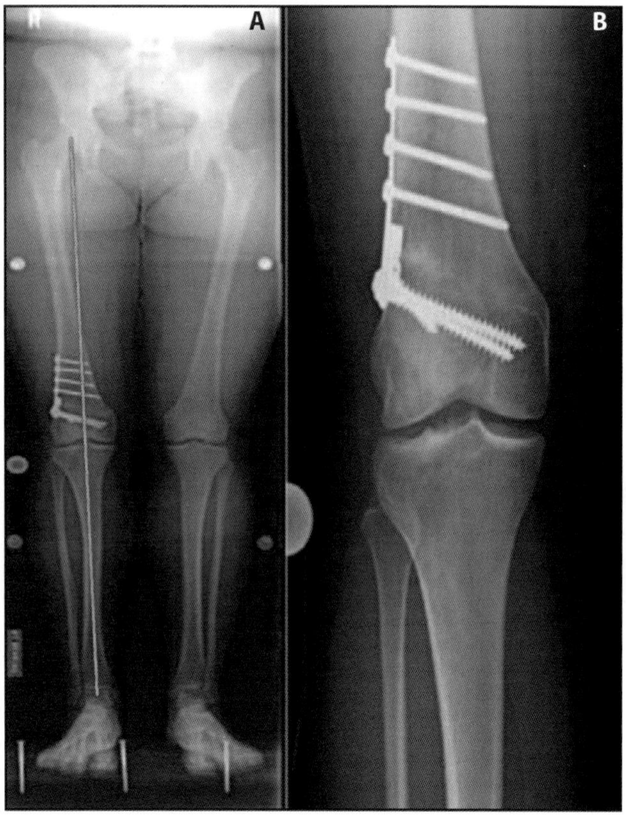

图 22-4 (A)术后双下肢全长正位 X 线片和(B)右膝正位 X 线片显示右侧下肢力线改善，截骨间隙愈合。

临床结果

作为一种较新的技术，股骨远端外侧开放楔形截骨术的临床研究较少。Puddu 报道了 21 例至少随访 4 年的病例，所有患者的 IKDC 主观评分和 HSS 评分均有所改善[8]。Saithna 等人对 18 例行外侧开放楔形截骨术的患者(21 例膝关节)平均随访 4.5 年，其中 4 例膝关节(19%)随访结束时进行了全膝关节置换术，其余 17 例 IKDC 主观评分和疼痛评分有统计学改善[9]。DeWilde 等人报道 19 例接受外侧开放楔形截骨术的患者，骨缺损注入磷酸钙，平均随访 68 个月。在三个间室 Kellgren-Lawrence 骨关节炎评分均不变的情况下，KSS 平均评分从 43 分提高到了 78 分，7 年的生存率为 82%[10]。股骨远端闭合楔形截骨术与开放楔形截骨术的临床结果和生存率类似。Wang 和 Hsu 报道 30 例接受闭合楔形截骨术的患者，平均随访 99 个月，膝关节 HSS 评分从 46 分提高到了 88 分，10 年累积生存率为 87%[6]。Backstein 等人对 40 例行股骨远端内翻截骨术的膝关节(38 例患者)进行了平均 123 个月的随访，60%的膝关节取得了良好以上的随访结果，10 年和 15 年生存率分别为 82%和 15%[11]。Finkelstein 等人报道，21 例膝关节(20 例患者)平均随访 133 个月，10 年生存率为 64%[12]。Healy 等人对 23 例膝关节平均随访 4 年，83%的患者 HSS 膝关节评分达到良好及以上[13]。Miniaci 等人报道，35 例膝关节使用两种不同固定方法进行闭合楔形截骨术，即内侧和外侧钢板固定[14]。内侧钢板固定组 HSS 评分良好或优秀为 81%(21/26)，外侧固定组良好或优秀率为 100%(9/9)。该研究共有 4 例固定失败，均为内侧固定，因此他们推荐股骨内侧闭合楔形截骨术使用外侧髁钢板固定。

结论

股骨远端截骨术是一种有效的治疗膝关节外翻继发的有症状的外侧间室骨关节炎的保膝方法。目前证明内侧闭合和外侧开放楔形截骨术均可延缓全膝关节置换术和提高患者功能评分。我们首选外侧开放楔形截骨术，因为其手术入路较为安全且只需要进行一次截骨。

股骨远端截骨术

活动度	姓名：	日期：													
支具固定	• 该周训练	周													
0~8 周	初始训练	1	2	3	4	5	6	7	8	9	10	12	16	20	24
	靠墙静蹲	●	●	●	●	●	●	●	●	●	●	●			
	坐姿腿屈伸	●	●	●	●	●	●	●	●	●	●	●			
	髌骨/髌腱活动度训练	●	●	●	●	●	●	●	●						
负重状态	股四头肌	●	●	●	●	●	●	●	●						
非负重 8 周	腘绳肌	●	●	●	●	●	●	●	●	●	●	●	●	●	●
	坐姿体前屈	●	●	●	●	●	●	●	●						
	踝泵	●	●	●	●	●	●	●	●	●					
	脱拐								●	●					
	单足提踵									●	●				
	平衡										●	●	●	●	●
时间线	心肺训练	1	2	3	4	5	6	7	8	9	10	12	16	20	24
第 1 周（术后 1~7 天）	无阻力单车：双腿									●					
第 2 周（术后 8~14 天）	阻力单车：双腿											●	●	●	●
第 3 周（术后 15~21 天）	水中慢跑											●	●	●	●
第 4 周（术后 22~28 天）	跑步机：倾斜 7%行走											●	●	●	●
	带蹼游泳（轻踢）											●	●	●	●
	椭圆机训练											●	●	●	●
	划船											●	●	●	●
	爬楼												●	●	●
	负重训练	1	2	3	4	5	6	7	8	9	10	12	16	20	24
	引膝											●	●	●	
	臀桥											●	●	●	
	后跨步：静态											●	●	●	
	开始核心训练												●	●	
	平衡弓步												●	●	●
	单腿硬举												●	●	●
	屈膝 70°												●	●	●
	体育项目练习													●	●
	灵敏性训练	1	2	3	4	5	6	7	8	9	10	12	16	36	40
	跑步													●	●
	初级：单平面													●	●
	进阶：多向														●
	功能性体育项目练习														●
	高水平运动	1	2	3	4	5	6	7	8	9	10	12	16	36	40
	高尔夫														●
	户外骑行、远足、雪靴健行														●
	7~9 个月后，滑冰、篮球、网球、足球、橄榄球														●

治疗师姓名________

临床结果		
作者	技术	结果
Saithna 等人[9](2014)	外侧开放	21 例膝,平均随访 4.5 年,19%的患膝最终行 TKA,其余 17 例膝关节 IKDC 和 KOOS 评分提高
DeWilde 等人[10](2013)	外侧开放,磷酸钙	19 例患者,7 年生存率为 82%,KSKS 评分提高,Kellgren–Lawrence 评分无进展
Puddu 等人[8](2010)	外侧开放	21 例患者,随访 4~14 年,所有患者 IKDC 和 HSS 评分提高
Backstein 等人[11](2007)	内侧闭合	40 例膝,平均随访 123 个月,20%的患膝最终行 TKA,60%的患膝临床结果为良好及以上
Wang 等人[6](2005)	内侧闭合	30 例患者,平均随访 99 个月,10%的患膝最终行 TKA,HSS 评分提高

HSS,美国特种外科医院评分;IKDC,国际膝关节文献委员会;KOOS,膝关节损伤和骨关节炎结果评分;KSKS,美国膝关节协会膝关节评分;TKA,全膝关节置换术。

(李朔 朱戈 马春辉 译 徐卫东 校)

参考文献

1. Puddu G, Cipolla M, Cerullo G, Franco V, Gianni E. Osteotomies: the surgical treatment of the valgus knee. *Sports Med Arthrosc Rev.* 2007;15(1):15-22.
2. Murray JB, Rand JA. Symptomatic valgus knee: the surgical options. *J Am Acad Orthop Surg.* 1993;1:1-9.
3. Gardiner A, Richmond JC. Periarticular osteotomies for degenerative joint disease of the knee. *Sports Med Arthrosc Rev.* 2013;21(1):38-46.
4. Coventry MB. Proximal tibia varus osteotomy for osteoarthritis of the lateral compartment of the knee. *J Bone Joint Surg Am.* 1987;69:32-38.
5. Wang JW, Hsu CC. Distal femoral varus osteotomy for osteoarthritis of the knee. Surgical technique. *J Bone Joint Surg Am.* 2006;88(Suppl 1, Pt 1):100-108.
6. Wang JW, Hsu CC. Distal femoral varus osteotomy for osteoarthritis of the knee. *J Bone Joint Surg Am.* 2005;87(1):127-133.
7. Rosenberg TD, Paulos LE, Parker RD, Coward DB, Scott SM. The forty-five degree posteroanterior flexion weight bearing radiograph of the knee. *J Bone Joint Surg Am.* 1988;70(10): 1479-1483.
8. Puddu G, Cipolla M, Cerullo G, Franco V, Gianni E. Which osteotomy for a valgus knee? *Int Orthop.* 2010;34:239-247.
9. Saithna A, Kundra R, Getgood A, Spalding T. Opening wedge distal femoral varus osteotomy for lateral compartment osteoarthritis in the valgus knee. *Knee.* 2014;21(1):172-175.
10. DeWilde TR, Dauw J, Vandenneucker H, Bellemans J. Open wedge distal femoral varus osteotomy using the Puddu plate and calcium phosphate bone cement. *Knee Surg Sports Traumatol Arthrosc.* 2013;21:249-254.
11. Backstein D, Morag G, Hanna S, Safir O, Gross A. Long-term follow-up of distal femoral varus osteotomy of the knee. *J Arthroplasty.* 2007;22(4):2-6.
12. Finkelstein JA, Gross AE, Davis A. Varus osteotomy of the distal part of the femur. *J Bone Joint Surg Am.* 1996;78A(9):1348-1352.
13. Healy WL, Anglen JO, Wasilewsky SA, Krackow KA. Distal femoral varus osteotomy. *J Bone Joint Surg Am.* 1988;70(1):102-109.
14. Miniaci A, Grossman SP, Jacob RP. Supracondylar femoral varus osteotomy in the treatment of valgus knee deformity. *Am J Knee Surg.* 1990;3:65-73.

第 23 章

髌股关节手术

Jack Farr, Andreas H. Gomoll

第 1 部分:近端内侧髌股关节手术

近端内侧髌股关节(PF)手术首先紧缩/折叠内侧关节囊,通常包括加强股内斜肌力量[1-4]。对于其他膝关节手术而言,重定向肌肉/肌腱的方向不能替代韧带的功能。由于髌股内侧韧带(MPFL)是限制髌骨向外侧脱位的主要约束组织,因此手术目标应该是重建该韧带的解剖结构和功能[5-7]。髌骨在矢状面运动过程中独特的运动轨迹,导致韧带的股骨及髌骨止点之间的距离出现特定变化。在很大程度上,由于股骨止点及滑车和髁间窝的独特形状,韧带止点之间的距离不是恒定的(即不是等距的),而是在一定范围内轻微变化(解剖学测量),因此重建的目标是使止点的位置适应这种距离变化。简单来说,当膝关节从屈曲初期(20°~30°)到最大屈曲时,韧带止点之间的距离缩短,因此韧带随着屈曲增加而变得更加松弛(当髌骨进入远端滑车及髁间窝后受到骨性结构的阻挡,不依赖韧带约束)。这种关系对股骨侧止点非常敏感(对髌骨附着区的敏感度要低得多,髌骨止点位于内侧缘近端 2/3 或近端 1/2)。因此,我们强调确定股骨止点时,应通过术中透视、解剖标志及屈膝过程中韧带长度的变化进行三重确认[8-12]。MPFL 移植物的长度应等于止点之间的最大距离(在髌骨高度和滑车形态正常的患者中,膝关节屈曲范围为 20°~30°)。需要注意,高位髌骨的不典型运动会改变上述长度(完全过伸时距离最长),因此建议解剖测量前应先将髌骨高度恢复至正常。同样,滑车发育不良的患者矢状面曲率半径也可能使股骨等长点定位困难。

当设置 MPFL 移植物长度时,重要的是在膝关节屈曲至 20°~30°时,髌骨应位于中央,韧带足够长。也就是说,在正常的膝关节中,髌骨位于这个位置和角度时,MPFL 不会出现紧张或松弛,除非施加横向推力。在 MPFL 重建(MPFLR)术中,经常错误地使用"张力"一词,应避免施加过度张力(即过度拉紧 MPFL 移植物)。

在某些情况下,当先前的 MPFL 撕裂愈合良好,但仍处于拉长状态时,一些外科医生会在关节镜下或开放手术中使用紧缩技术,该技术的支持者的原始研究对此进行了详细描述[13-14]。

适应证和禁忌证

适应证

- 治疗复发性髌骨外侧不稳。

禁忌证

- 没有髌骨不稳的膝前痛。
- 紧束髌骨。
- 将稳定的外置髌骨牵向中央。
- 首次髌骨脱位(第一次脱位采用非手术治疗)。

外科技术

手术器械

铆钉和肌腱固定系统的选择。

患者体位

患者取仰卧位,肢体自然地外旋,允许直接显露内侧结构。

手术步骤

1.取股四头肌或股薄肌肌腱移植物或准备同种异体移植物(股薄肌或半腱肌),以便双股编制或单股四折时直径达到4~8mm。

2.从髌骨内侧缘5mm处切开皮肤和浅筋膜,找到浅筋膜及深筋膜间的间隙(图23-1)。有明显创伤病史的MPFL可能会在这个间隙内形成瘢痕。

3.用咬骨钳或高速磨钻轻轻在髌骨内侧缘开槽(图23-2)。

4.双髌骨铆钉固定:一枚铆钉固定于髌骨腰部附近,另一枚铆钉置于髌骨内侧上极水平(图23-3)。

5.通过透视标准的膝关节侧位片进行定位,选择合适的切口位置(图23-4)。切开至骨膜,根据Schöttle和(或)Stephen/Amis报道的方法[8,10,15](图23-5)及局部解剖标志,确定股骨导针位置。

6.在髌骨内侧缘和股骨之间的深、浅筋膜间构建隧道。通过这个间隙将铆钉缝线引至股骨导针(图23-6)。

7.检查止点之间的距离随运动的变化,屈曲20°~30°时,将铆钉缝线缠绕在股骨导针上,做伸屈运动检查止点之间的距离变化(图23-7)。如果不等距,尤其是屈曲时张力增加,则需要重新定位股骨止点。最常见的是将导针稍向远端或后方移动,并重复测量止点之间的距离变化。

8.制备直径合适的股骨隧道(图23-8)。

9.评估移植物偏心放置在骨隧道中的效果。按照步骤10用界面螺钉将其固定于近端或后方,以避免运动磨损。用界面螺钉将移植物推到隧道壁一侧,可能会使股骨止点位移动数毫米。通过伸屈活动来评估这种潜在的影响。如果移植物在屈曲中变紧,则调整移植物在骨隧道中的位置,以实现屈曲过程中的等长或松弛。

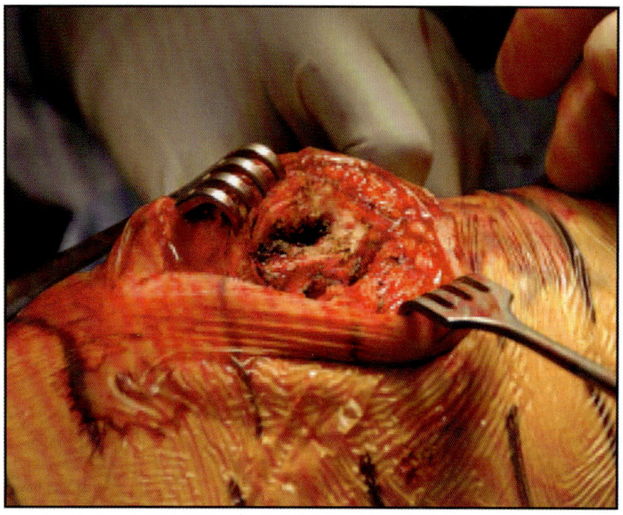

图23-1　显露髌骨的内侧缘。

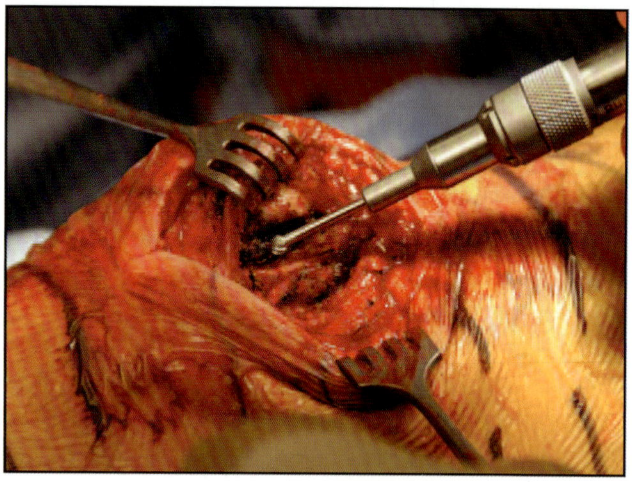

图23-2　高速磨钻可在髌骨内侧缘形成浅槽,以显露松质骨。

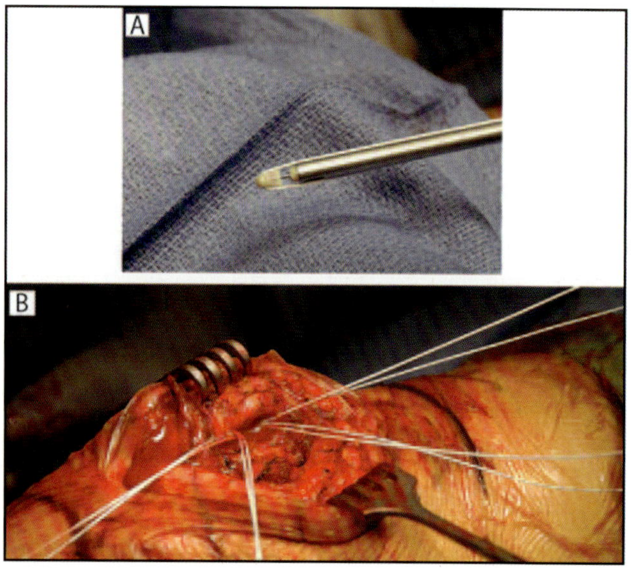

图23-3　(A)髌骨形状记忆铆钉。(B)铆钉插入髌骨的腰部和近端部位。

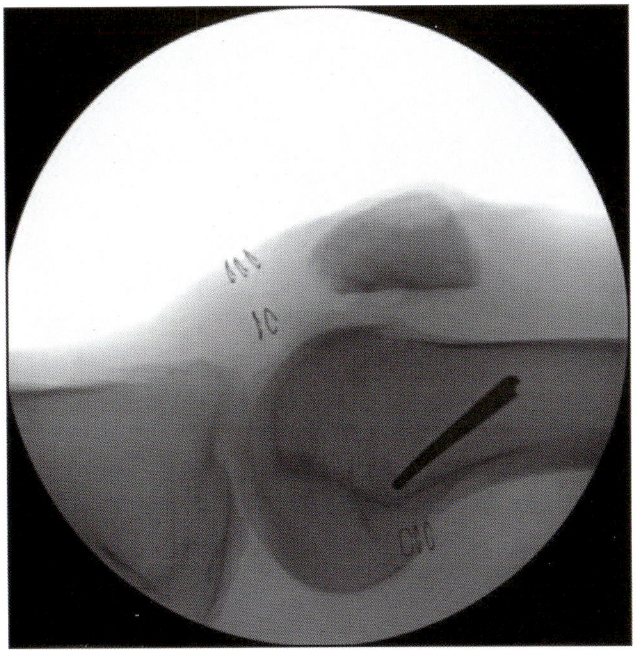

图 23-4　在标准侧位片上确定 Setphen/Amis 或 Schöttle 点，更准确来说是一片区域。

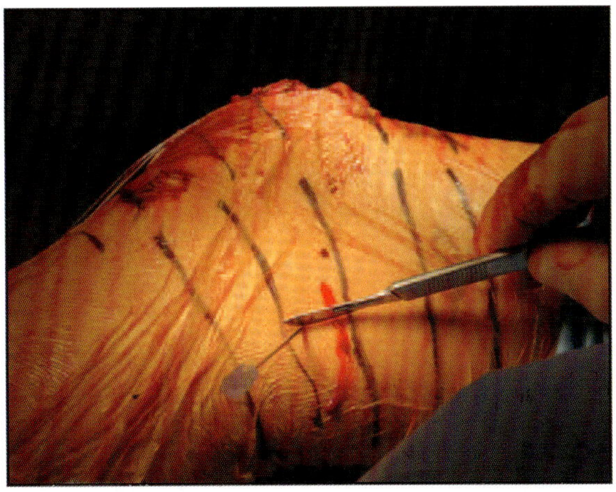

图 23-5　从真正的侧位透视片观察穿刺针位置，以优化用于显露股骨止点位的皮肤切口。

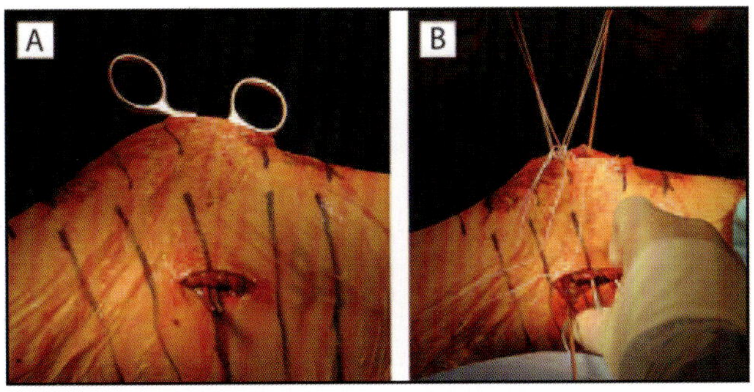

图 23-6　(A)在髌骨内缘和股骨导针之间做软组织隧道。(B)将缝线穿过隧道。

10.将移植物固定在股骨隧道内，避免移植物损伤及移植物或固定装置旋转(图 23-9)。

11.在深筋膜和浅筋膜之间将移植物引出髌骨切口(图 23-10)。

12.膝关节屈曲 20°，髌骨位于滑车沟中心，将移植物拉直至全长(无张力或松弛)。对抗张力下将髌骨拉向内侧(图 23-11)。

13.通过铆钉或将移植物反折为四股，将移植物固定于髌骨，以避免髌骨的压力集中在隧道处。然而，如果使用隧道固定，则需要保证隧道尽可能小且为槽状(图 23-12)。

14.再次检查髌骨运动和移植物张力。移植物应随着屈曲的增加而松弛，在手术室内必须达到正常的完全屈曲活动度。注意，移植物比正常 MPFL 的强度高，

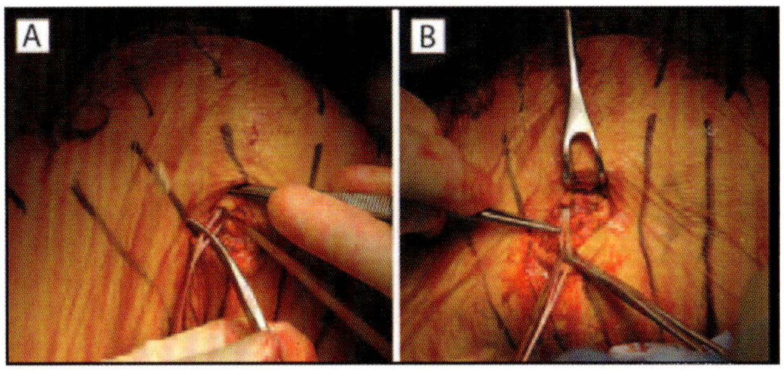

图 23-7　在膝关节全范围运动过程中检查从髌骨到股骨导针的缝线长度。(A)屈膝时缝线松弛。(B)伸膝时缝线长度保持不变。

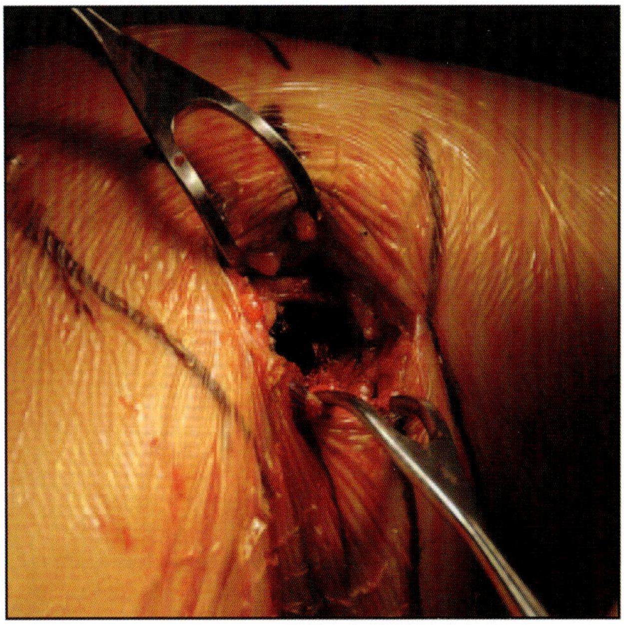

图 23-8　在股骨钻取骨隧道。

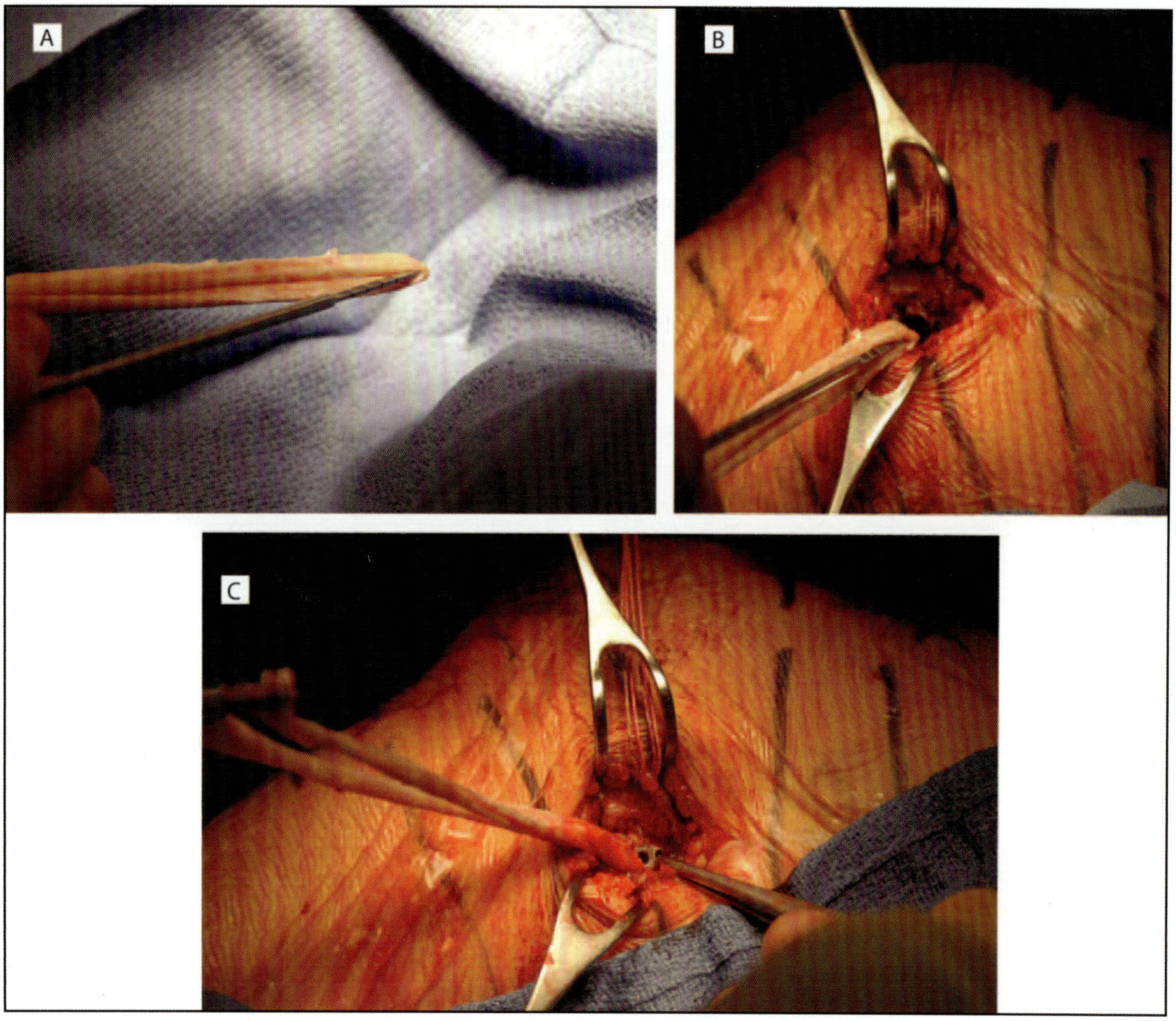

图 23–9 用插入器引导移植物(A)插入骨隧道中(B),并用界面螺钉(C)固定(本例中为形状记忆螺钉)。

经验与教训	
经验	教训
• 首先应通过影像和解剖标志确定 MPEL 股骨止点的大致位置 • 观察运动时止点之间的距离变化;等长或屈曲时松弛可以接受 • 如果同时进行胫骨结节手术,应将胫骨结节固定在最终位置后再行 MPFL 重建 • 术后可以积极康复,完全恢复膝关节活动度	• 仅关注紧缩而忽视长度变化 • 未在伸屈活动时检查移植物的长度变化(如屈曲时张力增加) • 术后康复阶段未完全恢复关节活动度 • 避免在髌骨处制造过大的骨隧道,从而增加骨折的风险

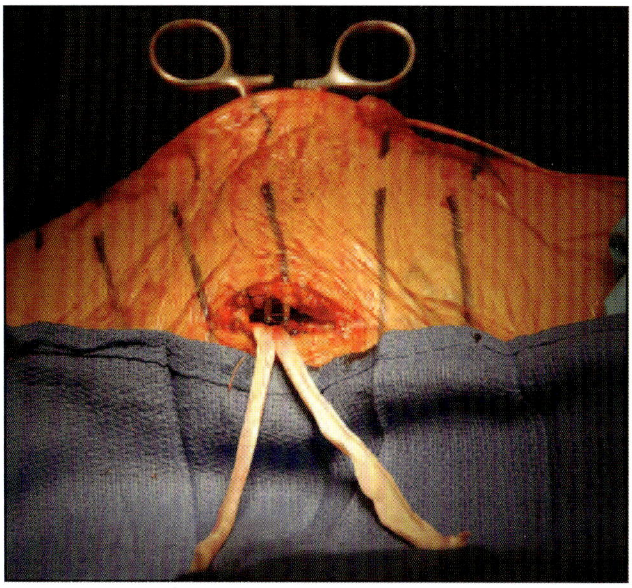

图 23-10 移植肌腱固定在股骨止点，并留2个游离端。

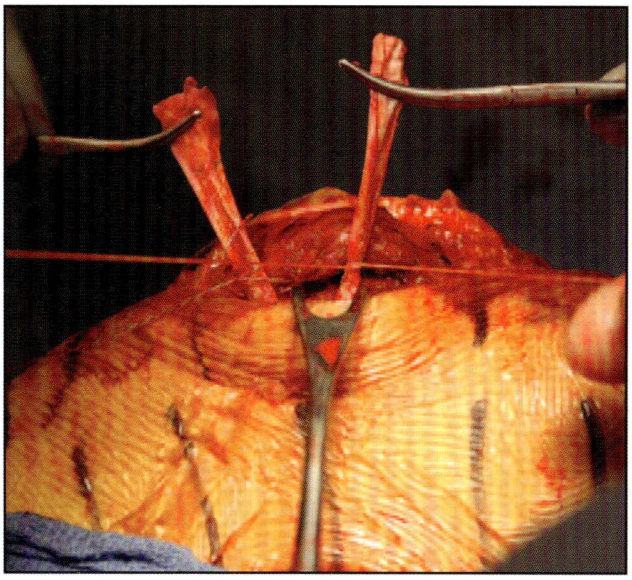

图 23-11 将移植肌腱游离端"拉出至全长"(避免过紧或松弛)。

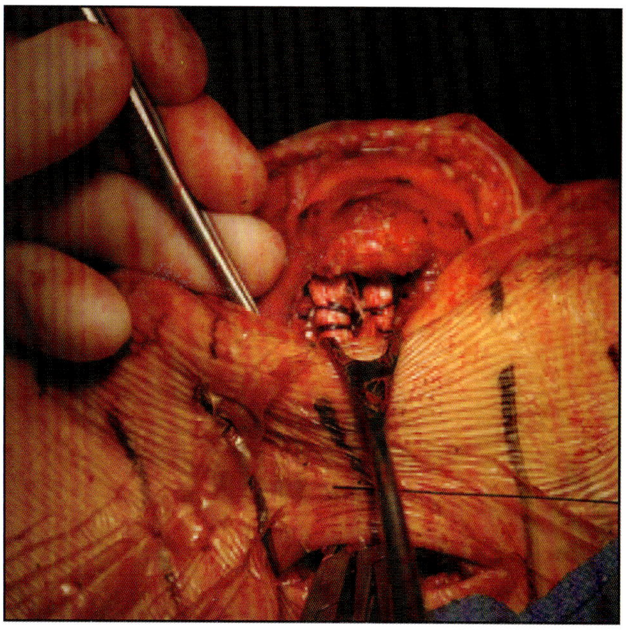

图 23-12 将移植物固定于髌骨(本例中使用带线铆钉固定移植物，然后将移植反折，并与自身缝合)。

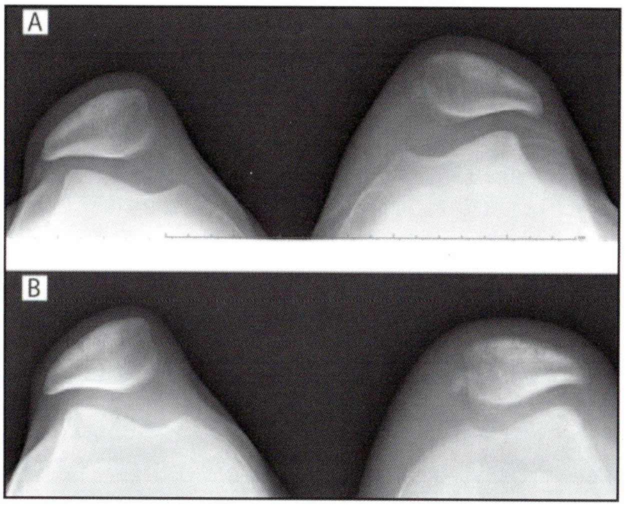

图 23-13 (A)术前患者存在慢性半脱位、髌骨倾斜和复发性外侧脱位，胫骨结节位置正常。(B)同一患者外侧延长和MPFL重建术后。

通常不会随着时间而延长。手术室中看到的任何运动都是患者能达到的最大运动。

15.关闭深、浅筋膜并覆盖移植物，常规缝合皮肤。

术后康复

- 由于移植物张力很小或无张力，术后可以完全恢复膝关节活动度。
  - 标准股四头肌及近端核心力量训练。
  - 逐步增加患侧负重。
  - 正常步态能耐受的范围内负重。

临床结果与相关生物学研究	
Csintalan 等人[16]	回顾了56例MPFL重建患者,11%复发髌骨脱位
Stephen 等人[17]	研究了MPFL移植物位置和张力改变后髌骨/滑车的接触压力及膝关节运动学。MPFL张力增加或非解剖位导致内侧接触应压力增加
Slenker 等人[18]	86%接受单纯MPFL重建的患者,术后12个月可恢复中等到高强度运动

第2部分:近端外侧髌股关节手术

外侧支持带是一种多层次、多功能的结构,不仅对内侧髌骨不稳定起到抑制作用,而且一旦MPFL受损,也能对髌骨过度偏移提供约束[5,19,20]。Merican和Amis用精细的解剖方法定义了9个不同的层次[21]。Fulkerson和Gossling将这些层次分成两部分:浅斜层和深横层[22]。浅斜层从髂胫束到髌骨外侧上半部。将它掀起后,下方的深横层从外侧上髁延伸至髌骨外侧。

近年来,单纯的外侧松解是最被滥用的髌股关节手术之一,尤其是在髌骨疼痛和髌骨不稳的病例中。单纯的外侧松解应限于那些存在髌骨倾斜的单纯外侧关节面或外侧支持带髌骨止点疼痛患者(CT或MRI),以及经综合康复仍失败的病例。手术松解的程度仅限于消除倾斜,而不能出现"翻转"。此外,松解时不能累及股外侧肌或股四头肌腱。

外侧松解的另一种替代方法是外侧延长术,早期由Larson、O'Neill、Fulkerson和Fox报道,最近由Biedert[22-26]推广。这项技术将表面的浅斜层从深横层分离,并将后者向后切开约1.5cm。然后,将台阶状切开的断端进行端端缝合以达到延长的目的,既密封了关节,又保持了外侧支持带的控制。

适应证和禁忌证

适应证

- 单纯外侧松解/延长术仅用于(CT或MRI)证实的髌骨倾斜和失败的广泛治疗。
- 单纯外侧松解/延长术常与结节移位相结合,以避免外侧支持带内张力增加。

禁忌证

- 没有尝试所有保守治疗方式。
- 仅在关节镜下发现髌骨倾斜。
- 膝前痛。
- 髌骨不稳。
- MPLF重建手术中常规使用。

手术技术

患者体位

患者取仰卧位,患肢可自由活动。

手术步骤

外侧松解

1.不使用止血带。

2.关节镜下,在距髌骨边缘1cm处用电刀切开滑膜层到皮下层的外侧支持带并止血。范围从膝关节镜前外侧入路延伸到髌骨上极水平。

3.避免对股外侧肌和肌腱造成损伤。

4.减小流入压力以识别和电凝所有出血。

5.检查倾斜是否恢复至中立。

外侧延长术

1.不使用止血带。

2.髌骨外侧缘或髌骨中线外侧的纵行切口。

3.显露膝关节外侧的浅筋膜。

4.在髌骨的近端,识别从髂胫束走行的斜纹纤维,并在近端切开,然后沿髌骨外侧缘向远侧延伸(图23-14)。

5.从深横层锐性分离出浅斜层,前后共约1.5cm。

6. 在髌骨后缘约 1.5cm 处纵向切开深横层纤维、关节囊和滑膜(图 23-15)。

7.将深层和浅层进行端端缝合，大约延长 1.5cm(图 23-16)。

术后康复

- 控制水肿及积液。
- 早期股四头肌及核心力量锻炼。
- 不限制运动范围。
- 不跛行即可负重。

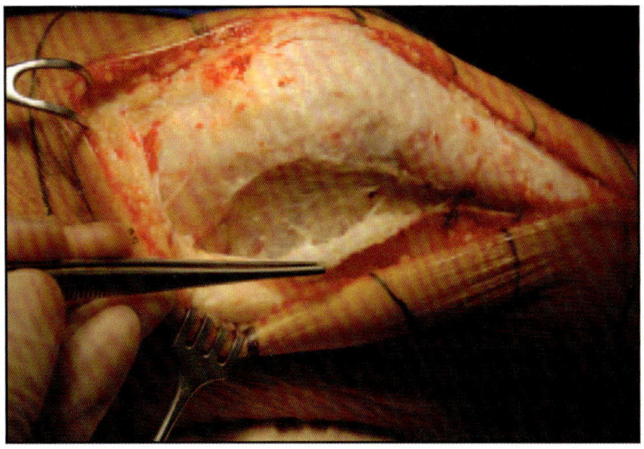

图 23-14　沿着髌骨的外侧缘在表面倾斜的纤维上做一个切口。将表面的倾斜纤维从深横层纤维分离。

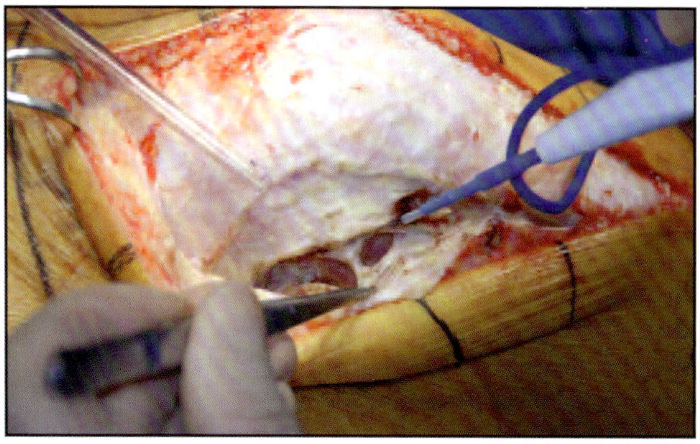

图 23-15　在图 23-14 切口后方约 1.5cm 处切开深横层纤维、关节囊和滑膜。

经验与教训	
经验	教训
• 手术结束时仔细止血 • 不要过度松解/延长 • 早期股四头肌和核心力量锻炼很重要	• 内侧髌骨不稳或恐惧试验阳性 • 外侧松解累及股外侧肌可导致明显的无力和不稳

近端外侧髌股关节手术的临床结果研究	
Pagenstert 等人[27]	术后随访 2 年，外侧延长的患者(与外侧松解相比)股四头肌萎缩更少且无髌骨内侧半脱位的情况
Clifton 等人[28]	单纯的外侧松解难以治疗髌骨不稳患者

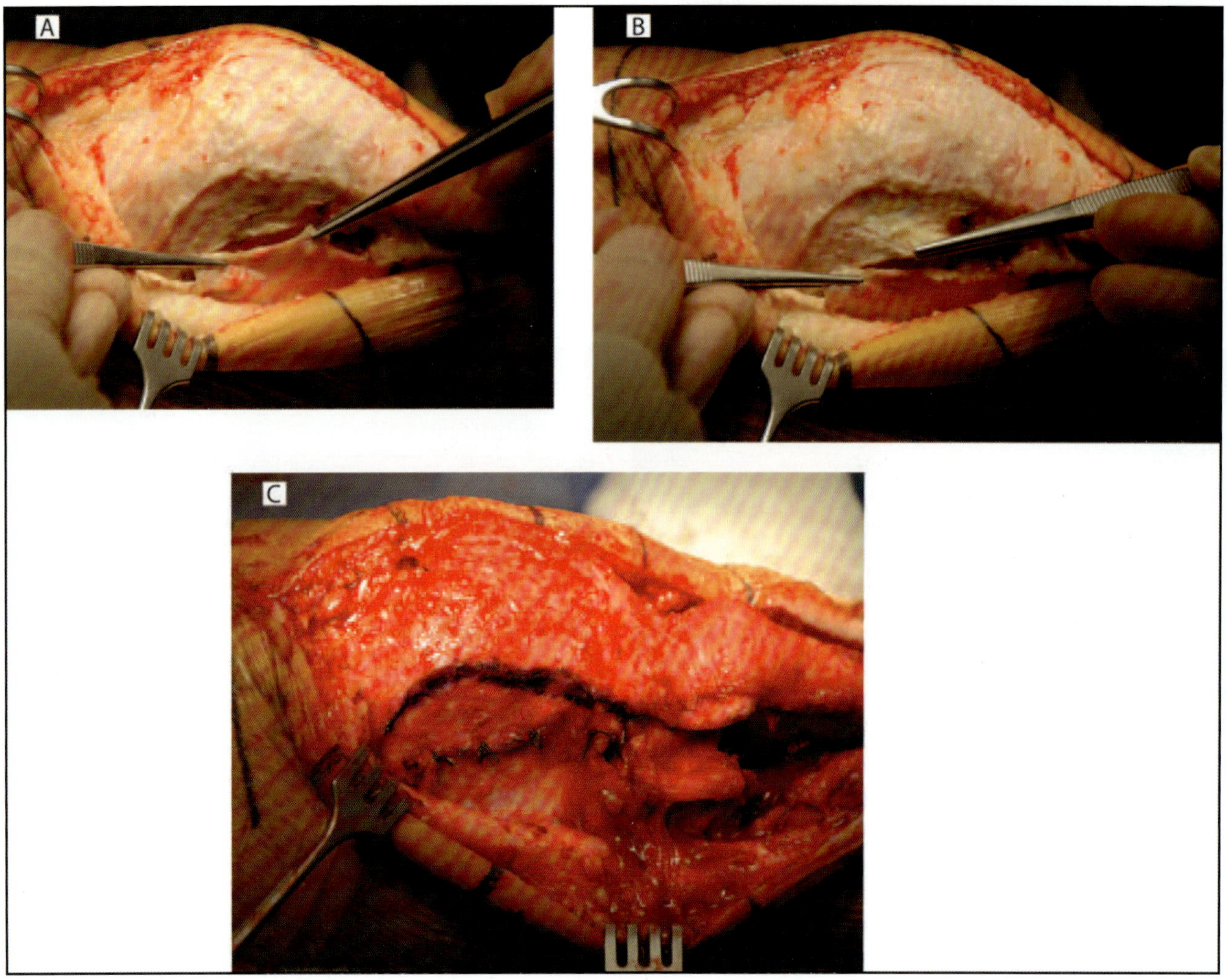

图23-16 (A)镊子夹持住表面倾斜层纤维。(B)右侧镊子夹持住深横层纤维,左侧镊子夹持住浅层纤维。(C)这两层的端端缝合大约可延长1.5cm。

第3部分:胫骨结节手术

胫骨结节可沿多个方向移动;向内侧、前方、前内侧移位的Fulkerson截骨及远端移位最常见[29]。胫骨结节向内侧移位的主要目的是恢复胫骨结节的位置,减少胫骨结节至滑车沟的距离(TT-TG)或胫骨结节至后交叉韧带的距离(TT-PCL),从而改善作用于髌骨的合力矢量[30,31]。胫骨结节前向移位可以降低髌股关节峰值压力,并通过使髌骨在矢状面上旋转来减小髌骨下极的压力。胫骨结节向远端移位目的是恢复正常的髌骨高度,使髌骨在屈曲早期进入滑车沟,并改善髌股关节的应力和稳定性[32-34]。

适应证和禁忌证

适应证

- 当髌骨处于静态半脱位时,胫骨结节内纠正过大的TT-TG(通常超过20mm)和(或)TT-PCL(通常超过24mm),以改善髌股关节压力。
- 胫骨结节前内移位可以治疗单纯的外侧关节软骨损伤或骨关节炎[35]。
- TT-TG和(或)TT-PCL增加时,胫骨结节前内移位可以改善软骨修复患者的髌股关节压力。
- 胫骨结节抬高可降低髌股关节峰值压力,如单纯的滑车软骨损伤但 TT-TG 或 TT-PCL 正常。

• 胫骨结节抬高或前内移位可降低髌骨下极的压力(治疗髌骨下极的软骨损伤或骨关节炎)。

• 胫骨结节远端移位可恢复髌骨正常的高度(通常与髌骨不稳有关)。

禁忌证

• TT-TG 接近正常和(或)存在内侧软骨损伤时，可以单纯行胫骨结节内移。

• 当有未治疗的近端软骨损伤时，可以行胫骨结节抬高术。

• 当有未治疗的深部软骨 (包括髌骨的中段、内侧软骨)损伤或伴有滑车病变时，可以行结节前内移位(注意：如果同期进行髌股关节软骨修复手术，以上情况不是前内移位的禁忌证)。

• 髌骨高度正常时，可以行远端移位。

手术技术

患者体位

患者取仰卧位，下肢可以自由活动。

手术步骤

1.沿髌腱外侧缘做纵行皮肤切口，如同期行近端手术可沿中线切开，并延伸至胫骨结节远端 8~10cm (图 23-17)。

2.向内侧和外侧剥离全层筋膜皮瓣。

3.外侧松解或外侧延长，以平衡内侧和外侧软组织，并恢复正常髌骨活动度。

4.沿髌腱内侧和外侧缘切开支持带。

5.沿胫骨结节和胫骨嵴外侧缘延长外侧切口，从胫骨外侧壁抬起前室肌肉，延伸约 8cm 至 Gerdy 结节。

6.放置一个拉钩保护腓深神经和胫前动脉(图 23-18)。

7.沿髌骨腱内侧缘斜向外延伸内侧切口，延伸约 8cm 并在胫骨结节髌腱止点远端与外侧切口汇合。

8.沿内侧切口放置截骨导板，计划倾斜角度(通常在 45°和 60°)(图 23-19)，截骨方向预先使用瞄准器

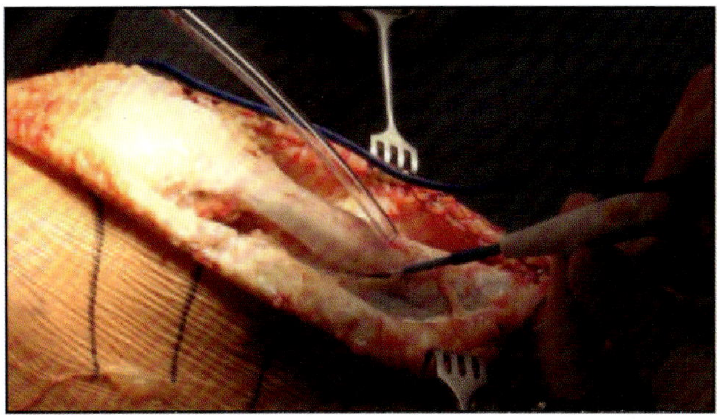

图 23-17　沿髌腱外侧缘和胫骨嵴的外侧向远端做纵行切口。

确定，保证锯片经胫骨外侧壁而非后壁穿出(图 23-20)。

9.使用摆锯在截骨导板引导下完成斜行截骨，可用生理盐水冷却锯片。移除固定钉及截骨导板。使用截骨面作为“天然的摆锯导向器”来完成远端和近端的楔形截骨。理想情况下，远端保留骨膜及骨性合页。

10.由于胫骨的几何形状，随着锯片向近端移动，锯片与外侧壁穿出位置越靠后。因此，应避免摆锯穿透胫骨后壁。

11.可使用骨刀完成近端截骨，使用骨刀连通斜行截骨的近端后方与胫骨结节的外侧面(图 23-21)。

12.按照图 23-20 调整骨刀的角度，并在髌腱止点的近端由外向内截骨。使用拉钩抬起髌腱，以保护髌腱和提供视野(图 23-22)。

13.使用骨刀沿截骨线截骨，游离胫骨结节骨块。

14.将胫骨结节骨块沿着斜坡方向滑移转动至需要的前移及内侧移位程度。

15.用 2 枚双皮质加压螺钉(3.5mm 或 4.5mm)固定胫骨结节(图 23-23)。

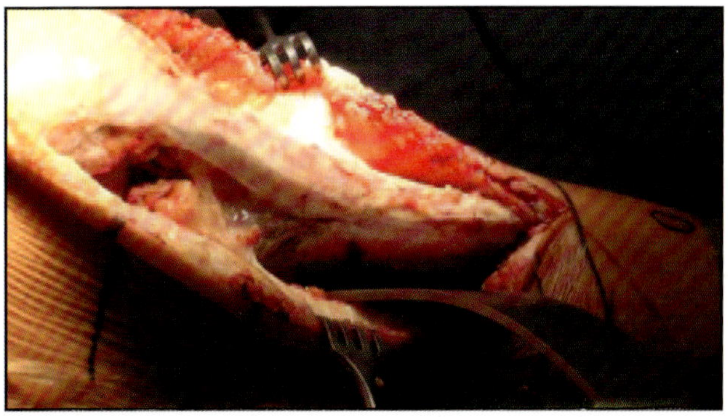

图 23-18　放置拉钩以保护腓深神经和胫前动脉。

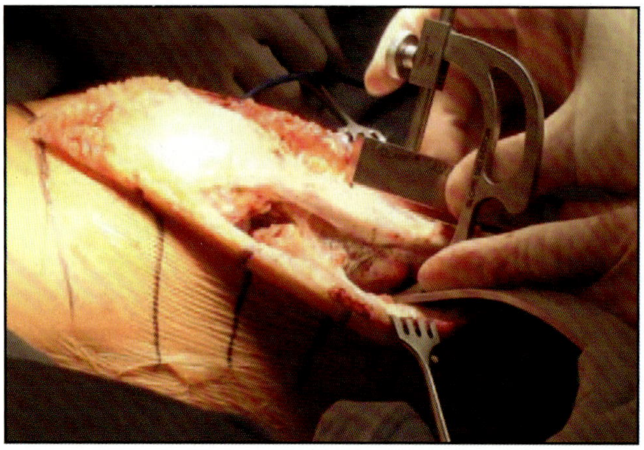

图 23-19 截骨导向器有可调节斜度的导向臂,以预先确定倾斜角度和截骨出口位置。

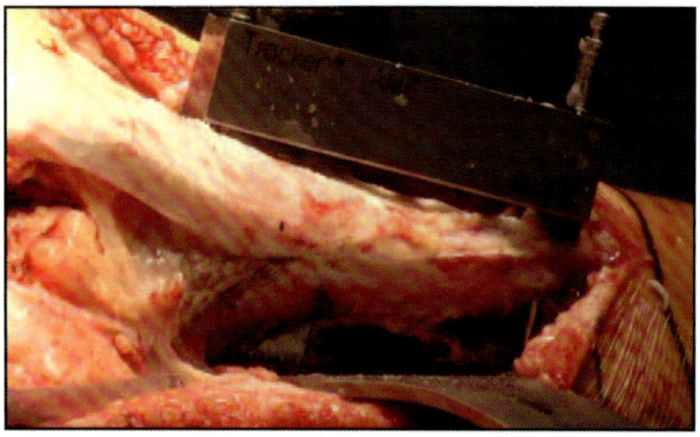

图 23-20 锯片在拉钩外侧穿出。出口在胫骨外侧壁(胫骨后壁前方)。

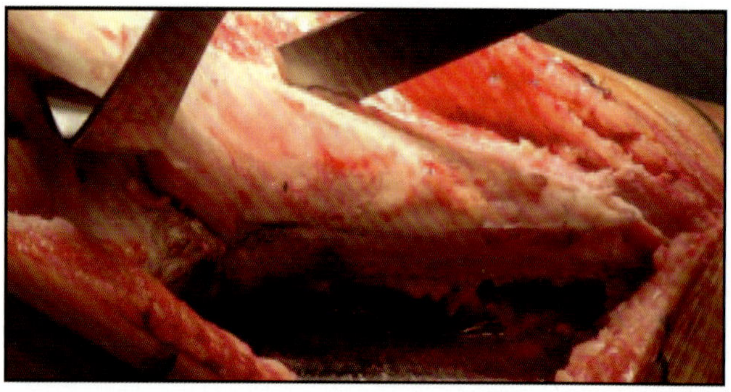

图 23-21 截骨线可作为锯片的导向器,以向近端和远端延伸斜向截骨线,然后使用骨刀向近端完成斜行截骨。

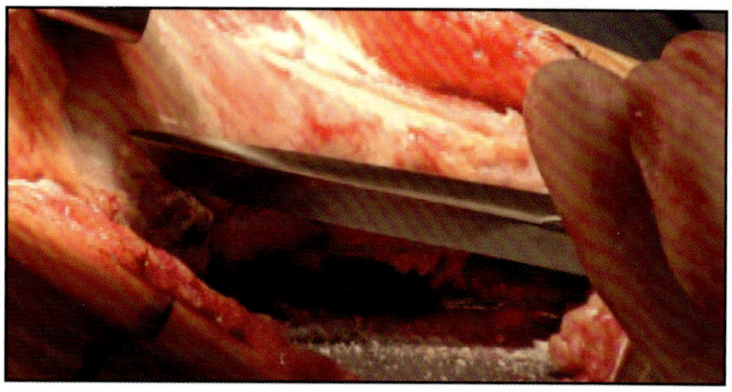

图 23-22 近端外侧切口首先是从侧壁的近端倾斜切口到这里所示的髌腱外侧边界,然后它被重定向到内侧即髌腱附着的近端内侧。

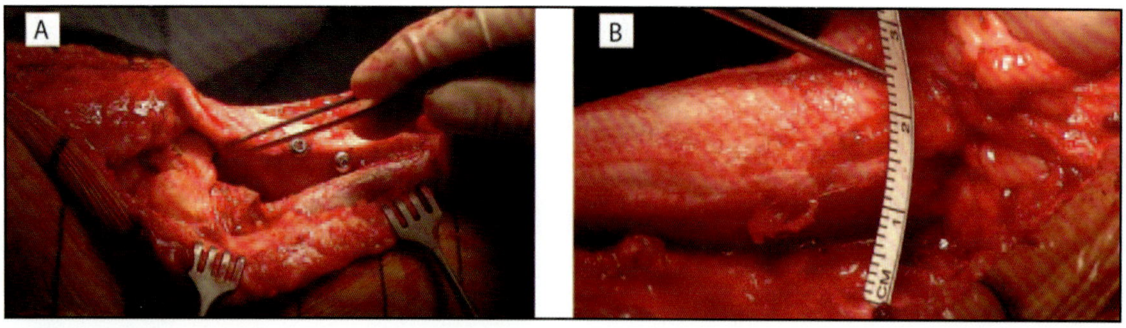

图 23-23 (A)胫骨结节骨块使用 2 枚皮质螺钉固定。(B)直接测量胫骨结节前移和内移的量。

术后康复

- 胫骨结节抬高和胫骨结节前内移位患者 6 周内应尽量避免负重,单纯胫骨结节内移及远端移位患者术后 2~6 周可在保护下部分负重。
  - 步行时须有支具保护(锁定在完全伸直位)。
  - 早期股四头肌和核心力量锻炼。
  - 不限制活动度;早期自行车练习。

经验与教训	
经验	**教训**
• 术中达到完全屈曲，保证术后早期可以达到完全活动度 • 内移恢复正常 TT-TG/TT-PCL • 前移 10~15mm • 不要破坏胫骨后壁	• 过度内移可导致内侧胫股间室及内侧髌股关节压力过高 • 过早负重可能增加前内移位患者骨折的风险

胫骨结节手术的临床结果	
Buuck 和 Fulkerson 等人[36]	术后平均随访 8.2 年,86%的患者报告结果优良
Bellemans 等人[37]	术后较术前 Lysholm 评分提高 30 分(平均随访 32 个月)
Pidoriano 等人[38]	72%的患者好转(平均随访 46.8 个月)
Sakai 等人[39]	随访 5 年,21 例患者中有 20 例结果满意
Fulkerson 和 Shea 等人[40]	平均随访 35 个月,优良率为 89%
Cameron 等人[41]	随访 2 年,优良率为 82%

术前患者教育

- 我什么时候开始物理治疗?
  - 实际上康复治疗在术前就已经开始了,并一直持续到术后,通常仅需要进行家庭锻炼项目,除非医生有特殊的指导。仅在无法通过家庭锻炼达到预期的康复目标时才接受正式的康复治疗。
- 我需要戴多长时间支具?
  - 内侧髌股韧带(MPFL):当你可以轻松完成直腿抬高动作并完全控制股四头肌时,可以不用继续佩戴支具。
  - 截骨:术后 2~6 周扶拐行走后需要一直佩戴支具。
- 我的腿多久可以负重/我需要用多长时间拐杖?
  - MPFL:当你可以轻松完成直腿抬高动作并完全控制股四头肌时,可以负重行走。无明显不适或跛行时可以逐步脱拐行走。
  - 截骨:需要扶拐行走,患肢可以最轻的力点地以维持平衡(可以通过地秤调整负重重量,通常约 10kg),6 周内患肢不能完全负重(除非医生有其他指导)。此后,如无不适或跛行可以逐步脱拐行走。
- 我的切口有多长?
  - 你会有两个小切口用于关节镜探查,另有 2~3 个切口用于软组织修复。根据同期进行的手术类型,你可能会有一个长 10~20cm 的切口用于实施截骨手术。

(待续)

术前患者教育(续)

- 我什么时候能重返运动?
  - 重返运动的时间取决于你的肌肉力量、协调性及所从事运动的要求。通常低强度的活动(如走路、椭圆机及骑车)可以在近端手术(MPFL 重建或外侧支持带手术)后 2~4 周,或者胫骨结节手术后 6~8 周开始。重返高强度的运动至少需要 12 个月。
- 我什么时候可以去除钢板或螺钉?
  - 如果出现症状,可以在骨愈合后去除螺钉,一般在术后 6 个月。
- 我什么时候可以开车?
  - 开车前你需要停用一切麻醉药物,且必须能完全自如地控制双腿,这样出现紧急情况时可以紧急刹车。

(朱戈 马春辉 译 徐卫东 校)

参考文献

1. Conlan T, Garth WP, Lemons JE. Evaluation of the medial soft-tissue restraints of the extensor mechanism of the knee. *J Bone Joint Surg Am.* 1993;75:682-693.
2. Sallay PI, Poggi J, Speer KP, Garrett WE. Acute dislocation of the patella. A correlative pathoanatomic study. *Am J Sports Med.* 1996;24(1):52-60.
3. Fithian DC, Nomura E, Arendt E. Anatomy of patellar dislocation. *Oper Techn Sports Med.* 2001;9(3):102-111.
4. Deie M, Ochi M, Sumen Y, Adachi N, Kobayashi K, Yasumoto M. A long-term follow-up study after medial patellofemoral ligament reconstruction using the transferred semitendinosus tendon for patellar dislocation. *Knee Surg Sports Traumatol Arthrosc.* 2005;13(7):522-528.
5. Burks RT, Desio SM, Bachus KN, Tyson L, Spring K. Biomechanical evaluation of lateral patellar dislocations. *Am J Knee Surg.* 1998;11(1):24-31.
6. Elias JJ, Cosgarea AJ. Technical errors during medial patellofemoral ligament reconstruction could overload medial patellofemoral cartilage: a computational analysis. *Am J Sports Med.* 2006;34:1478-1485.
7. Fithian DC, Meier S. The case for advancement and repair of the medial patellofemoral ligament in patients with recurrent patellar instability. *Oper Tech Sports Med.* 1999;7:81-89.
8. Stephen JM, Lumpaopong P, Deehan DJ, Kader D, Amis AA. The medial patellofemoral ligament: location of femoral attachment and length change patterns resulting from anatomic and non-anatomic attachments. *Am J Sports Med.* 2012;40(8):1871-1879.
9. Schöttle PB. Magnetic resonance imaging for patellofemoral malalignment. *Arthroscopy.* 2007;23(3):333-334; author reply 334.
10. Amis AA, Firer P, Mountney J, Senavongse W, Thomas NP. Anatomy and biomechanics of the medial patellofemoral ligament. *Knee.* 2003;10(3):215-220.
11. LaPrade RF, Engebretsen AH, Ly TV, Johansen S, Wentorf FA, Engebretsen L. The anatomy of the medial part of the knee. *J Bone Joint Surg Am.* 2007;89(9):2000-2010.
12. Redfern J, Kamath G, Burks R. Anatomical confirmation of the use of radiographic landmarks in medial patellofemoral ligament reconstruction. *Am J Sports Med.* 2010;38:293-297.
13. Camp CL, Krych AJ, Dahm DL, Levy BA, Stuart MJ. Medial patellofemoral ligament repair for recurrent patellar dislocation. *Am J Sports Med.* 2010;38(11):2248-2254.
14. Arendt EA, Moeller A, Agel J. Clinical outcomes of medial patellofemoral ligament repair in recurrent (chronic) lateral patella dislocations. *Knee Surg Sports Traumatol Arthrosc.* 2011;19:1909-1914.
15. Schöttle PB, Schmeling A, Rosenstiel N, Weiler A. Radiographic landmarks for femoral tunnel placement in medial patellofemoral ligament reconstruction. *Am J Sports Med.* 2007;35(5):801-804.
16. Csintalan RP, Latt LD, Fornalski S, Raiszadeh K, Inacio MC, Fithian DC. Medial patellofemoral ligament (MPFL) reconstruction for the treatment of patellofemoral instability. *J Knee Surg.* 2014;27(2):139-146.
17. Stephen JM, Kaider D, Lumpaopong P, Deehan DJ, Amis AA. The effect of femoral tunnel position and graft tension on patellar contact mechanics and kinematics after medial patellofemoral ligament reconstruction. *Am J Sports Med.* 2014;42(2):364-372.
18. Slenker NR, Tucker BS, Pepe MD, Marchetto PA, Cohen SB. Short-/intermediate-term outcomes after medial patellofemoral ligament reconstruction in the treatment of chronic lateral patellofemoral instability. *Phys Sports Med.* 2013;41(2):26-33.
19. Desio SM, Burks RT, Bachus KN. Soft tissue restraints to lateral patellar translation in the human knee. *Am J Sports Med.* 1998;26(1):59-65.
20. Merican AM, Sanghavi S, Iranpour F, Amis AA. The structural properties of the lateral retinaculum and capsular complex of the knee. *J Biomech.* 2009;42(14):2323-2329.
21. Merican AM, Amis AA. Anatomy of the lateral retinaculum of the knee. *J Bone Joint Surg Br.* 2008;90:527-534.
22. Fulkerson JP, Gossling HR. Anatomy of the knee joint lateral retinaculum. *Clin Orthop Relat Res.* 1980;153:183-188.
23. Biedert RM, ed. Lateral patellar compression, tilt, and mild lateral subluxation. In: *Patellofemoral Disorders.* West Sussex, England: Wiley & Sons; 2004:161-166.
24. Fox JM, Del Pizzo W, eds. *The Patellofemoral Joint.* New York: McGraw-Hill; 1993.
25. Larson RL, Cabaud HE, Slocum DB, James SL, Keenan T, Hutchinson T. The patellar compression syndrome: surgical treatment by lateral retinacular release. *Clin Orthop Relat Res.* 1978;134:158-167.

26. O'Neill DB. Open lateral retinacular lengthening compared with arthroscopic release. A prospective, randomized outcome study. *J Bone Joint Surg Am.* 1997;79:1759-1769.
27. Pagenstert G, Wolf N, Bachmann M, et al. Open lateral patellar retinacular lengthening versus open retinacular release in lateral patellar hypercompression syndrome: a prospective double-blinded comparative study on complications and outcome. *Arthroscopy.* 2012;28(6):788-797.
28. Clifton R, Ng CY, Nutton RW. What is the role of lateral retinacular release? *J Bone Joint Surg Br.* 2010;92:1-6.
29. Fulkerson JP. Anteromedialization of the tibial tuberosity for patellofemoral malalignment. *Clin Orthop Relat Res.* 1983;177:176-181.
30. Dejour H, Walch G, Neyret P, Adeleine P. Dysplasia of the femoral trochlea [article in French]. *Rev Chir Orthop Reparatrice Appar Mot.* 1990;76(1):45-54.
31. Seitlinger G, Scheurecker G, Högler R, et al. Tibial tubercle-posterior cruciate ligament distance: a new measurement to define the position of the tibial tubercle in patients with patellar dislocation. *Am J Sports Med.* 2012;40:1119-1125.
32. Servien E, Lustig S, Neyret P. Bony surgery distal realignment surgery for episodic patellar dislocations. In: Zaffagnini S, Dejour D, Arendt EA, eds. *Patellofemoral Pain, Instability, and Arthritis.* Berlin, Germany: Springer; 2010:344.
33. Teitge R, Torga-Spak R. Skeletal malalignment and anterior knee pain: rationale, diagnosis, and management. In: Sanchis-Alfonso V, ed. *Anterior Knee Pain and Patellar Instability.* London, England: Springer Verlag; 2006:185-199.
34. Mayer C, Magnussen RA, Servien E, et al. Patellar tendon tenodesis in association with tibial tubercle distalization for the treatment of episodic patellar dislocation with patella alta. *Am J Sports Med.* 2012;40(2):346-351.
35. Schöttle PB, Zanetti M, Seifert B, Pfirrmann CW, Fucentese SF, Romero J. The tibial tuberosity-trochlear groove distance; a comparative study between CT and MRI scanning. *Knee.* 2006;13(1):26-31.
36. Buuck D, Fulkerson J. Anteromedialization of the tibial tubercle: A 4- to 12-year follow-up. *Oper Tech Sports Med.* 2000;8:131-137.
37. Bellemans J, Cauwenberghs F, Witvrouw E, Brys P, Victor J. Anteromedial tibial tubercle transfer in patients with chronic anterior knee pain and a subluxation-type patellar malalignment. *Am J Sports Med.* 1997;25(3):375-381.
38. Pidoriano AJ, Weinstein RN, Buuck DA, Fulkerson JP. Correlation of patellar articular lesions with results from anteromedial tibial tubercle transfer. *Am J Sports Med.* 1997;25(4):533-537.
39. Sakai N, Koshino T, Okamoto R. Pain reduction after anteromedial displacement of the tibial tuberosity: 5-year follow-up in 21 knees with patellofomoral arthrosis. *Acta Orthop Scand.* 1996;67:13-15.
40. Fulkerson JP, Shea KP. Disorders of patellofemoral alignment. *J Bone Joint Surg Am.* 1990;72:1424-1429.
41. Cameron HU, Huffer B, Cameron GM. Anteromedial displacement of the tibial tubercle for patellofemoral arthralgia. *Can J Surg.* 1986;29:456-458.

第 24 章

半月板缺损:修复与移植

Peter N. Chalmers, Robert A. Sershon, Brian J. Cole

半月板损伤可显著改变年轻人和其他健康人群的膝关节生物力学和功能[1,2]。即使较小的半月板缺损也会使关节接触压力增加 300%以上，进而导致关节软骨损伤[3-7]。因此,半月板损伤的手术治疗选择已从切除转变为保留。

临床评估

术前应详细采集患者的病史。半月板损伤最常见的病因是非接触性和非扭转机制的急性损伤,损伤后立即出现肿胀和疼痛。可能并发交锁、卡压、伸膝受限等机械症状。如果伴有关节不稳,外科医生必须检查韧带的情况。

体格检查应包括力线、积液、局部肿胀(半月板囊肿)和活动范围。半月板撕裂的激发试验包括关节线压痛、Apley 研磨试验、McMurray 试验、Thessaly 试验、过屈痛及过伸痛[8-10]。当试验呈阳性时,应着重询问患者的诱发症状是否与活动或静息时一致,以提高激发试验的临床特异性。

影像学检查应包括负重双下肢全长正位片、屈膝 45°正位片、侧位片和髌股关节 Merchant 位片。MRI 也可以用于评估半月板、交叉韧带和侧副韧带。

半月板修复的适应证和禁忌证

半月板的血管解剖在很大程度上决定了修复的适应证。半月板边缘只有 10%~30%是有血管的,因此半月板边缘 3mm （红区） 内的撕裂比距离边缘超过 5mm(白区)的撕裂更适合一期修复[11-13]。对于过渡区(红白区)撕裂,应制订个体化方案,需要考虑宿主因素、是否同时行前交叉韧带(ACL)重建、慢性损伤、半月板撕裂方式、位置和撕裂大小等。据报道也有年轻患者半月板无血管区修复成功的案例[14,15]。总之,影响撕裂半月板的修复是多因素的,并且还应该考虑患者特定的因素,如活动水平、手术时机、恢复运动的时机及患者的期望。

急性、纵行/垂直撕裂和桶柄状撕裂最适合进行修复。退行性撕裂(即有斜瓣或多层水平撕裂)适合半月板部分切除术[11,12,16]。下表面的斜行撕裂常延伸到无血管区,一般很难愈合。ACL 损伤如未予以治疗,也可导致半月板修复失败[17]。

手术技术

患者体位

使用大腿止血带,患者取仰卧位。根据外科医生的偏好,在止血带的水平上放置腿架或侧柱。体位应允许膝关节最大屈曲并可以建立后外侧或后内侧入路。

麻醉方式(全身麻醉、局部麻醉或脊髓麻醉)由患者、麻醉师和外科医生决定。在麻醉下进行常规关节镜探查,评估膝关节活动范围和韧带稳定性。

半月板修复与移植术前患者教育

背景

每年有将近 100 万美国人罹患半月板损伤。半月板是一个月牙形软骨，通过分担负荷保护膝关节软骨。半月板可能因突然的膝部扭伤而受损，或在逐渐自然退化过程中产生症状。半月板损伤可导致疼痛、肿胀或“打软腿”。关节软骨失去保护可导致继发性骨关节炎。

解剖与功能

膝关节半月板软骨分为两个部分：内侧和外侧。楔形半月板在膝关节表面呈半月形排列，从而改善股骨（大腿骨）和胫骨（小腿骨）间的减震效果。

保留半月板

在过去，治疗半月板撕裂的一线疗法是切除受损的半月板。目前为了保护膝关节功能，外科医生尽可能修复半月板，仅切除那些无法修复的部分。

半月板移植

对于那些半月板切除术后仍感到持续疼痛或疼痛加重的患者，半月板移植可能是一种选择。外科医生可以移植捐赠的半月板软骨，但前提是该组织经过检测并确保没有传染性疾病。这一过程不需要患者终身服用“抗排异”药物。半月板移植到膝关节后可以愈合，且具备患者自身半月板相近的功能。

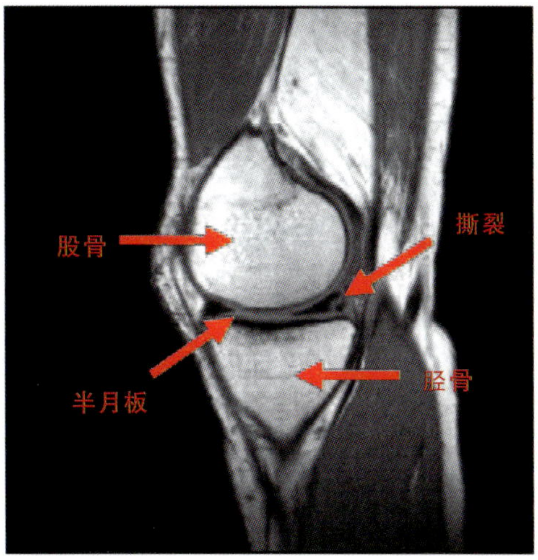

诊断性关节镜检查

进行诊断性关节镜检查以明确病变特征。邻近髌腱建立前外侧观察入路。通过由外向内技术建立前内侧入路，建立前内侧入路时可借助脊髓穿刺针判断经该入路能触及的病变位置。

关节镜下半月板修复术

半月板准备

使用锉刀或刨刀于半月板撕裂的关节囊侧清创，以激活愈合过程。也可使用 18 号针穿刺半月板，将外周血供联通至损伤部位。穿刺时不要刺穿半月板表面。将交换棒的尖端放置在撕裂的末端，协助穿刺定位。

器械清单和设备

半月板修复

标准的关节镜工具

- 30°关节镜
- 探针
- 篮钳
- 抓钳
- 关节镜剪刀
- 电动刨削器
- 射频消融器

其他

- Henning 拉钩
- 关节镜套管
- 解剖工具
- 半月板缝合针和缝合线
- 持针器
- ±全内修复系统

半月板同种异体移植

需要的工具

- 测深尺
- 钻头导针器
- 3.2mm 导针
- 7~8mm 钻头
- 7~8mm 钻套
- 7~8mm 箱式骨刀
- 7~8mm 骨锉
- 弧形骨刀
- 垂体咬骨钳
- 移植物测量器
- 打压棒,7~8mm

半月板修复的操作步骤

由内向外技术:"金标准"(图 24-1)

适应证:半月板中部或后部撕裂。

后内侧显露

1.将膝关节屈曲至 90°,使隐神经髌下支远离切口。

2.于内侧副韧带浅层纵行切开 3~4cm,1/3 高于关节线,2/3 在关节线以下。

3.显露缝匠肌筋膜,避免穿过隐神经髌下支。

4.切开筋膜,向后牵开肌腱。

5.钝性分离后内侧关节囊与腓肠肌内侧头之间的间隙。将手指放在间隔内并伸屈踝关节,以确定正确的平面。

6.放置 Henning 拉钩或刮匙,以保护神经血管结构。

后外侧显露

1.屈膝至 90°。于外侧副韧带后缘纵行切开 3~4cm,1/3 高于关节线,2/3 在关节线以下。

2.寻找髂胫束和股二头肌的间隙。

3.向后牵拉肱二头肌肌腱,以保护腓总神经。

4.钝性分离后外侧关节囊与腓肠肌外侧头之间的间隙。从远端开始分离,因为该位置的肌腱和外侧关节囊之间的粘连较少。

5.放置 Henning 拉钩或刮匙,以保护神经血管结构。

(待续)

半月板修复的操作步骤（续）

缝合

1.各种制造商可提供特殊的套管和修复系统。
2.同侧为观察入路，对侧为器械入路。
3.在直视下放入套管，避免医源性软骨损伤。
4.先缝合最后方的撕裂，然后从后向前逐步缝合。
5.垂直褥式缝合：双针缝线一端穿过撕裂上方，另一端穿过撕裂下方。
6.使用探钩/止血钳取出缝针。
7.确保针头在拉钩范围内，不要盲目地将穿刺针穿过关节囊。
8.止血钳夹住缝线以便管理缝线。
9.在半月板的背侧和腹侧表面每隔 3~5mm 进行缝合。
10.将膝关节置于伸直位，从后向前打结，以免将髂胫束或缝匠肌筋膜缝在关节囊上。
11.缝合完成后，活动膝关节检查是否有间隙形成。

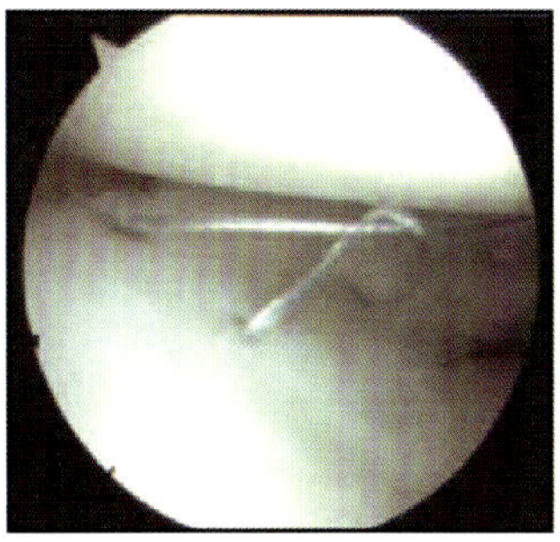

图 24-1　左膝内侧半月板修复。通过前内侧下方入路观察。开始垂直放置褥式缝线，以 3~5mm 针距向前缝合，直到撕裂接近消失。

由外向内技术

适应证：前角撕裂。

显露

1.在内侧关节线保护隐神经。
2.从对侧入路观察。
3.将 18 号脊髓穿刺针置于撕裂上方，可使用探钩抵在关节囊以便于穿刺。
4.在针头处做切口，分离至关节囊。
5.使用同一切口，由外向内置入第二根脊髓穿刺针，出口位于撕裂旁边，准备水平褥式缝合。

缝合

1.将 1 号聚二恶烷酮（PDS）缝线穿入脊髓穿刺针，经另一针头穿入线环。将缝线末端套入线环。具有 30°弯曲的脊髓穿刺针更好用。不要让针头切割缝线。
2.抽出线环并将缝线在关节囊外打结。

（待续）

半月板修复的操作步骤(续)

全内技术

所描述的操作步骤适用于缝线两端带有2个5mm可吸收锚定结构的装置。

1.通过套管或滑轨置入输送针。

2.缝合半月板上方部分。

3.通过扳机或把手激发置入锚钉栓。

4.将针向后拉,并将针重新插入半月板下方部分。

5.向前滑动输送针直至感觉阻力,激发并固定第2枚锚钉栓。

6.取出输送装置。

7.拉紧缝线,将预置的滑结推至半月板表面。

8.剪断缝合线。

半月板修复的经验与教训

经验	教训
• 内侧避开隐神经,外侧避开腓神经	• 不精细的技术会导致血管神经损伤
• 背屈和跖屈足部确认解剖是在正确的平面上进行的	• 穿刺过程不要破坏半月板表面
• 使用特定区域的套管来改善入路	• 前方撕裂最好采用由外向内技术
• 从后向前放置缝线	• 膝关节处于伸直位,在第1层下方打结

骨桥镶嵌技术的同种异体半月板移植术(图24-2)

适应证

同种异体半月板移植(MAT)的理想适应证:

1.50岁以下

2.半月板切除术后持续疼痛

3.下肢力线正常或可矫正

4.韧带稳定

5.软骨表面完整或同时进行关节软骨修复技术

禁忌证

1.骨关节炎

2.炎性关节炎

3.感染

4.病态肥胖

半月板大小测量

1.同种异体半月板的大小和侧别都需要匹配。

2.与自身半月板可有5%的误差,可以通过放射学或统计学估计[18]。

(待续)

骨桥镶嵌技术的同种异体半月板移植术(图 24-2)(续)

显露

1.将残留半月板清理至边缘 1~2mm,直至点状出血。
2.保留半月板前、后角止点,以便定位骨槽。
3.可对病变半月板侧的髁间窝后、下部进行成形,以获得更好的显露和操作空间。
4.可经髌腱或髌旁小切口置入半月板。
5.建立同侧后内侧或后外侧入路。
6.牵开髂胫束或缝匠肌筋膜后打结。

骨槽制备

1.在半月板正常止点之间制备骨槽。
2.使用电刀在半月板止点间画一条直线作为参考。
3.使用 4mm 牙刷锯标记骨槽的宽度。
4.用测深尺确定槽的高度、宽度和长度。
5.使用定位器平行于骨槽置入 2 枚导针,深度约为 2mm。
6.沿导针以 7~8mm 空心钻头钻孔,不要破坏后皮质。
7.用 7~10mm 的箱形骨刀和锉刀完成骨槽。

同种异体移植物准备

1.确定骨块上半月板的止点位置。
2.将骨桥的高度和宽度分别调整为 7mm 和 10mm。尺寸减小 1mm 以减少骨折风险,便于移植物通过。
3.去除后止点后方的骨质,保留所有前方骨质。
4.如果前方骨桥比骨槽宽,则相应地扩大前方骨槽,但后方骨槽必须维持 7mm。
5.在中/后 1/3 交界处放置 0 号 PDS 线用于牵引。

同种异体移植物的植入与固定

1.从对侧入路放置特定区域的套管。
2.将镍钛诺缝线穿过套管,于后/中 1/3 关节囊交界处穿出后方切口。
3.使用镍钛诺缝线作为过线器将移植物牵引线引出后方切口。
4.用缝线轻轻将同种异体半月板牵入关节,同时小心地将骨桥置入骨槽。
5.调整半月板位置,外翻膝或内翻膝打开同侧间室有助于移植物的植入和复位。
6.一旦同种异体移植物处于适当的位置,屈伸膝关节确定半月板位置是否合适。
7.使用界面螺钉固定骨桥。
8.应用由内向外技术垂直褥式缝合半月板,必要时可使用由外向内技术修复前角并使用全内缝合作为补充。
9.缝合切口及关节镜入路。

(待续)

骨桥镶嵌技术的同种异体半月板移植术(图 24-2)(续)

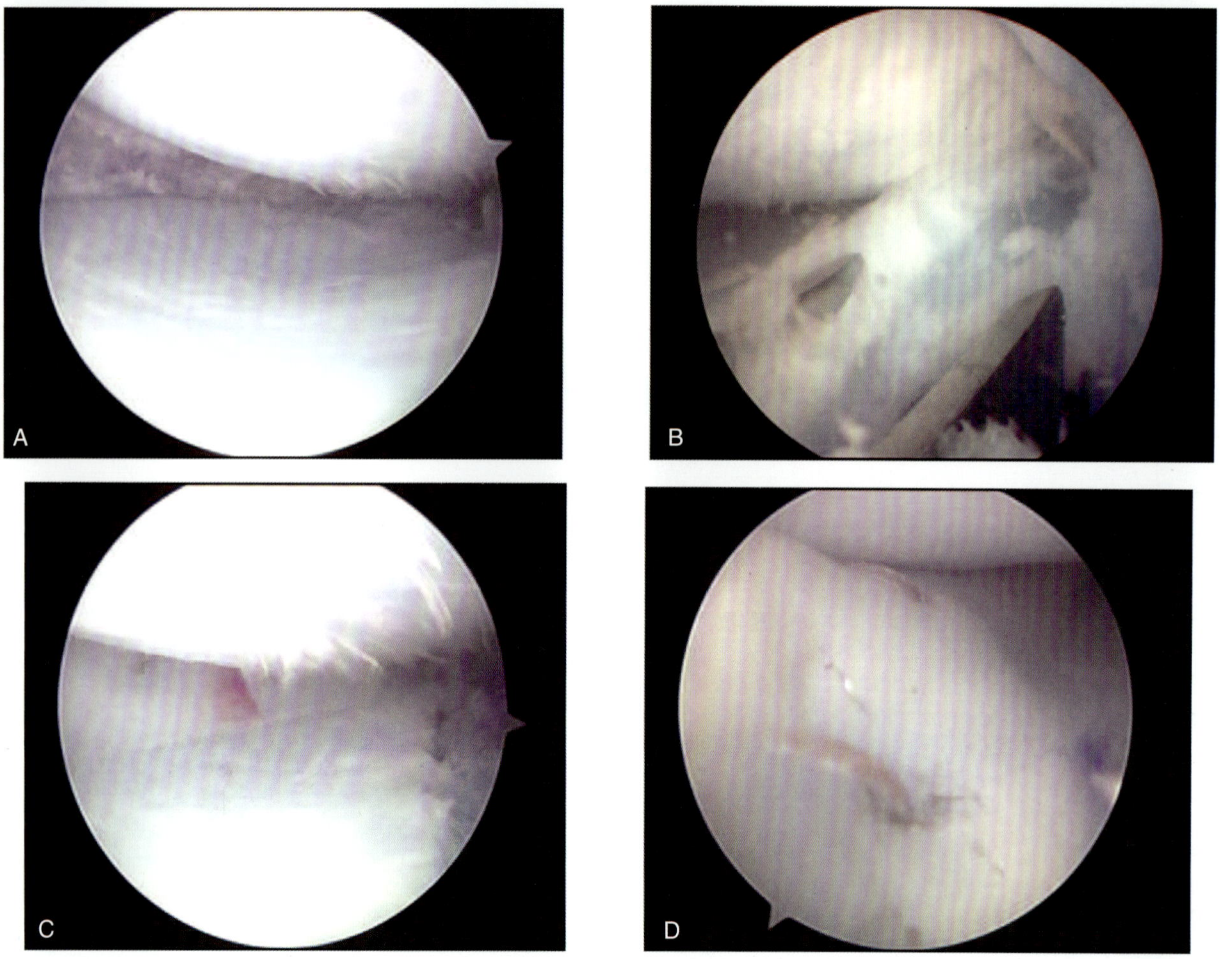

图 24-2 (A)左膝:通过前内侧下方入路观察。修剪内侧半月板及边缘的修整。(B)左膝:通过前内侧下方入路观察。使用骨刀制备骨槽。(C)左膝:内侧半月板移植。通过前内侧下方入路观察。在中后 1/3 交界处标记,初步植入移植物。(D)左膝:内侧半月板移植。关节镜下垂直褥式缝合最终固定。

同种异体半月板移植的经验与教训

经验	教训
• 关节切开术:与半月板插入位点一致	• 严格选择患者
• 骨桥尺寸缩小 1mm	• 半月板切除过程中不要损伤关节囊
• 必要时可加宽前方骨槽	• 不要去除半月板止点前方的骨质
• 可用手指调整半月板位置	• 植入时避免骨折

半月板修复的术后康复

周	负重	支具	活动范围	锻炼
0~2	使用拐杖,能够承受的部分负重	伸直位锁定	活动角度不受限,超过 90°时不能负重	足跟滑动,股四头肌力量训练,髌骨活动,踝关节活动
2~4		支具不锁定		
4~6		间断性使用支具	活动角度不受限,主动活动超过 90°	部分靠墙坐,屈曲角度不超过 90°
6~8	使用拐杖负重			
8~12	不使用拐杖负重		主动活动至所有角度	闭链锻炼,固定自行车,弓步/压腿 0°~90°
12+				单腿练习,跑步/慢跑,运动训练,6 个月后开始肌肉增强训练,深蹲和极度屈曲

同种异体半月板移植的术后康复

周	负重	支具	活动范围	锻炼
0~1	使用拐杖,部分负重	伸直位锁定	非负重状态下 0°~90°	足跟滑动,股四头肌力量训练,髌骨活动,踝关节活动
1~2		伸直位负重		
2~4	使用拐杖,能够承受的部分负重	支具锁定范围在 0°~90°	非负重状态下屈曲角度为能够承受的范围	不负重的屈曲锻炼
4~6				脚跟抬起,闭链锻炼,膝关节伸展
6~8	使用拐杖负重	间断性使用支具		
8~12	不使用拐杖负重		主动活动至所有角度	闭链锻炼,固定自行车,弓步/压腿 0°~90°
12+				单腿练习,跑步/慢跑,运动训练,6 个月后开始肌肉增强训练,深蹲和极度屈曲

半月板修复的临床结果

作者	修复技术	样本量	随访		ACL 状况	成功率	评价
			年	随访率			
Eggli 等人[19] (1995)	由内向外	54	7.5	96%	100%完整	73%	前 6 个月 64%失败
Johnson 等人[20] (1999)	由内向外	50	10.75	71%	100%完整	76%	患者 100%满意
Logan 等人[21] (2009)	由内向外	45	8.5	100%	17%完整	73%	运动员存在复杂性撕裂
Noyes 等人[22] (2011)	由内向外	33	16.8	88%	21%完整	62%	<20 岁的红白区撕裂
Kotsovolos 等人[23] (2006)	全内	61	1.5	96%	38%完整	90%	88%有优良的临床效果
Barber 等人[24] (2008)	全内	41	2.5	100%	30%完整	83%	部分病例中存在技术问题
Kalliakmanis 等人[25](2008)	全内	280	2		0%完整	89%	使用 3 种设备

（待续）

半月板修复的临床结果(续)

作者	修复技术	样本量	随访		ACL 状况	成功率	评价
			年	随访率			
Morgan 等人[26](1991)	由外向内	74	6	100%	38%完整	84%	19%没有完全愈合,但是稳定
van Trommel 等人[27](1998)	由外向内	51	1.25	100%	32%完整	76%	MRI 或关节镜显示 31%愈合
总数			4.6	94%		83%	

同种异体半月板移植的临床结果

作者	平均年龄(岁)	样本量	平均随访时间	成功率*	评价
Verdonk 等人[35](2005)	35	101	7.2 年	78%	很多患者联合其他手术
Cole 等人[36](2006)	31	39	2.8 年	81%	MAT 联合其他手术
van der Wal 等人[37](2009)	39.4	63	13.8 年	71%	21%的患者接受全膝关节置换术
Vundelinckx 等人[38](2010)	33	47	8.8 年	87%	12%的患者接受全膝关节置换术
Kim 等人[39](2012)	33.1	110	2.9 年	82%	MRI 和(或)二次关节镜探查
总数	34.5		6.8 年	80%	

*手术成功是根据各个研究中作者定义的良好或优秀结果,基于二次关节镜探查和(或)MRI 评估。同时应考虑的临床指标有患者总体满意度、疼痛缓解和膝关节功能。MAT,同种异体半月板移植。

临床结果

半月板修复术

半月板修复术的长期随访显示,当选择合适的患者时,所有技术都可以取得良好的临床结果[28,29]。积极的预后因素包括单纯性撕裂、男性、年龄<40 岁及相关前、后交叉韧带损伤[30],Small 等人报道,并发症发生率为 2.4%[31],半月板修复并发症包括再撕裂、关节纤维化、神经血管损伤、软骨损伤和植入物断裂。

同种异体半月板移植

MAT 在合适的患者中具有优异的临床效果,可缓解疼痛并改善关节功能。患者满意度为 63%~100%,68%~89%的患者可恢复正常或接近正常活动水平[32]。近 80%的高水平运动员能够重返赛场并达到他们希望的水平[33]。并发症包括再撕裂、关节纤维化、神经血管损伤、软骨损伤和植入物断裂。到目前为止,没有任何 HIV 感染病例报告[34]。与移植失败的发生最相关的因素是辐照的移植物、Ⅲ级或Ⅳ级骨关节炎及未矫正的力线异常或不稳。

(朱戈 马春辉 译 张峻 校)

参考文献

1. Fairbank TJ. Knee joint changes after meniscectomy. *J Bone Joint Surg Br.* 1948;30B(4):664-670.
2. Levy I, Torzilli P, Warren RF. The effect of medial meniscectomy on anterior-posterior motion of the knee. *J Bone Joint Surg Am.* 1982;64(6):883–888.
3. Ahmed AM, Burke DL. In-vitro measurement of static pressure distribution in synovial joints—Part I: tibial surface of the knee. *J Biomech Eng.* 1983;105(3):216-225.
4. Baratz ME, Fu FH, Mengato R. Meniscal tears: the effect of meniscectomy and of repair on intraarticular contact areas and stress in the human knee—a preliminary report. *Am J Sports Med.* 1986;14(4):270-275.
5. Lee SJ, Aadalen KJ, Malaviya P, et al. Tibiofemoral contact mechanics after serial medial meniscectomies in the human cadaveric knee. *Am J Sports Med.* 2006;34(8):1334-1344.
6. Sturnieks DL, Besier TF, Mills PM, et al. Knee joint biomechanics following arthroscopic partial meniscectomy. *J Orthop Res.* 2008;26(8):1075-1080.
7. Johnson RJ, Kettelkamp DB, Clark W, Leaverton P. Factors affecting late results after meniscectomy. *J Bone Joint Surg Am.* 1974;56(4):719-729.
8. Malanga GA, Andrus S, Nadler SF, McLean J. Physical examination of the knee: a review of the original test description and scientific validity of common orthopedic tests. *Arch Phys Med Rehabil.* 2003;84(4):592-603.
9. Karachalios T, Hantes M, Zibis AH, Zachos V, Karantanas AH, Malizos KN. Diagnostic accuracy of a new clinical test (the Thessaly test) for early detection of meniscal tears. *J Bone Joint Surg Am.* 2005;87(5):955-962.
10. Laible C, Stein DA, Kiridly DN. Meniscal repair. *J Am Acad Orthop Surg.* 2013;21(4):204-213.
11. Sgaglione NA, Steadman JR, Shaffer B, Miller MD, Fu FH. Current concepts in meniscus surgery: resection to replacement. *Arthroscopy.* 2003;19(Suppl 1):161-188.
12. Terzidis IP, Christodoulou A, Ploumis A, Givissis P, Natsis K, Koimtzis M. Meniscal tear characteristics in young athletes with a stable knee: arthroscopic evaluation. *Am J Sports Med.* 2006;34(7):1170-1175.
13. DeHaven K. Decision-making factors in the treatment of meniscus lesions. *Clin Orthop Relat Res.* 1990;252:49-54.
14. Noyes FR, Barber-Westin SD. Arthroscopic repair of meniscal tears extending into the avascular zone in patients younger than twenty years of age. *Am J Sports Med.* 2002;30(4):589-600.
15. Rubman MH, Noyes FR, Barber-Westin SD. Arthroscopic repair of meniscal tears that extend into the avascular zone. A review of 198 single and complex tears. *Am J Sports Med.* 1998;26(1):87-95.
16. Shelbourne KD, Heinrich J. The long-term evaluation of lateral meniscus tears left in situ at the time of anterior cruciate ligament reconstruction. *Arthroscopy.* 2004;20(4):346-351.
17. Belzer J, Cannon W. Meniscus tears: treatment in the stable and unstable knee. *J Am Acad Orthop Surg.* 1993;1(1):41-47.
18. Van Thiel GS, Verma N, Yanke A, Basu S, Farr J, Cole B. Meniscal allograft size can be predicted by height, weight, and gender. *Arthroscopy.* 2009;25(7):722-727.
19. Eggli S, Wegmüller H, Kosina J, Huckell C, Jakob RP. Long-term results of arthroscopic meniscal repair: an analysis of isolated tears. *Am J Sports Med.* 1995;23(6):715-720.
20. Johnson MJ, Lucas GL, Dusek JK, Henning CE. Isolated arthroscopic meniscal repair: a long-term outcome study (more than 10 years). *Am J Sports Med.* 1999;27(1):44-49.
21. Logan M, Watts M, Owen J, Myers P. Meniscal repair in the elite athlete: results of 45 repairs with a minimum 5-year follow-up. *Am J Sports Med.* 2009;37(6):1131-1134.
22. Noyes FR, Chen RC, Barber-Westin SD, Potter HG. Greater than 10-year results of red-white longitudinal meniscal repairs in patients 20 years of age or younger. *Am J Sports Med.* 2011;39(5):1008-1017.
23. Kotsovolos ES, Hantes ME, Mastrokalos DS, Lorbach O, Paessler HH. Results of all-inside meniscal repair with the FasT-Fix meniscal repair system. *Arthroscopy.* 2006;22(1):3-9.
24. Barber FA, Schroeder FA, Oro FB, Beavis RC. FasT-Fix meniscal repair: mid-term results. *Arthroscopy.* 2008;24(12):1342-1348.
25. Kalliakmanis A, Zourntos S, Bousgas D, Nikolaou P. Comparison of arthroscopic meniscal repair results using 3 different meniscal repair devices in anterior cruciate ligament reconstruction patients. *Arthroscopy.* 2008;24(7):810-816.
26. Morgan CD, Wojtys EM, Casscells CD, Casscells SW. Arthroscopic meniscal repair evaluated by second-look arthroscopy. *Am J Sports Med.* 1991;9(6):632-637; discussion 637-638.
27. van Trommel MF, Simonian PT, Potter HG, Wickiewicz TL. Different regional healing rates with the outside-in technique for meniscal repair. *Am J Sports Med.* 1998;26(3):446-452.
28. Nepple JJ, Dunn WR, Wright RW. Meniscal repair outcomes at greater than five years: a systematic literature review and meta-analysis. *J Bone Joint Surg Am.* 2012;94:2222–2227.
29. Grant JA, Wilde J, Miller BS, Bedi A. Comparison of inside-out and all-inside techniques for the repair of isolated meniscal tears: a systematic review. *Am J Sports Med.* 2012;40(2):459-468.
30. Salzler MJ, Lin A, Miller CD, Herold S, Irrgang JJ, Harner CD. Complications after arthroscopic knee surgery. *Am J Sports Med.* 2014;42(2):292-296.
31. Small N. Complications in arthroscopy: the knee and other joints. Committee on Complications of the Arthroscopy Association of North America. *Arthroscopy.* 1986;2(4):253-258.
32. Hergan D, Thut D, Sherman O, Day MS. Meniscal allograft transplantation. *Arthroscopy.* 2011;27(1):101-112.
33. Chalmers PN, Karas V, Sherman SL, Cole BJ. Return to high-level sport after meniscal allograft transplantation. *Arthroscopy.* 2013;29(3):539-544.
34. Brophy RH, Matava MJ. Surgical options for meniscal replacement. *J Am Acad Orthop Surg.* 2012;20(5):265-272.
35. Verdonk PC, Demurie A, Almqvist KF, Veys EM, Verbruggem G, Verdonk R. Transplantation of viable meniscal allograft. Survivorship analysis and clinical outcome of one hundred cases. *J Bone Joint Surg Am.* 2005;87(4):715-724.
36. Cole BJ, Dennis MG, Lee SJ, et al. Prospective evaluation of allograft meniscus transplantation: a minimum 2-year follow-up. *Am J Sports Med.* 2006;34(6):919-927.
37. van der Wal RJ, Thomassen BJ, van Arkel ER. Long-term clinical outcome of open meniscal allograft transplantation. *Am J Sports Med.* 2009;37(11):2134-2139.
38. Vundelinckx B, Bellemans J, Vanlauwe J. Arthroscopically assisted meniscal allograft transplantation in the knee: a medium-term subjective, clinical, and radiographical outcome evaluation. *Am J Sports Med.* 2010;38(11):2240-2247.
39. Kim JM, Lee BS, Kim KH, Kim KA, Bin SI. Results of meniscus allograft transplantation using bone fixation: 110 cases with objective evaluation. *Am J Sports Med.* 2012;40(5):1027-1034.

第 7 部分

关节软骨手术的未来

第 25 章

费用和研究经费：公共资源和私人资金

Geoffrey S. Van Thiel, Brian J. Cole

科学研究是膝关节生物重建发展的基础。其对新的治疗模式、手术操作和产品的需求，可能高于任何其他学科或专业。目前仍有很大一部分人群受到膝关节软骨病变的影响。然而，广泛可用且价格合理的治疗方案仍然相对不足，其中一些较新的方案的开发成本往往过于昂贵。因此，在骨科、运动医学科和再生医学领域，为公众提供安全有效的关节软骨修复技术是一项重要的课题。

膝关节关节软骨修复技术的观察研究最小样本量为 250~300 例，研究结果不仅需要有统计意义，而且需要有显著的临床意义，这样才能将这一产品提交给 FDA 进行审批[1]。因此，在一个公司能向医院或医生出售第一件产品之前，至少需要花费 3000 万~5000 万美元。这种繁琐的流程使得将产品投放市场的成本非常高，而且研发产品的企业也会承担巨大的财务风险。最近美国（自体软骨移植系统，DePuy Mitek）和意大利（Hyalograft C，Hyaff 11，Anika Therapeutics，Inc）的两种产品尽管临床疗效显著，但均因为费用过高而退出市场。但是，这些领域缺少新技术研究，发展严重受限。因此，对这些领域持续提供研究资金、帮助发展、改善患者临床疗效是必要的。

两种主要的研究类型包括：临床研究和基础研究。其又可以分为很多亚类，并且每一类有不同来源的研究基金支持。一般来说，资金可以分为公共来源和私人来源，也可以分为地方来源、国家来源和国际来源。具体要求和资金水平依据来源及项目方案而异。最重要的是首先确定项目目的，然后寻找合适的基金来源。

不管何种基金来源，利益冲突可能会影响研究发表，干扰研究结果，并影响同行、公众和政策制订者的观点。对于特定的中心或项目，多种来源的基金是必要的，包括私人资金。工业资助的研究等级比非工业资助、政府资助或其他公共资源资助的研究等级低[2]。有经济利益冲突的作者更有可能描述阳性结果[3]。而研究证实，有财政支持并公开的研究出现阴性结果的比例显著升高[4]。最近的一项系统性综述发现，明确报道利益冲突情况的文章显著增多，说明杂志编辑和研究作者都认识到利益关系对研究结果的影响[5]。

公共资源

公共基金来源包括但不限于政府机构和大学，它们可以分为地方、州、地区、国家和国际来源。

地方/州/地区来源

- 大学资金：大学或学院一般都有可用于支持研究的资金。这是获得项目种子基金的良好机会。每种资金有不同来源和不同要求，具体可联系大学研究机构或补助部门。
- 地方/州/地区医学会：医学会辖区范围内的医师或研究人员可使用该类研究基金（表 25-1）。专科培训医师、研究人员、助理医师、住院医师、实习生和其他实习生都有机会获得。

国家或国际来源

• 国立卫生研究院(NIH)和国家关节炎、骨骼肌肉和皮肤病研究所 (NIAMS)(www.niams.nih.gov):这是最有名的基金,也是支持数量最大的基金,有多种类型资助和多种获得方式(表25-2)。提交申请、审查和修改(图25-1)是一项漫长的过程,并且需要大量的预申请工作,包括前期预试验结果。NIAMS有一项专门的软骨结缔组织项目计划,旨在支持这些领域的发展。这对于科学家来说是一项很好的资源[6]。在骨科助理医师、专科培训医师和实习医师的前3年,美国骨科医师协会(AAOS)/骨科研究教育基金(OREF)/骨科研究协会(ORS)/临床医师发展计划(CSDP)[7]每年都会提供获取公共或私人研究基金的机会。

表25-1 美国地区医疗协会和各类基金来源

协会	网站	拨款、奖项、基金来源
西部骨科协会	www.woa-assn.org	• 年会奖(青年研究者、住院医师/专科培训医师、壁报奖、齐名奖)
东部骨科协会	www.eoa-assn.org	• 东部骨科教育基金 • 年会奖(EOA/OREF 住院医师/出国奖学金、Ranawat 奖、创始人奖)
中美骨科协会	www.maoa.org	• MAOA 教育研究基金 • MAOA 捐赠基金 • 年会奖(培训医师、全科住院医师、壁报奖、出国奖学金、医师或高级住院医师新技术教育资金)
南部骨科协会	www.soaassn.org	• SOA 教育项目 • SOA 总统基金 • 年会奖(住院医师/专科培训医师,齐名奖)

表25-2 最常见的两项NIH资助项目:RO1和RO3

NIH研究计划基金项目(R01)	• 用于支持一个分散的、特定的、受限的研究项目 • NIH最常用的基金项目 • 除了FOA特殊说明外无特定的资金限制 • 每年直接费用可达50万美元或更多,需要提前获得许可 • 一般3~5年一次 • 所有IC可用
NIH小基金项目(R03)	• 为各类小的短期研究项目提供有限的资金,包括: 　○ 试点研究或可行性研究,收集初始实验数据,现存数据的二次分析 　○ 小的独立研究项目 　○ 新研究技术的发展 • 仅资助2年 • 一般每年直接费用可达50 000美元 • 不可连续申请 • 过半NIH IC可用

FOA,资助机会公告;IC,学院和中心;NIH,国家卫生研究院。

Reprinted with permission from http://grants.nih.gov/grants/funding/funding_program.htm#Resource

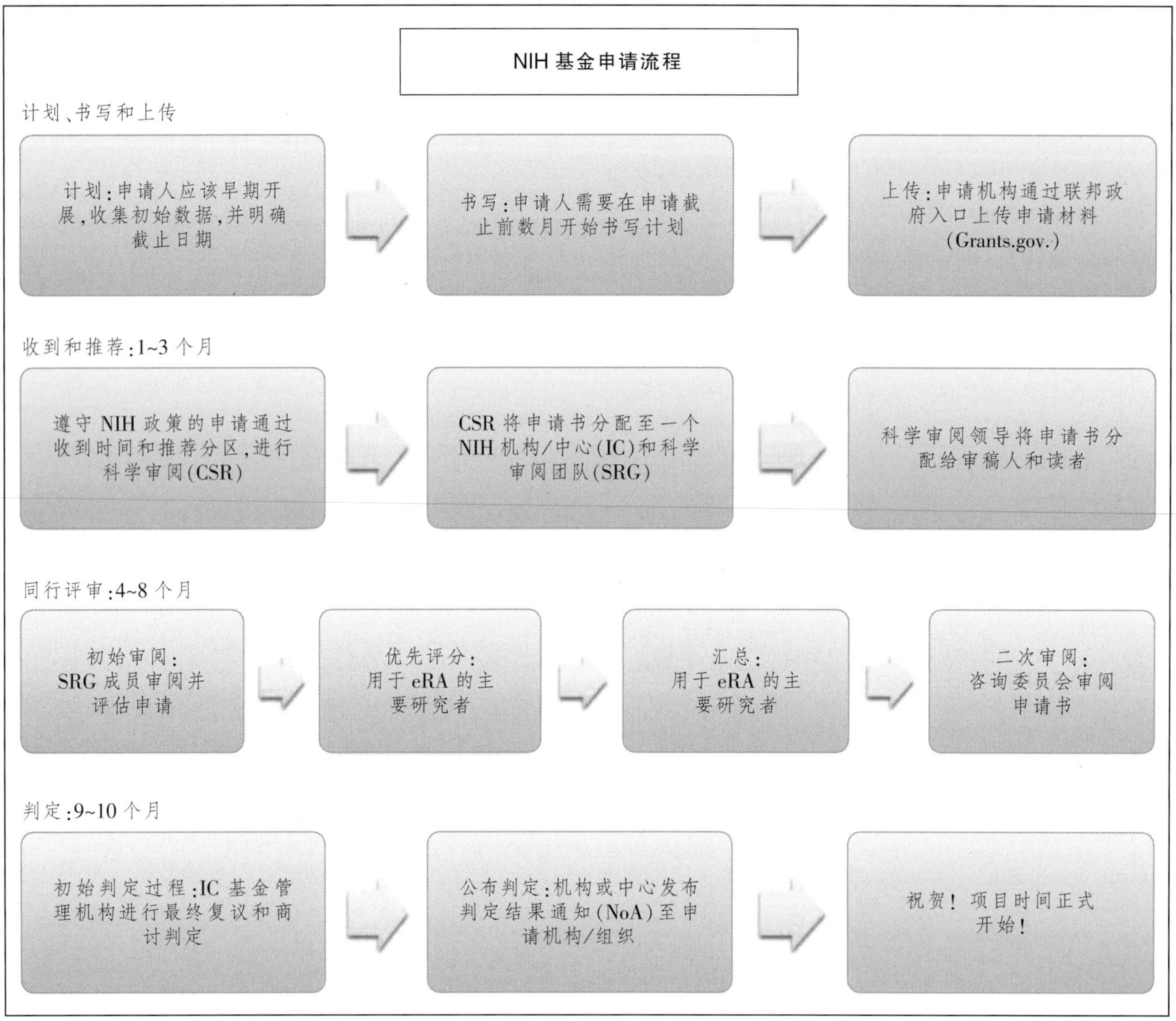

图 25-1 NIH 基金申请流程图。eRA,电子研究管理。

• 国家科学基金会 (NSF)(www.nsf.gov/funding):这是联邦政府资助科学工程的研究和教育的项目。这项基金支持所有教育和学术界的研究(学院、大学、高中和科学研究组织),目前资助了约 1/4 全美联邦政府支持的基础科学研究。

私人资金

地方来源

• 常有当地组织机构为各种基础项目研究提供种子基金。这些基金对年轻研究者的临床研究尤为重要。搜索当地骨科研究组织机构,以寻求可利用的机会。

国家/国际来源

• 关节炎基金会(www.arthritis.org):这是一个大型组织,具有充足的资金。该基金直接资助风湿性关节炎和骨关节炎领域的研究。它有多种不同的资金可用于各种研究课题。

• 国家关节炎研究基金会(www.curearthritis.org):这是一个旨在治疗关节炎患者的国家组织机构。

• OREF(www.oref.org):这是骨科相关研究的最好基金来源,具有充足的资金,可为各类研究者提供机会(表 25-3)。

• 北美关节镜协会(AANA):旨在使用关节镜治

表 25-3　通过骨科研究和教育基金获得的资助

一般资助	描述和申请条件	申请者
职业发展基金:225 000 美金(每年 75 000 美金)	• 激励研究者投入科学研究 • 可能有基础研究、翻译、临床和(或)卫生服务	• 骨科医师(MD,MBBS) • 附属于骨科的 PhD 和 DVM 符合申请要求 • 住院医师/专科培训医师可以申请,但必要在基金开始时入职
前瞻性临床研究基金:150 000 美元 (每年 50 000 美金)	• 对骨科手术具有高度临床重要性的领域,促进临床研究,并为有前景的前瞻性研究(随着时间的推移进行的研究,通常跟踪一组在这段时间内的结果)提供资金	• PI 或 Co-PI 必须为骨科医师 • 附属于骨科的 PhD 和 DVM 符合申请要求 • 住院医师/专科培训医师可以申请,但必要在基金开始时入职
OREF 指导的临床医师-科学基金:20 000 美金	• 促进新临床医师-科学家训练、发展,使其在学术外科领域拥有长期而富有成效的职业生涯 • 对停止获取 NIH 或 K23 奖 (或同等辅助研究基金)的骨科研究者的薪水补充	• 骨科医师 • 当前 NIK K 奖获得者 (或者同等基金来源的指导奖)
新研究基金:50 000 美金	• 为促进科研训练,向新骨科医师提供种子或启动基金,研究预期项目 • 摘要、目的、标题和研究设计要明确体现与临床相关	• 住院医师 • 专科培训医师 • 4 年内完成全部的骨科医师培训
ORS/OREF 博士后奖学金;50 000 美金	• ORS/OREF 博士后奖学金为全职博士后培训项目提供 1 年支持 • 必须是骨科相关项目,并旨在促进骨科研究事业发展 • 鼓励已经与骨科或肌肉骨骼单位签订工作协议的训练者申请 • 申请者至少 95%的时间用于研究	• PhD,MD,DVM 或 DO • 申请时,申请者必须是 ORS 正式成员 • 申请者必须有导师或顾问,导师或顾问在申请时必须是 ORS 正式成员
住院医师科研培训基金:20 000 美金	• 主要为住院医师的研究型职业培训准备 • 摘要、目的、标题和研究设计要明确体现与临床相关 • 工作必须是住院医师明确可以完成的,甚至可以是大型项目的一部分工作,且住院医师可以作为作者发表论文	• 住院医师 • 专科培训医师
住院医师研究项目基金:5000 美金	• 为对研究感兴趣的住院医师提供基金 • 包含研究费用,但不包括薪水和交通费 • 工作必须是住院医师明确可以完成的,甚至可以是大型项目的一部分工作 • 预期能学习书写对比研究方案,认识并交往一位具有研究经验或辅导过其他人的导师	• 住院医师

(待续)

表 25-3(续)

一般资助	描述和申请条件	申请者
Howard Hughes 医学研究所(HHMI)-OREF 医学研究专科医师基金:43 000 美金	• HHMI 和 OREF 共同加强并扩大致力于骨科的医生、科学家和兽医队伍 • 项目要求学生选择自己的导师; 致力于基础、转化或应用研究项目;全职研究 1 年	• 美国优秀医学院校、齿科院校或兽医院校的学生 • 非美国公民的学生,但具有合格的签证 • 未注册于综合医学院、齿科院校或兽医院校/PhD 项目 (或 PhD 或 ScD 项目,或在实验室生物科学中具有 Phd 或 ScD)
特殊研究基金	**基金描述**	**申请者**
肌肉骨骼肿瘤协会(MSTS)临床研究基金:100 000 美金(定向项目)	• OREF 和 MSTS 共同为肿瘤学临床研究者提供的基金 • 鼓励有可能获得临床结果的有前途的研究 • MTS 临床研究优先支持随机试验	• PI 或 Co-PI 必须为骨科医师 • 附属于骨科部门并从事骨科手术的 PhD 和 DVM 可申请 • PI 或 Co-PI 必须是 MSTS 优秀成员
肌肉骨骼移植基金(MTF):98 000 美金(每年 49 000)(定向项目)	• OREF 和 MTF 共同为骨生物重建的新研究者提供的基金,包括移植和干细胞研究 • 可以是临床研究或基础研究 • 摘要、目的、标题和研究设计要明确体现与临床相关	• PI 或 Co-PI 必须为骨科医师 • 附属于骨科部门的 PhD 和 DVM 可申请,Co-PI 为骨科医师
OREF/Goldberg 关节炎研究基金:50 000 美金(定向项目)	• 为有希望的预期试验提供种子或启动基金,鼓励新研究者,研究方向为关节炎治疗,重点为关节成形术 • 摘要、目的、标题和研究设计要明确体现与临床相关	• PI 或 Co-PI 必须为骨科医师 • 附属于骨科部门并从事骨科手术的 PhD 和 DVM 可申请
OREF/美国肩肘外科医师(ASES)/Rockwood 临床研究基金 (肩关节):50 000 美金(定向项目)	• OREF、ASES 和 Charles Rockwood 医师共同鼓励新研究者在肩关节方向开展研究 • 旨在临床研究。摘要、目的、标题和研究设计要明确体现与临床相关	• PI 或 Co-PI 必须为骨科医师 • 附属于骨科部门的 PhD 和 DVM 可申请,Co-PI 为骨科医师 • PI 或 Co-PI 必须为 ASES 成员
Ruth Jackson 骨科协会(RJOS)/OREF/DePuy 研究基金: 高达 15 000 美金(定向项目)	• OREF 和 RJOS 共同鼓励新研究者开展女性肌肉骨骼健康研究,加强我们对"性别和多元差异对骨科治疗结果的影响"的认识 • 可以是基础研究、临床研究和(或)卫生健康服务	• PI 或 Co-PI 必须为骨科医师 • 附属于骨科部门的 PhD 和 DVM 可申请,Co-PI 为骨科医师

疗软骨病变的协会,具有各种研究基金,最高可达 25 000 美元。

• 美国运动医学协会(AOSSM):这是一个大型运动医学协会,具有各种研究基金。以下列出的基金专门用于软骨病变研究。

  ◦ AOSSM 提供一项研究基金,用于资助研究早期关节炎和(或)预防关节炎发展的研究者。AOSSM 可提供 50 000 美金资助,用于支持临床研究或基础研究项目。

  ◦ 青年研究者基金: 资助金额可达 50 000 美元。

• 国际软骨修复协会(ICRS):该协会也有资助关

节软骨项目的途径，包括出国奖学金和行业联合赞助支持。

- 国际骨关节炎研究协会（OARSI）：该协会有临床研究奖、基础研究奖、终身成就奖、青年研究者奖、合作奖学金和出国奖学金。

企业赞助

私有企业是很好的基金来源。但是，正如上文所述，研究者必须认识到这类资金支持可能会导致结论显著偏倚。而且，阴性结果不能证明产品的优越性，文章很难发表（发表偏倚）。寻找企业赞助最好的方式是获取各个公司研究部门的联系信息，然后提供一份研究方案，以评价研究的可能性。

（袁超群 徐一宏 译 程飚校）

参考文献

1. Harris J, Frank R, McCormick F, Cole B. Minced cartilage techniques. *Oper Tech Orthop.* 2014;24(1):27-34.
2. Noordin S, Wright JG, Howard A. Relationship between declared funding support and level of evidence. *J Bone Joint Surg Am.* 2010;92(7):1647-1651.
3. Okike K, Kocher MS, Mehlman CT, Bhandari M. Conflict of interest in orthopaedic research. An association between findings and funding in scientific presentations. *J Bone Joint Surg Am.* 2007;89(3):608-613.
4. Hsu J, Liu S, Lee G. Can We trust studies published by authors with financial conflicts? Using the decline of metal-on-metal total hip arthroplasty to investigate. *J Arthroplasty.* 2012;27(8, Suppl):41-45.e41.
5. Harris JD, Erickson BJ, Abrams GD, et al. Methodologic quality of knee articular cartilage studies. *Arthroscopy.* Jul 2013;29(7):1243-1252.e1245.
6. National Institutes of Arthritis and Musculoskeletal and Skin Diseases. Cartilage and Connective Tissue Program. http://www.niams.nih.gov/Funding/Funding_Opportunities/Supported_Scientific_Areas/Musculoskeletal_Diseases/cartilage.asp. Reviewed July 12, 2013. Accessed August 26, 2014.
7. American Academy of Orthopaedic Surgeons. Clinician Scholar Development Program. Clinician Scholar Development Program. http://www3.aaos.org/member/csdp/csdp.cfm. Accessed August 26, 2014.

第 26 章

政府监管和可及性

Jonathan A. Godin, Richard C. Mather Ⅲ

政府监管

要更好地了解软骨修复产品监管，首先必须熟悉药品、器械和生物制品监管途径的各种术语和特点。

药物的监管途径

Franklin D. Roosevelt 于 1938 年签署了《食品、药品和化妆品法案》，该法案规定所有新药上市前必须经过审批[1]。这项法令已经发展为一个严格的审查过程，以确保患者的安全。新药审批由药物评估与研究中心(CDER)监督。

研究新药申请

新药研究伊始，即当药品出资商(通常是制造商或潜在的营销人员)在动物试验中筛选出新分子的药理作用和潜在的急性毒性作用，并希望测试该药物在人体的诊断和治疗潜力时，美国食品药品监督管理局(FDA)就已经开始介入。届时，提交研究新药申请(IND)后，该分子的法律地位发生改变，成为一种新药，并需要符合药品监管系统的要求[2]。此后，在提交新药申请(NDA)前完成 3 期临床试验。

新药申请

自 1983 年以来，每一种新药在美国上市之前均需要经过 NDA 批准[3]。NDA 申请是药品赞助商向 FDA 提出正式申请，以批准新药可以在美国销售。IND 的动物研究和人体临床试验期间收集的数据成为 NDA 的一部分。总之，该申请用于评估药物的安全性、功效、说明书的适当性，以及生产和制造质量控制标准[3]。一旦一种药物获得 FDA 批准，第 4 阶段即上市后监测和风险评估就开始了[3,4]。2012 年，共有 95 项标准申请和 18 项优先申请得到 NDA 批准[5]。仿制药通过简化新药申请(ANDA)的快速流程进行审查，而非处方药有单独的审批流程。

医疗器械的监管途径

1976 年，FDA 根据《医疗器械修正法案(MDA)》获得监管医疗器械的授权[6,7]。新设备审批由设备和放射健康中心(CDRH)监督。器械审查过程类似于药物的审查过程，其重点是设备分类、3 级控制系统及新旧设备的可比性监管[8,9]。3 级控制系统根据所提供的安全性和功效保证，将设备分为不同类别。Ⅰ类设备只需要在 FDA 注册。Ⅱ类设备要求制造商提供有关设计、材料特性和机械特性的信息。Ⅲ类设备要求制造商提交上市前批准申请(PMA)，并附上临床试验数据[8]。

510(k)许可

制造商应在新设备上市前至少 90 天通知 FDA[7]，这被称为上市前通知[PMN 或 510(k)]，该申请描述了新设备及其预期用途。FDA 对 510(k)进行审查，以确定该设备是否与已经审批的设备“基本相同”，从而给予其营销许可。但是，如果认为该设备不具有实质上的等效性，则制造商必须提交 PMA。

上市前审批

类似于药物的 NDA，设备上市前审批是 FDA 对第Ⅲ类医疗器械的安全性和有效性进行科学审查和监管审查的过程。Ⅲ类设备是支持或维持人类生命的装置，对预防健康受损、潜在疾病或损伤具有重要的意义。PMA 批准是基于 FDA 确定 PMA 包含足够的有效科学证据，以确保该设备在其预期用途中安全有效。FDA 规定有 180 天的时间来审查 PMA 并做出决定[10]。经批准的 PMA 是仅允许申请人销售设备的个人许可证。因此，每个股骨植入物制造商必须提交单独的 PMA。2012 年，有 39 项原创 PMA 被批准，平均审核时间为 172 天[11]。

研究设备豁免

在设备开发过程中，制造商可能需要进行试验以支持 510(k)或 PMA。与 IND 类似，研究设备豁免(IDE)是指允许未经批准的重大风险设备被分发并用于研究目的[12]。

生物制品的监管途径

生物制品评估和研究中心(CBER)是 FDA 内部的组织，负责确保疫苗、血液和血液制品、细胞、组织和基因疗法的安全性和有效性，旨在预防、诊断和治疗人类疾病、不适或损伤。

生物制品许可证申请

生物制品许可证申请(BLA)是销售生物制品的申请。该申请应显示生物制品在人体中的临床疗效和安全性，在完成Ⅲ期试验后提交给 FDA[13]。一般而言，适用于药物的法规也适用于生物制品。2012 年，有 11 项原创 BLA 被批准[5]。

软骨修复产品的监管途径

用于修复或替换膝关节软骨的产品包括药物、设备、生物制品或其组合，例如，具有生物组分的设备，其组分将单独地由 CDER、CDRH 或 CBER 监管 (图 26-1)[14,15]。FDA 组合产品办公室根据该技术的主要作用机制来确定哪个 FDA 中心对申请审查的特定技术具有管辖权。产品可能需要通过多个中心批准，组合产品办公室将主要审查和监督分配给其中一个中心。表 26-1 总结了各种监管流程。软骨修复产品所需的 FDA 监管途径可显著影响产品上市的时间和策略，这主要是由于 FDA 审批需要大量高质量的非临床和临床数据。例如，PMA 要求在 180 天内做出初步决定，而 NDA 或 BLA 要求的初步审查时间为 5~8 个月 [16]。图 26-2 显示了 1995—2008 年 NDA、BLA 和PMA 批准时间的中位数趋势[5,11,17]。

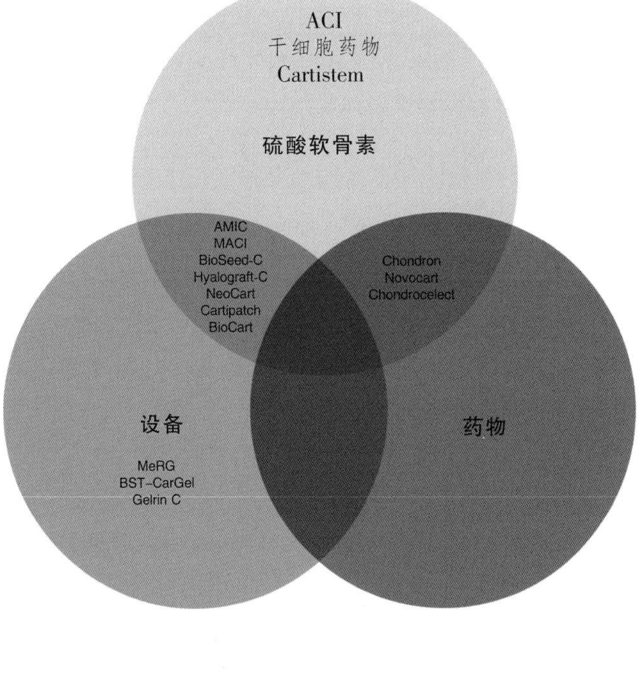

图 26-1　饼状图说明软骨修复产品来源。这些包括药物、设备、生物制品或其组合。

表 26-1 软骨修复产品批准途径

产品分类	临床研究	应用类型	回顾中心	举例
生物制品	研究性新药	生物制品申请许可	生物制品评估与研究中心	自体软骨细胞移植
器械	研究设备豁免	510(k)或上市前批准	设备和放射健康中心	胶原同种异体移植
药物	研究性新药	新药申请	药物评估和研究中心	可注射化合物刺激软骨细胞生长

随着新兴技术融入更复杂的生物成分和基于细胞的疗法，预计新的用于软骨修复的生物制品的审批时间将会增加。为此，FDA 于 2007 年发布了软骨修复产品及细胞和组织供体的行业指导报告[18,19]。此时，Carticel(Genzyme Corp)是唯一上市的基于细胞的自体软骨细胞移植(ACI)治疗软骨缺损的产品。图 26-3 显示了 Carticel 的监管时间表[20-24]。目前软骨修复产品面临更严格的审查程序，因为自 Carticel 批准以来，FDA 已开发了大量关于软骨修复疗法的知识。尽管如此，2014 年 1 月对 clinicaltrials.gov 的搜索仍发现 59 项有

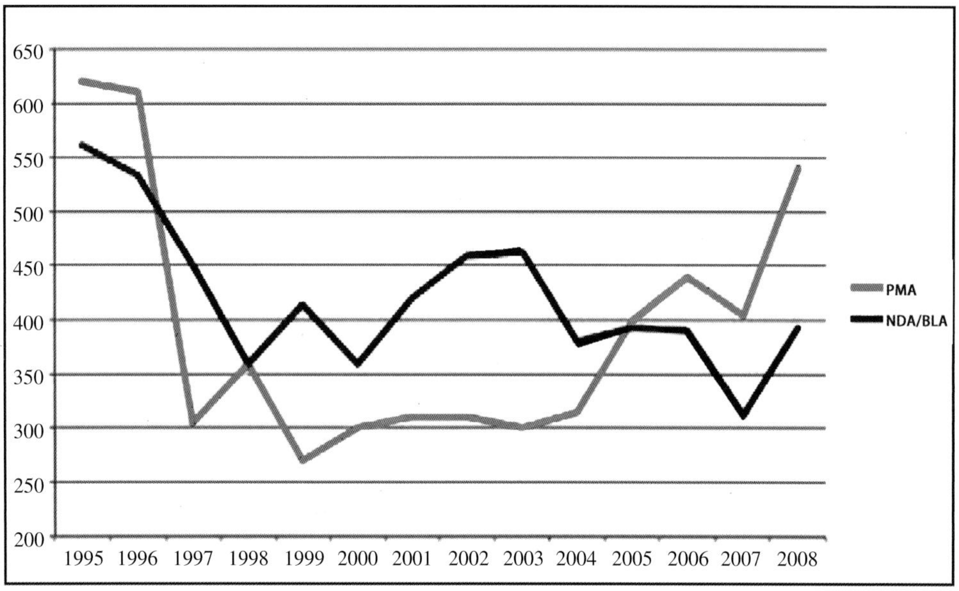

图 26-2 1995—2008 年间 NDA、BLA 和 PMA 批准时间的中位数趋势。

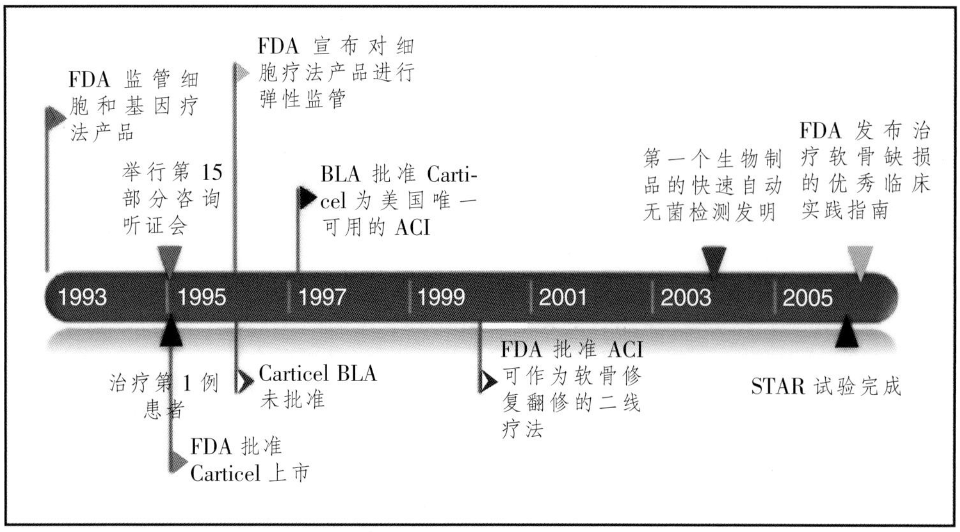

图 26-3 Carticel 在美国的引入、使用和临床结果报告的监管时间表。STAR，治疗关节修复的研究。

关膝关节局灶性软骨缺损新治疗方案的研究。其中 26 项研究涉及自体细胞产物,10 项涉及同种异体细胞产物,17 项涉及设备,6 项涉及药物的研究。

自体细胞生物制品在软骨修复临床研究中占比最高,因为 Carticel 已经为这类技术铺平了道路。这些产品作为生物制品或组合产品受到监管,CBER 被指定为 FDA 审查这些产品的首要中心[8]。这些生物制品的审批需要分阶段进行,在每个阶段之前都需要 IND 批准。完成Ⅲ期临床试验后,可提交 BLA 进行最终审查[8]。

类似的,同种异体细胞生物制品通常作为生物制品或组合产品受到监管,其审批流程与自体产品类似。然而,某些同种异体细胞、组织和基于组织的产品操作简单,没有全身效应,并且不与其他产品组合使用,可被视为供体组织不需要上市申请[25]。例如,颗粒化的软骨组织因"操作要求极低",可作为供体组织而非生物制品监管。美国组织库协会(AATB)负责监管这些供体组织的采购、处理和测试。

用于修复软骨的药物是可以刺激患者自身关节组织修复反应的化合物[14]。这些产品由 CDER 通过 IND 和 NDA 提交审批。用于修复局灶性软骨缺损而设计的设备包括填充缺陷的可注射物质和支持软骨修复的支架。用于修复软骨缺损的设备属于Ⅲ类设备,如前文所述需要由 CDRH 对 PMA 进行审查[15]。一般来说,由于监管途径不同,设备审批所需的临床数据在质和量方面都不及药物或生物制品的审批。

可及性

保险和报销

软骨修复产品的保险和报销持续发展,特别是对于可以取代更传统的骨科手术和材料的新技术。值得注意的是,FDA 的批准并不意味着保险覆盖。将新技术纳入保险范围的时间差异很大,取决于以下因素:付款人类型、产品安全性和有效性、与标准疗法的疗效比较、成本效益、相关联邦和州的法律法规、临床数据和预定的审查周期。例如,美国医疗保险计划通常在 FDA 批准后才将应用于相应适应证的新药物和生物制品纳入覆盖范围,因为 FDA 对这些技术进行了全面的审查[26]。但是,州医疗补助机构可能需要长达 1 年或更长的时间为该药物提供保险[26]。医疗保险和医疗补助服务中心(CMS)未将自体软骨细胞移植或其他软骨修复或再生产品纳入国家或地方医保范围(NCD)。

商业保险付款人通常会对新技术进行审查,这些新技术可能会延迟几个月到几年纳入报销,尤其是设备[26]。一旦保险范围确定,付款人就会决定他们将为新产品或技术支付多少费用。此外,健康计划可以选择涵盖某项技术的某些用途,同时排除研究和(或)实验等其他用途。实际支付的金额取决于医疗场景、相关流程、提供的服务及新产品相对于当前标准疗法的价值和成本。此外,付款人还要查看当前是否存在描述产品或技术的账单代码,以及关键领袖参与技术的应用的情况[26]。

应用上述保险覆盖的前提条件标准,可以得出结论:由于 FDA 批准的严格要求,通过 BLA 或 NDA 申请流程批准的软骨修复产品最有可能更快纳入保险范围。相比之下,通过 510(k)获得批准的技术提供最少量的临床和科学信息,将新产品与现有治疗进行比较的信息也最少,因此最有可能推迟纳入保险范围。绝大多数私有付款人需要事先获得生物重建程序的授权。每家保险公司网站都有明确的针对膝关节软骨修复或重建技术的保险政策。例如,北卡罗来纳州的 Medica 和 BlueCross BlueShield 公司为治疗膝关节局灶性软骨缺损的同种异体移植物或自体移植物提供医保覆盖,前提是医学上有必要,并且符合一系列标准[29,30]。此外,几乎所有软骨修复技术(如自体或同种异体切碎的软骨),均被认为是研究性的[29,30]。基于保险类型的覆盖范围差异确实导致不同社会经济群体在获得新型软骨修复产品方面的差异。

获取报销数据是一项挑战,医疗保险医院门诊预期支付系统为私有付款人报销提供了最佳代理。例如,ACI 所含的两个手术(获取健康软骨细胞和自体软骨细胞植入)门诊环境下的国家平均医保支付金额分别为 1241 美元和 3427 美元[26,31]。此外,Carticel 拥有单独的医疗保健通用程序编码系统(HCPCS)J 代码,有资格在门诊就诊时单独付款。这个代码很重要,因为 2013 年 10 月的平均销售价格为 30549 美元,在医保规定的适应证使用时可以全额报销[32]。

公共和私有付款人常使用技术评估来识别新兴

技术、评估可用的临床和科学数据，并协助计划确定产品的医保覆盖。CMS 聘请医疗保健研究和质量机构（AHRQ）和外部供应商进行医疗保险技术评估[26]。蓝十字、蓝盾系统自行开展技术评估[26]。其他付款人与 Hayes 公司、ECRI 研究所和加利福尼亚技术评估论坛（CTAF）联系并合作[26]。私有付款人健康计划也依赖供应商和社会提醒他们注意新技术，并通过临床试验和成本效益研究为产品和服务的医保覆盖和报销提供证据。

成本-效益分析

关于软骨修复和重建技术的成本-效益的文献报道很少。Samuelson 和 Brown 表明，同时具有胶原膜和骨膜贴片的 ACI 的成本效益分别为 9243 美元/质量调整生命年（QALY）和 9466 美元/QALY[33]。同样，Minas 表明，ACI 成本为 9585 美元/QALY[34]。这些数据优于常规骨科手术的成本-效益值，如髋关节或膝关节置换术（分别为 7300 美元/QALY 和 20 000 美元/QALY）和前交叉韧带重建（7800 美元/QALY）[35,36]。同时，Clar 等人报道，现有的数据不足以证明 ACI 的成本效益优于马赛克成形术或微骨折术[37]。还需要在该领域开展更多研究，以帮助评估 ACI 和其他软骨修复方式的价值，因为这将有助于指导保险范围和报销政策。

结论

软骨修复产品的发展需要对现有 FDA 监管程序中涉及细胞和组织成分的部分进行调整，并与传统调节途径的组分相结合。FDA 监管途径在软骨修复技术中的应用为严格评估新产品和优化监管流程以促进临床创新提供了机会。膝关节软骨修复市场将是由生物制品、药物、设备或其组合相互竞争的市场。由于有多种途径可以获得 FDA 批准，因此供应商、付款人和制造商将医保覆盖范围和报销策略与临床和监管策略相结合至关重要。为实现这一目标，产品制造商必须详细介绍产品，并与外科医生合作进行临床结果和成本效益研究，以帮助解释这些产品的价值。

（王敏 译 程飚 校）

参考文献

1. US Food and Drug Administration. US Department of Health and Human Services. “FDA History.” www.fda.gov. Published September 24, 2012. Accessed January 16, 2014.
2. US Food and Drug Administration. US Department of Health and Human Services. “Investigational New Drug (IND) Application.” www.fda.gov. Published October 18, 2013. January 16, 2014.
3. US Food and Drug Administration. US Department of Health and Human Services. “New Drug Application (NDA).” www.fda.gov. Published February 21, 2013. Accessed January 16, 2014.
4. Brewer T, Colditz GA. Postmarketing surveillance and adverse drug reactions: current perspectives and future needs. *JAMA.* 1999;281:824-829.
5. US Food and Drug Administration. US Department of Health and Human Services. “NDA and BLA Calendar Year Approvals.” www.fda.gov. Published January 2, 2014. Accessed January 23, 2014.
6. Buch B. FDA medical device approval: things you didn't learn in medical school or residency. *Am J Orthop.* 2007;36:407-412.
7. Kessler DA, Pape SM, Sundwall DN. The federal regulation of medical devices. *N Engl J Med.* 1987;317:357-366.
8. Foy JR, Buch BD. Orthopaedic joint devices: the FDA's short answers to your questions. *J Am Acad Orthop Surg.* 2008;16(Suppl 1):S123-S128.
9. Merrill RA. Regulation of drugs and devices: an evolution. *Health Affairs.* 1994;13:47-69.
10. US Food and Drug Administration. US Department of Health and Human Services. “Premarket Approval (PMA).” www.fda.gov. Published January 24, 2012. Accessed January 16, 2014.
11. US Food and Drug Administration. US Department of Health and Human Services. “PMA Approvals.” www.fda.gov. Published January 16, 2014. Accessed January 23, 2014.
12. US Food and Drug Administration. US Department of Health and Human Services. “IDE Approval Process.” www.fda.gov. Published January 6, 2014. Accessed January 16, 2014.
13. US Food and Drug Administration. US Department of Health and Human Services. “Biologics License Application (BLA) Process (CBER).” www.fda.gov. Published February 13, 2010. Accessed January 16, 2014.
14. McGowan KB, Stiegman G. Regulatory challenges for cartilage repair technologies. *Cartilage.* 2013;1:4-11.
15. Obremskey WT, Marotta JS, Yaszemski MJ, Churchill LR, Boden SD, Dirschl DR. Symposium. The introduction of biologics in orthopaedics: issues of cost, commercialism, and ethics. *J Bone Joint Surg Am.* 2007;89(7):1641-1649.
16. Kirkpatrick JS, Stevens T. The FDA process for the evaluation and approval of orthopaedic devices. *J Am Acad Orthop Surg.* 2008;16(5):260-267.
17. Zinn AM, Allen JC Jr, Hacker CS. Median approval times for class III medical devices have been well above statutory deadlines set for FDA and CMS. *Health Aff (Milwood).* 2012;31(10):2304-2313.
18. US Food and Drug Administration. US Department of Health and Human Services. “Draft Guidance for Industry: Preparation of IDEs and INDs for Products Intended to Repair or Replace Knee Cartilage.” www.fda.gov. Published 2007. Accessed January 24, 2014.
19. US Food and Drug Administration. US Department of Health and Human Services. “Guidance for Industry Eligibility Determination for Donors of Human Cells, Tissues, and Cellular and Tissue-Based Products (HCT/Ps).” www.fda.gov. Published 2007. Accessed January 24, 2014.

20. Engineering Strategies, Opportunities, and Challenges for Tissue Repair and Regeneration: CIRM Workshop Summary and Recommendations. California Institute for Regenerative Medicine. http://www.cirm.ca.gov/sites/default/files/files/about_cirm/CIRM_TissueEngReport.pdf Published 2012. Accessed January 14, 2014.
21. Genzyme. Genzyme Biosurgery 2002 annual report. www.genzyme.com/assets/pdfs. Published 2002. Accessed January 10, 2014.
22. Halpin M. U.S. Regulatory environment for cell therapy products: industry case studies. Genzyme. Accessed January 24, 2014.
23. Levine DW, Mondano L, Halpin M. FDA regulatory pathways for knee cartilage repair products. *Sports Med Arthrosc.* 2008;4:202-207.
24. US Food and Drug Administration. US Department of Health and Human Services. Guidance on Application for Products Comprised of Living Autologous Cells Manipulated ex vivo and Intended for Structural Repair or Reconstruction. www.fda.gov. Published May 28, 1996. Accessed January 23, 2014.
25. US Food and Drug Administration. US Department of Health and Human Services. 21 CFR parts 16, 1270, and 1271 current good tissue practice for human cell, tissue, and cellular and tissue-based product establishments; inspection and enforcement; final rule. www.fda.gov.
26. Hunter T. The Challenge of Orthobiologics: Navigating the Coverage and Reimbursement Landscape in a Complex Marketplace. Musculoskeletal Clinical Regulatory Advisers. http://mcra.com/whitepaper4.html. Published July, 2008. Accessed December 16, 2013.
27. Local Coverage Determinations (LCDs). Centers for Medicare and Medicaid Services. www.cms.gov. Accessed January 14, 2014.
28. National Coverage Determinations (NCDs). Centers for Medicare and Medicaid Services. www.cms.gov. Accessed January 14, 2014.
29. Autografts and allografts in the treatment of focal articular cartilage defects. BlueCross BlueShield of North Carolina. 7/2013 www.bcbsnc.com/assets/services/public/pdfs/medicalpolicy/autografts_and_allografts_in_the_treatment_of_focal_articular_cartilage_lesions.pdf. Published 2013. Accessed January 3, 2014.
30. Autologous cultured chondrocyte (Carticel) transplantation for the knee. Medica utilization management policy. Medica Policy Number III-SUR.35. Medica. https://www.medica.com/~/media/Documents/Provider/IIISUR35.pdf. Published 2013. Accessed January 3, 2014.
31. 2013 Physician Fee Schedule. Centers for Medicare and Medicaid Services. http://www.cms.gov/Medicare/Medicare-Fee-for-Service-Payment/PhysicianFeeSched/index.html?redirect=/PhysicianFeeSched/. Accessed January 26, 2014.
32. 2013 ASP Drug Pricing Files. Centers for Medicare and Medicaid Services. http://www.cms.gov/Medicare/Medicare-Fee-for-Service-Part-B-Drugs/McrPartBDrugAvgSalesPrice/2013ASPFiles.html. Accessed January 26, 2014.
33. Samuelson EM, Brown DE. Cost-effectiveness analysis of autologous chondrocyte implantation: a comparison of periosteal patch versus type I/III collagen membrane. *Am J Sports Med.* 2012;40(6):1252-1258.
34. Minas T. Chondrocyte implantation in the repair of chondral lesions of the knee: economics and quality of life. *Am J Orthop (Belle Mead NJ).* 1998;27(11):739-744.
35. Gottlob CA, Baker CL Jr, Pellissier JM, Colvin L. Cost-effectiveness of anterior cruciate ligament reconstruction in young adults. *Clin Orthop Relat Res.* 1999;367:272-282.
36. Losina E, Walensky RP, Kessler CL, et al. Cost-effectiveness of total knee arthroplasty in the United States: patient risk and hospital volume. *Arch Intern Med.* 2009;169(12):1113-1121.
37. Clar C, Cummins E, McIntyre L, et al. Clinical and cost-effectiveness of autologous chondrocyte implantation for cartilage defects in knee joints: systematic review and economic evaluation. *Health Technol Assess.* 2005;9(47):iii-iv, ix-x, 1-82.

第 27 章

高质量随机试验的障碍：非劣效性到优效性

Jaskarndip Chahal，Ken Zaslav

在关节软骨修复领域，需要采用一种系统和客观的方法将新疗法介绍给患者。理想情况下，新疗法的结果应优于参考标准，例如，成本更低或安全性更高。显然，随机试验是最高级的询证证据，因为随机试验可以为医疗提供信息、确定临床指南、帮助制订和修改卫生政策及报销政策。骨科医生已经认识到了随机试验的重要性[1]。1975—2005 年，1 级研究的数量增加了 5 倍多，占美国《骨与关节外科杂志》内容的 20%以上[2]。尽管如此，Harris 等人最近发表的综述表明，在关节修复和关节软骨外科领域，已发表的临床研究中只有 9%(16/194)是随机试验。此外，这些研究的质量仍然十分有限[3]。根据这些发现，有必要提高关节软骨文献中随机试验的数量和质量，以便医生在日常诊疗中基于证据而非偏见为患者做出治疗决策。然而，进行随机对照试验也存在一些挑战。本章主要强调和讨论执行随机试验的一般性和设计特异性障碍，并探索未来的趋势和解决方案，以提高这种高级别研究的可行性。障碍是指使随机临床试验难以设计或进行的任何挑战[4]。

进行随机试验的一般障碍

外科医生因素

Wright 等人认为，骨科文化本身是骨科医生参与随机试验的障碍，也会影响他们对这些研究结果的反应[4]。外科医生重视个人经验；外科文化是接受甚至提倡诊疗意见出现分歧[4]。骨科文献中大量病例系列报道即反映了这一现象。外科住院医生和研究生的培训方式是学徒模式，在这一模式下，外科医生对不确定性的印象很少，这进一步促进了在骨科诊疗中常见的治疗方法的区域化特点[1,4]。在面对随机试验的结果时，如果外科医生根据自己的经验(如患者人群、结果和手术技能)认为无法重复随机试验的结果，那么他们会推迟报道或不愿意接受这些结果[1,4]。最后，随机试验的时间和经济成本很高。投入大量的时间、经费和精力后仅完成 1~2 篇论著，这会导致部分医生知难而退。如果骨科研究要向无偏倚和循证决策的方向发展，那么就要改变骨科医生对随机试验的认识。

虽然外科界可以相信几种治疗方法是等效的，但个别外科医生可能有很强的偏好，特别是考虑到患者因素时[2]。“均势”一词被“不确定性”取代，外科医生认为某种治疗可能优于当前标准，但是不能确定自己是否完全正确[2]。最后，外科医生可能只擅长几种手术技术，新的治疗方法可能需要外科医生走出舒适区，这也可能成为一种障碍。

患者因素

在可能进行关节软骨修复手术的患者中，很多患者合并有半月板缺损、韧带不稳定、力线不良和多发性软骨损伤。这些人群具有异质性，但严格的标准可能会限制特定的随机试验应用。此外，严格的入选标准也会延长患者招募时间，从而造成时间、成本和可行性方面的障碍。

由于期刊发表的要求，大多数随机试验的随访时间最少为 2 年。患者可能不愿意在症状改善后进行随访，这可能是研究人员面临的另一项挑战[2]。

一些患者不愿意参加随机试验。与药物试验不同，外科试验具有一定的侵袭性和不可逆性[2]。因此，缺乏适当的患者教育和患者与研究团队之间的配合，将很难克服这一难题。

然而，最重要的原因可能是患者对特定治疗的偏好[2]。许多患者对最新和最好的治疗方式先入为主，或者自认为哪些是最好的治疗。此外。明显不同的治疗可产生基于内部信念而非数据的强烈偏好（如自体软骨细胞治疗与微骨折、手术治疗与非手术治疗）。最后，患者可能不理解“均势”的概念，或者他们的外科医生对手术适应证或最佳疗法没有给出明确的答案[2]。多种选择也可使一些患者对治疗过程感到不安。

方法论因素

参考标准

控制干预的选择至关重要。目前最常用、最具成本-效益的手术是微骨折技术[5]。如果一种新的、更昂贵的治疗方法用于临床，那么它首先应该比微骨折技术更具有效性。向市场推出一种新疗法（具有统计学意义和临床相关差异）的成本通常会影响公司对新技术的支持和产品的开发。当比较微骨折术之外的两种类似的治疗方法时，从行业角度来看，等效性或非劣效性研究很重要。参考标准的选择和研究设计取决于研究的目标，也可能取决于研究出资方。关于某种干预与标准疗法相比的优效性、非劣效性或等效性，可为卫生政策的关键决策提供信息[6]。

疗效和有效性

进行随机试验的另一个障碍与患者参与疗效试验或有效性试验相关。在疗效试验中，治疗是在理想条件下进行的，即由同一名外科医生对精心挑选的同质患者组进行外科手术，这些患者具有类似的围术期方案[1]。这种试验被称为“探索性试验”，目的是单纯比较治疗方式的疗效[7]。相比之下，有效性试验（也称为实用性试验）更容易在骨科领域实行，且更类似于临床实践的情景[7]。这类研究更为普遍。例如，这类研究可以有多名外科医生，这些医生对患有多种膝关节伴随损伤的患者群体进行软骨修复术，并将结果与常用标准疗法进行比较[1]。在关节软骨修复中，一项实用性试验可以同时评估多种技术，这样可以更快招募到患者并且最终进行推广。

结局测量

如果结局测量的工具选择不当，那么测量结果肯定会成为进行随机试验的障碍。在大多数情况下，组织学分析和二次关节镜手术的结果不能作为合理和可行的主要结局指标。根据研究的目的，最可行的主要结局指标是患者报告的结局或高级成像方式显示的软骨整合度和填充度。根据 ICRS 在 2011 年的最新建议，IKDC 的主观膝关节量表及 KOOS 代表两个膝关节特异性结局指标，这两个指标均满足评价软骨修复患者的可靠性、有效性和反应性的基本要求[8]。前者提供了一个单一的全局评分；而后者提供了 5 个单独的子量表评分，子量表根据世界卫生组织的国际功能、残疾和健康分类划分，可以单独评价各单项的内容[8]。这是有意义的，因为不同的子项目对治疗的反应可能存在差异。例如，在基于聚合物的自体软骨细胞移植（ACI）植入物的 4 年随访中，KOOS 疼痛、日常生活活动和与膝关节相关生活的质量子量表在 3 个月时就显示出显著改善，而运动和娱乐子量表直到 4 年后才出现统计学意义的显著改善[8,9]。除了使用 KOOS 或 IKDC，ICRS 还建议在接受治疗的患者中使用通用的健康相关生活质量问卷（如 SF-36 或 EQ-5D）和活动评分（Tegner 活动量表或 Marx 活动量表）。使用健康相关的生活质量评分（如 SF-36）可以同时进行成本-效益分析。

样本量问题

任何给定的研究都应根据要测量的主要结局指标设置足够的样本量。一般来说，一种疗法的效应值为 0.8 或二元事件的相对风险降低 50%。然而，患者报告结局的一个局限是：结果的传统表现形式为各组的连续数据(即平均值和标准偏差),这对于许多骨折来说难以理解,也很难对患者进行解释[10]。此外,美国食品药物监督管理局(FDA)明确表示,医疗器械和技术的评估和批准需要对个体层面的反应或"反应者"进行分析。为了帮助理解个人层面的结果分数,引入了两个不同的概念,即最小临床重要性差异值(MCID)和患者可接受症状状态(PASS)。确定MCID和PASS对应的IKDC和KOOS将为个体水平的决策和评估组间差异的大型试验提供有用的临床结局。最重要的是,确定这种临床目标已纳入FDA要求,以证明当前和未来软骨修复措施的有效性,包括随机试验[11]。

实践因素

现行法规和指南极大地增加了试验的复杂性。此外,提供有关成本-效益信息的要求意味着需要更大的样本量。

单中心和多中心试验

Stengel认为,应避免完成小规模试验,同时应加强国际合作,以便使招募期缩短至1~2年[6]。这就需要考虑体制和文化因素,使之相互融合。否则,会明显延误时机和增加成本。

监管问题

未能理解软骨疗法的监管途径有可能成为进行随机试验的另一个挑战。根据《公共卫生服务法》规定,软骨产品可为组织和非组织生物制品、设备和药物,或者上述组合。组织(如自体骨髓浓缩物、同种异体骨软骨移植物、富含血小板的血浆)在用于同源用途、最少加工且没有全身作用的情况下,可归为人类细胞、组织和基于细胞、组织的产品,并且不需要FDA批准和上市所需的正式临床试验。而作为生物制品或设备进行监管的软骨产品,最终需要进行随机试验将新疗法与参照标准(如微骨折术)进行比较[13]。这种随机试验(从第一阶段预试验到第三阶段疗效研究)将允许政府监管机构的下游审批,并被保险公司接受。

机构审查委员会和其他试验程序

单个多中心试验需要多个机构审查委员会(IRB)的批准,这无疑会给有效启动和完成试验带来阻碍。此外,监管机构在启动试验时可能会出现延迟并需要跨机构签订多份合同的情况,而且合同谈判可能需要1~2年,这就造成了巨大的费用问题[12]。试验程序包括长期同意书、安全报告协议及跨越机构审查等,进一步增加了实践的难度。因此,需要一种简便的方法来优化试验审批、患者登记和试验完成。例如,可以建立一个中央线上数据库,任何细微的改动都对所有监管机构可见,从而促进研究的进展。

资金和成本

目前,即使在美国、加拿大和英国等发达国家,与基础科学基金相比,同行评审的基金机制仍然相对有限。仅2%~8%的政府资金用于随机试验[12]。相比之下,中低收入国家获得资助的机会更少。尽管如此,研究人员必须了解他们所能获得资助的途径,如加拿大卫生研究所、国立卫生研究所、国家关节肌肉骨骼和皮肤病研究所、关节炎协会、骨科研究和教育基金会,以及各个专业协会(如美国骨科运动医学学会)的资助项目。但是,这些机构或学会的研究申请不一定与主要研究者的考量一致。因此,尽早就相关临床问题和试验可行性进行咨询尤为重要。这种方法的缺点是,可能会因财政激励问题而产生利益冲突[4]。

上市后监控计划和注册

因为临床试验通常持续1~2年(从监管角度来看是很短的),并且样本量远少于批准后接受特定治疗的患者数量。因此,需要大规模上市后监控计划或注册机构来进一步验证干预的价值[6]。这些研究很重要,因为它们可以确认或否定随机试验的结果,以及给定的研究结果是否适用于日常实践条件和未经选择的人群。通过实用性试验,试验研究和结果研究之间的差距可以缩小,但肯定不会消除;因此,试验的益处不会被完全认可[6]。

调查人员的培训和经验

研究培训很难适应骨科住院医师培训,因此,规定具有研究生教育经验的人员参与随机试验非常有帮助。此外,新的研究人员也可以从经验丰富的同事提供的指导中受益[4]。一名经验丰富的研究员和一名数据管理专家可以轻松地启动并完成试验。

设计相关障碍

如前所述，参照标准或对照干预是随机试验中最关键的决定之一[14]。这种选择影响许多与内部和外部有效性有关的问题，必须得到最好的可用证据（通常为系统综述的形式）的支持[14]。此外，必须考虑给定随机试验的目标是证明新的干预措施比参考标准更好、类似或效果一般[14]。根据不同的目标，不同的试验设计应具有针对性，每个试验都有其独特的设计和实施时需要考虑的问题。

优效性试验

当目标是证明新的干预优于参考标准时，平行分组的优效性试验是最合适的选择[14]。这种试验设计可见于大多数骨科文献，也是随机试验设计的重点。与此设计相关的挑战是对阴性结果的解释。如果这些试验不能证明干预优于对照，那么结论是新的干预与对照相比没有优效性。然而，不显著的优效性试验往往被解释为没有差异，这种观点是错误的，因为这种差异可能是由于研究样本量不足（即Ⅱ类统计错误）。

为了消除优效性试验固有的招募障碍，基于专业知识的设计允许根据外科医生具有的特定外科技术专业知识进行随机化（例如，随机分给 ACI 技术的专家和同种异体骨软骨移植技术的专家）。反过来，这不仅避免了试验人群的显著文化差异，也可以防止外科医生开展不太熟悉的技术时可能出现的结果混淆[15]。虽然上述做法可以避免专业性偏倚的问题，但是患者在建立了最初的医患关系后，可能不愿意被随机分配给另一名外科医[15]。

析因试验也代表另一种优效性试验设计，通过这种设计可在一个试验中研究多种干预[16]。析因设计的优点在于，使用一项试验所需的样本量，可以调查给定患者群体中的 2 种或更多相关干预措施，因而可以充分利用时间、人员和资金资源，并产生最多的信息。析因设计的一个例子是术后随机予以持续被动运动（CPM）与无 CPM 或早期负重与延迟负重。这将是 2×2 设计（2 个相关的干预措施，每种干预有 2 个治疗方案），通过该设计，患者被随机分为 4 组。最终可以确定在特定的软骨修复后，CPM 和（或）早期负重患者是否有更好的结果[16]。这种设计的缺点是统计过于复杂，以及在早期规划阶段与临床试验阶段专家必要协作完成。

等效性试验和非劣效性试验

当目标是证明新的干预措施的效果与对照相似时，可进行等效性试验。在这些研究中，新的治疗和参考药物之间的最大差异被假设为临床可接受的最大差异，以建立等效性，然后计算样本量。获得这样的值并不容易，并且取决于要研究的主要结果可能无法获得。值得注意的是，大多数等效性试验与药物的设置有关，通常是生物等效性试验[14,17]。

当目标是证明新的干预措施的效果不低于对照时，可以进行非劣效性试验[14]。在这些试验中，有利于参考干预的新干预和参考干预之间的最大差异是一个先验假设，并据此计算样本量[14]。这些试验表明新的干预措施是非劣性的，但我们不知道它是否与参考标准一样有效。只有在新的干预措施不期望在主要结果上优于参考标准，但在安全性、成本–效益或患者依从性方面可能是有利的情况下，这种设计才是合适的。进行等效性和非劣性试验最大的障碍是样本量远大于优势试验所需的样本量。具体来说，等效性试验比非劣效性试验（即单侧试验）需要更多的样本，而非劣效性试验比优效性试验需要更多的样本。根据经验，等效性试验中必要的样本大小通常至少是相应优效性试验的 4 倍[18]。由于这一重大局限性，在骨科和软骨相关文献中对等效性和非劣效性研究的使用极其有限。

未来方向

尽管在进行高质量随机试验时存在障碍，但在骨科文献中，从专家经验医学到循证医学的转变越来越明显[1]。近 30 年来，《骨与关节外科杂志》的随机试验比例从 4%上升到 21%，病例报告比例从 81%下降到 48%。不幸的是，自 1996 年 Carticel 获得批准以来，在美国或加拿大还没有新的基于细胞的技术通过试验获得批准。尽管一些有前途的技术已经出现，并取得了良好的早期试验研究成果，但由于患者登记困难，这些技术已经停止。招募大量需要进行这些研究的患者的独特困难已经得到承认。包括 ICRS 在内的几个组织已经提出了建议,使招募工作更加可行,并确保这些研究的结果适用于未来将接受同样治疗的患者。如果研究纳入标准太窄,那么结果将限制这些治疗应用于极少数患者,或者外科医生将不得不以“标签外使用”的形式应用这些技术,这意味着治疗尚未得到充分测试,因此可能增加患者的风险。如前所述,许多软骨损伤患者伴有半月板缺损、韧带缺损和力线不良的问题。为了获得最佳的疗效和最长的持续时间,需要同时治疗这些合并症。因此,为了鼓励更全面、更适用的研究,其中一项策略是让监管机构允许同时治疗合并症。最近的研究设计包括了这些选项。招募的另一个障碍是需要招募接受对比手术(通常是微骨折)的患者,以及让患者接受可能会被随机分到对照组的潜在结果。一种可能的解决方法是使用性别和年龄匹配的患者作为历史对照,或成立一个独立的组织,以建立微骨折患者的登记册,作为标准批准的对照组,用于未来软骨外科手术的新前瞻性研究。ICRS 目前正致力于建立这样一个控制队列。监管机构是否会接受这些建议还有待观察。

希望专家和领先的软骨修复中心能够认识到实施随机试验的困难,加之如果监管更加灵活,可为大型多中心试验铺平道路,这反过来又将使我们能够确定哪些治疗对患者而言是最佳的。考虑到这些研究跨界方案,应安全地将新的治疗方法从实验室应用到临床并最终造福社会。

(朱善邦 译 徐卫东 校)

参考文献

1. Bederman SS, Wright JG. *Randomized trials in surgery: how far have we come? J Bone Joint Surg Am.* 2012;94(Suppl 1):2-6.
2. Sibai T, Carlisle H, Tornetta P 3rd. *The darker side of randomized trials: recruitment challenges. J Bone Joint Surg Am.* 2012;94(Suppl 1):49-55.
3. Harris JD, Erickson BJ, Abrams GD, et al. Methodologic quality of knee articular cartilage studies. *Arthroscopy.* 2013;29(7):1243-1252.e5.
4. Wright JG, Katz JN, Losina E. Clinical trials in orthopaedics research. Part I. Cultural and practical barriers to randomized trials in orthopaedics. *J Bone Joint Surg Am.* 2011;93(5):e15.
5. Mithoefer K, McAdams T, Williams RJ, Kreuz PC, Mandelbaum BR. Clinical efficacy of the microfracture technique for articular cartilage repair in the knee: an evidence-based systematic analysis. *Am J Sports Med.* 2009;37(10):2053-2063.
6. Stengel D. The changing landscape of product development and randomized trials. *J Bone Joint Surg Am.* 2012;94(Suppl 1):85-91.
7. Thorpe KE, Zwarenstein M, Oxman AD, et al. A pragmatic-explanatory continuum indicator summary (PRECIS): a tool to help trial designers. *CMAJ.* 2009;180(10):E47-E57.
8. Roos EM, Engelhart L, Ranstam J, et al. ICRS recommendation document: patient-reported outcome instruments for use in patients with articular cartilage defects. *Cartilage.* 2011;2(2):122-136.
9. Kreuz PC, Müller S, Ossendorf C, et al. Treatment of focal degenerative cartilage defects with polymer-based autologous chondrocyte grafts: four-year clinical results. *Arthritis Res Ther.* 2009;11(2):R33.
10. Tashjian RZ, Deloach J, Porucznik CA, et al. Minimal clinically important differences (MCID) and patient acceptable symptomatic state (PASS) for visual analog scales (VAS) measuring pain in patients treated for rotator cuff disease. *J Shoulder Elbow Surg.* 2009;18(6):927-932.
11. US Department of Health and Human Services Food and Drug Administration, Center for Drug Evaluation and Research (CDER), Center for Biologics Evaluation and Research (CBER), Center for Devices and Radiological Health (CDRH). Guidance for Industry Patient-Reported Outcome Measures: Use in Medical Product Development to Support Labeling Claims. Published December 2009. http://www.fda.gov/downloads/Drugs/GuidanceComplianceRegulatoryInformation/Guidances/UCM193282.pdf.
12. Duley L, Antman K, Arena J, et al. Specific barriers to the conduct of randomized trials. *Clin Trials.* 2008;5(1):40-48.
13. Thomas JT, Schneider BS, Frank EL, Krizan SJ. Cartilage repair and replacement in the knee: a regulatory perspective. *Trends Biotechnol.* 2013;31(12):665-667.
14. Cipriani A, Girlanda F, Barbui C. Superiority, equivalence or non-inferiority? *Epidemiol Psichiatr Soc.* 2009;18(4):311-313.
15. Scholtes VA, Nijman TH, van Beers L, Devereaux PJ, Poolman RW. Emerging designs in orthopaedics: expertise-based randomized controlled trials. *J Bone Joint Surg Am.* 2012;94(Suppl 1):24-28.
16. Whelan DB, Dainty K, Chahal J. Efficient designs: factorial randomized trials. *J Bone Joint Surg Am.* 2012;94(Suppl 1):34-38.
17. Lesaffre E. Superiority, equivalence, and non-inferiority trials. *Bull NYU Hosp Jt Dis.* 2008;66(2):150-154.
18. Christensen E. Methodology of superiority vs. equivalence trials and non-inferiority trials. *J Hepatol.* 2007;46(5):947-954.

第 28 章

基因疗法和组织工程

Laurie R. Goodrish

基因疗法的发展日新月异。最近几十年,很多突破性进展促进了基因疗法在关节软骨手术中的应用。在原位或植入前可使用基因修饰软骨细胞,从而激活细胞的信号通路,促进软骨修复。自体软骨细胞植入已经取得了良好的临床效果,但是还未获得具有稳定再生能力的软骨细胞和稳定的透明软骨。因此,将基因技术应用于软骨修复领域顺理成章[1]。随着安全的基因载体的发展,基因疗法可以实现有益基因的长期表达,从而促进软骨修复并降低继发骨关节炎的风险,这将使基因疗法在骨科领域的应用得到进一步完善。已有多种含或不含细胞成分的支架结构成功用于修复膝关节软骨缺损。因此,有必要讨论基因疗法在软骨修复策略中的应用。

基因疗法用于关节的管理策略

基因疗法是将基因转染到细胞内以达到治疗目的[2]。传统上,基因疗法用于纠正基因缺陷导致的遗传疾病。而后基因疗法很快被用于对组织细胞进行基因调控,从而提高特定蛋白的表达,以治疗因该蛋白不足所致的疾病。将基因疗法应用于关节有两种方式:在体和离体(图 28-1)。在体方式是将目标基因的载体直接注射到关节腔内,使其在关节组织中进行原位转录。也可以采用离体方式将基因修饰的细胞注射或手术植入关节腔,这一过程可能需要使用生物材料或者支架[3]。使用哪种方式取决于需要接受基因调控的组织,以及两种方式各自的优缺点。在体方式注入关节

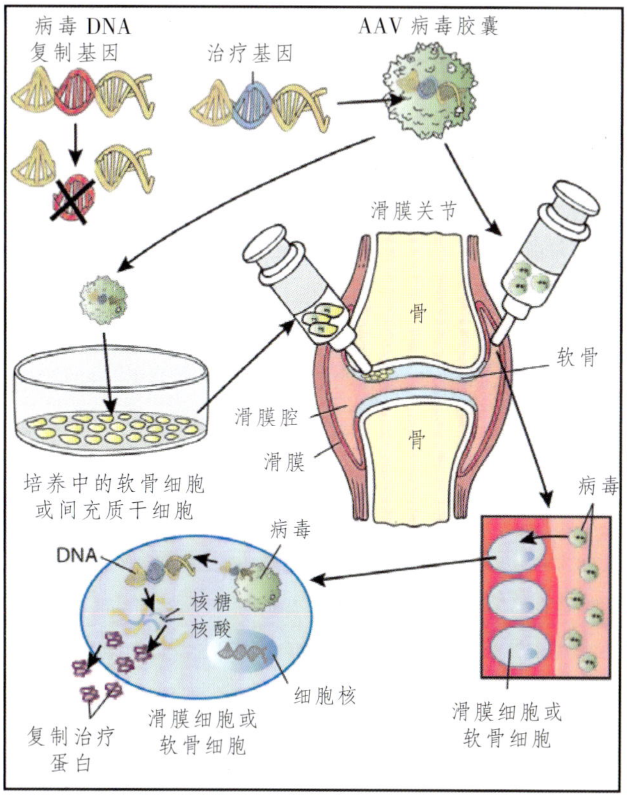

图 28-1 体内或体外基因治疗方法。最初用于 DNA 编码的是带有复制序列的野生型载体衣壳。将复制的 DNA(允许病毒复制并成为"野生型"的 DNA)移除,代之以治疗基因的 DNA[胰岛素样生长因子-1(IGF-1)、白细胞介素(L)-1ra 等)]。然后将带有治疗基因的病毒胶囊直接注射到关节内 (体内基因治疗)或将培养细胞转导到关节腔内,最后直接注射到支架或生物材料内的软骨缺损处(体内基因治疗)。一旦转导,滑膜细胞、软骨细胞或间充质干细胞将被基因治疗载体转导, 载体衣壳释放其 DNA,转录/翻译发生,产生治疗 DNA。[Adapted with permission from McIlwraith CW, American Association of Equine Practitioners (AAEP) Proceedings. 2005.]

腔的基因不针对某一种特定组织，但这种方式较为直接。离体方式通常在细胞培养过程中对其进行基因调控，然后将经过调控的细胞以细胞团块[4,5]或者通过支架结构[6,7]（如纤维蛋白基质）或生物材料[8-10]转移到关节内。

无论使用哪种方式对细胞进行基因调控，均需要使用病毒载体或非病毒载体。非病毒基因疗法使用裸DNA质粒（或称基因转染载体），并通过其产生的脂质或非脂质成分进入细胞核。事实上，非病毒基因疗法的效果并不令人满意。非病毒基因疗法无法长期表达关节软骨修复所需的蛋白[11]。相反，病毒基因疗法具有较高的细胞转导率，可产生大量目标蛋白，尤其是骨组织[12]。

病毒基因疗法在过去30年间取得了长足的发展。一些广泛使用的病毒载体（如反转录病毒、腺病毒、疱疹病毒和乳头瘤病毒载体）早在“概念验证”阶段就被研究和测试[13]。早期的反转录病毒载体依靠高细胞分化率有效转导到组织中，并实现插入突变。将反转录病毒的一部分剪切后插入细胞的染色体中，可造成明显的基因突变[2,14]。腺病毒载体可导致严重的免疫反应、滑膜炎症、关节囊纤维化，且只能维持短时间的蛋白表达[15]。虽然这些载体可以提高目标蛋白的表达，但由于它们存在缺陷，需要进一步调整和开发新的病毒载体。

对载体的改造产生了一些新的载体，如腺病毒相关载体（AAV）、内脏病毒载体及慢病毒载体。其中AAV在关节组织内转导效率高、免疫原性低且可在关节内长时间（数周到几个月）产生目标蛋白，因此在骨科领域中最为常用[16-19]。此外，近年来对AAC的外鞘膜和DNA都进行了一系列修饰，从而提高了其效率。将可导致免疫源性的病毒外鞘膜成分去除，并将单链DNA改造成“自我互补”(sc)DNA，可以实现即时转录并加速经修饰细胞产生目标蛋白[16,20,21]。scAAV用于骨科相关组织在临床前期实验中取得了巨大成功[19,22,23]。根据不同组织类型，AAV有9种血清型，并且有优异的组织转导率。至少有5种血清型可用于关节组织（血清型2、2.5、3、5和6）[17,18,24]（图28-2）。内脏病毒载体的免疫原性蛋白被移除，因此表现了良好的应用前景，但由于制备困难，难以满足大批量的临床需求[25]。慢病毒载体也可用于骨科领域，然而与反转录病毒类似，慢病毒载体会与细胞染色体结合，这将限制该载体在临床中的应用[12]。

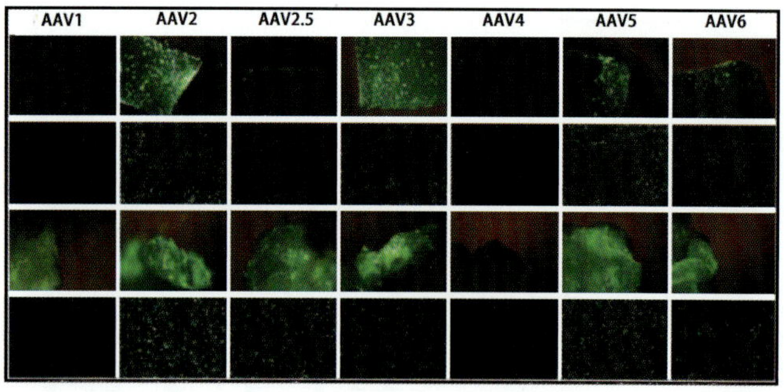

图28-2 多种scAAV血清型绿色荧光蛋白(GFP)转导的显微照片。[软骨外植体(第1行)、软骨细胞(第2行)、滑膜组织(第3行)、滑膜细胞(第4行)]。scAAV 2、2.5、3、5和6在这些组织的转导中似乎是最有效的。(Reprinted with permission from Hemphill DD, Mcllwraith CW, Samulski RJ, Goodrich LR. Adeno-associated viral vectors show serotype specific transduction of equine joint tissue explants and cultured monolayers. Sci Rep. 2014;4:5861.)

基因疗法用于关节手术的靶细胞

体外基因治疗最合理的靶组织是滑膜组织。滑膜组织面积较大，具有大量纤毛和细胞（滑膜细胞），因此滑膜组织、细胞及滑膜液都极易获取。虽然很多研究证明体内注射载体颗粒可以有效转导至滑膜，但需要注意原位滑膜细胞的寿命仅有数周到几个月，可能无法使基因长期表达[19,23]。软骨细胞更加稳定，分化缓慢，对基因转导适应性好，可作为靶细胞满足治疗基因长期表达的需求[17]。但是，由于软骨细胞的细胞外基质抑制软骨细胞载体的转导，多年来软骨细胞一直被认为不适用于基因疗法。使用AAV基因疗法时，因其病毒鞘膜远小于其他病毒载体，AAV可有效转导至软骨细胞（图28-3）。这为基因疗法在关节疾病中的应用提供了很多潜在的适应证，因为注入scAAV这样的载体很稳定，分化率低，且可以促进软骨细胞（正常软骨和骨关节炎软骨）长期生产目标蛋白。

近年来，基因疗法在半月板修复领域中的应用也受到了密切关注。最初的几项研究已证明，半月板纤维软骨细胞可经转染后表达治疗所需的靶基因[11,26,27]。未来的在体和离体研究均有望揭示基因疗法对半月板再生的益处。

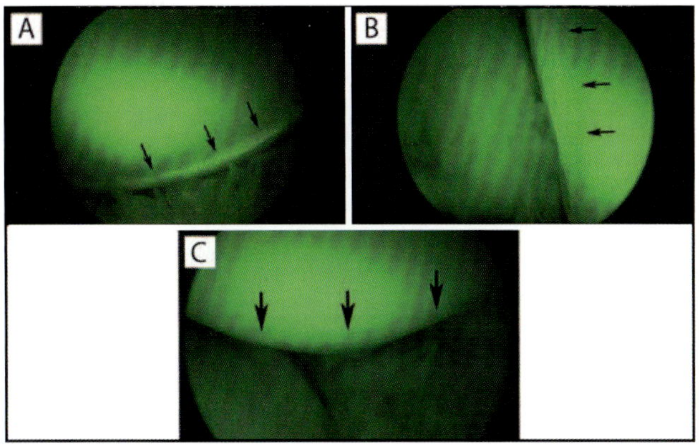

图 28–3　关节镜下软骨细胞原位转导图像。4 个月后，在体内注射自我合成的腺相关病毒绿色荧光蛋白(scAAVGFP)基因载体。(A)具有产生绿色荧光蛋白的软骨细胞强烈转导软骨表面的 GFP(箭头所示)。(B)产生绿色荧光蛋白的软骨细胞的强烈转导(也产生 GFP)。(C)软骨表面注射盐水。

随着组织工程技术向再生医学的飞速发展，众多支架、离体细胞移植及高精尖的生物材料均为基因疗法提供了良好的条件。间充质干细胞和软骨细胞均可以成功和高效转染，这使得细胞离体基因调控后植入成为组织工程技术应用于临床的一个理想方案。软骨细胞、滑膜细胞、骨髓或脂肪来源的间充质干细胞均已用于基因调控，并植入纤维胶、胶原膜或者聚乙醇酸或海藻酸盐支架内[6,7,11]。海藻酸盐已用于动物实验中，成人软骨细胞通过海藻酸盐植入软骨缺损[28]。将软骨细胞以胰岛素样生长因子(IGF)–1 或者成纤维细胞生长因子(FGF–2)在体外进行基因调控，然后将其植入缺损处，可以观察到细胞数量和胶原蛋白产量均增加，从而提高了软骨的自我修复能力[28,29]。此外，一些文献报道了“基因活性”支架的应用前景。所谓的“基因活性”支架是指含有软骨细胞的支架结构，其在降解过程中可以将基因转导到软骨细胞中[30]。最后，仿生多相支架使对不同位置的细胞进行不同的基因调控成为可能。例如，可以在软骨下骨层提供骨再生所需的生长因子[骨形态生成蛋白(BMP–2)]，同时在软骨形成层提供 TGF–β[31]。这些体外实验均取得了较好的结果，但是尚缺少动物实验的文献报道。

骨科基因疗法的目标蛋白

多个合成代谢蛋白或抗分解代谢蛋白已被用于骨科领域的基因治疗，从而增加蛋白聚糖和(或)胶原等细胞外基质的生产(图 28–4)。已用于基因治疗的合成代谢蛋白包括 IGF–1 [6,15,28]、BMP–2 和 BMP–7[7,32]、TGF–β[33,34]和 FGF[35,36]。已有研究表明，转导这些蛋白对软骨修复有效。但是，需要注意，如果这些有益蛋白转运到关节内的剂量不适合关节内组织，也可能产生不良效果。例如，关节内 TGF–β 高于生理需要量，可导致纤维化和关节毒性反应[37]。另一些蛋白，如 IGF–1 对软骨基质毒性最小且具有促进软骨修复的作用，但是目前尚缺乏亚临床和临床研究。

另一种使用基因疗法促进合成代谢机制的方式是抗分解代谢或者将抗分解代谢与合成代谢结合，如将白细胞介素受体拮抗剂(IL–1ra)或 IGF–1 等分子编码入载体用于软骨修复(图 28–4)。特别是 IL–1ra，它在基因疗法治疗软骨修复、骨关节和类风湿关节炎的亚临床研究和临床研究中最为常用，而且这些研究也

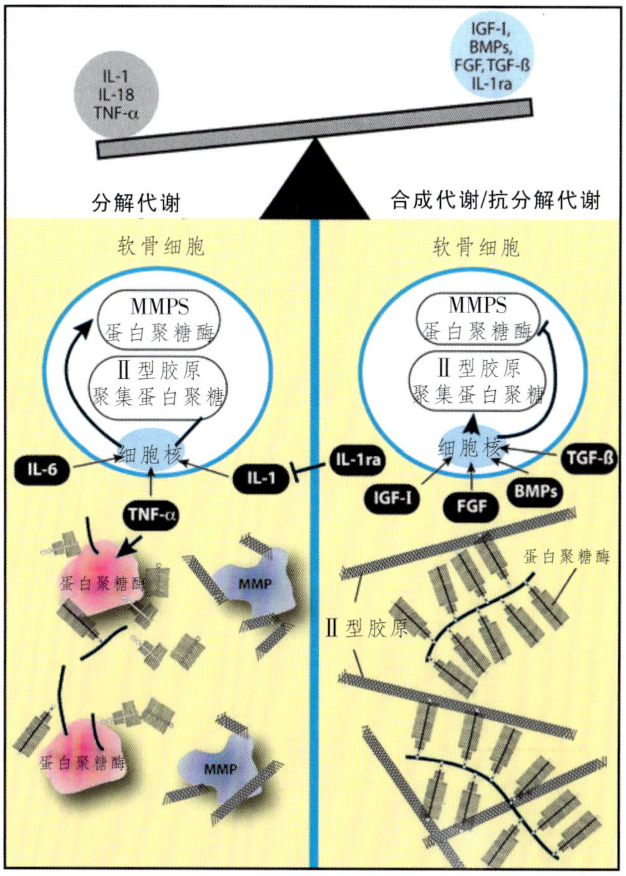

图 28–4　治疗蛋白对软骨合成代谢和分解代谢的影响。本例中所有的有益蛋白都可以通过含有编码这些蛋白的 DNA 的基因治疗载体来传递。

证明它可有效阻断IL-1的副作用[16,19,38-42]。由于IL是急性软骨损伤时关节内存在的不良效果最显著的分子,因此长期有效地阻滞该分子可以为修复关节损伤提供理想的条件。

一些研究显示,与单一分子相比,将多个合成代谢蛋白(如IGF-1、BMP和FGF)结合伴或不伴有抗分解代谢蛋白(如IL-1ra)更有益于软骨修复[43-46]。这提示通过“双重”途径同时调控软骨修复的合成代谢和分解代谢,或许可以得到多因素的有利结果(图28-4)。目前正在进行使用特定启动子增加蛋白生产或者为蛋白生产设置“开关”的离体和亚临床研究[9]。这一途径也很有吸引力,为通过药物调控蛋白生产提供了可能,而且为可操控的药物释放提供了新的机制。

临床研究

数十年来,通过基因疗法修复关节损伤已有一些离体研究、亚临床动物研究[4,15,16]及大型动物(如马)标本研究。但是,以人为样本的临床研究极少[38],这可能与早期基因治疗试验中腺病毒颗粒过大导致的免疫原反应[47],以及插入具有突变性的反转录病毒载体有关(严重的符合免疫缺陷)[14,18]。这些并发症在一定程度上可由缺乏免疫源性且不整合入细胞染色体DNA的载体(如AAV基因疗法载体)克服[38,39,49,50]。随着早期障碍被克服,随后的成功试验表明,基因疗法将在关节疾病的治疗中发挥重要作用。一项使用AAV传递肿瘤坏死因子拮抗剂基因(依那西普)的临床试验治疗了95例炎性关节炎患者,患者报告结果明显优于对照组[51]。不幸的是,该实验出现1例死亡病例。然而,最终确认死亡是由弥漫性蜂窝织炎而非基因治疗试剂导致的,因此该试验才被允许继续进行,并认为具有安全性和有效性。其他与骨关节炎或类风湿关节炎相关的试验,最近刚刚完成或正在进行早期分析,包括治疗骨关节炎的AAVIL-Ira和反转录病毒TGF-β1[52],以及治疗类风湿关节炎的反转录IL-lra和AAV-INF-β[38]。虽然这些研究的结果还有待进一步公布,但在马中进行的临床前试验显示,基因治疗对疾病的影响为基因治疗成为关节手术的重要辅助手段提供了证据,从而改善软骨修复,减少骨关节炎的破坏性影响(图28-5)。

基因疗法和组织工程应用于软骨手术的展望

尽管经历了几十年的挫折,基因疗法应用于骨科领域的前景仍然光明,近年来再次出现的有效疗法已经使基因治疗策略在学术界和患者中重燃了兴趣和希望[49,53]。其优势会促进基因疗法的积极发展。这些优势可能是多方面的,例如,修饰载体可以减少对病毒衣壳的免疫反应,合并合成代谢和分解代谢基因可以同时增强基质合成并减少炎症反应,以及通过调控治疗蛋白生产可以确保蛋白的“基因三明治”更安全。此外,生物反应器和诸如多层组织工程技术的成果喜人,可以模拟骨骼肌肉组织的明显异质性特点,通过新技术(如纤维旋转和慢释放支架结构)与基因修饰过的细胞相结合,最终形成与天然组织类似的组织。这些优势可能还包括可再生关节软骨和软骨下骨的各种因素。未来基因疗法的应用前景仍然十分乐观。

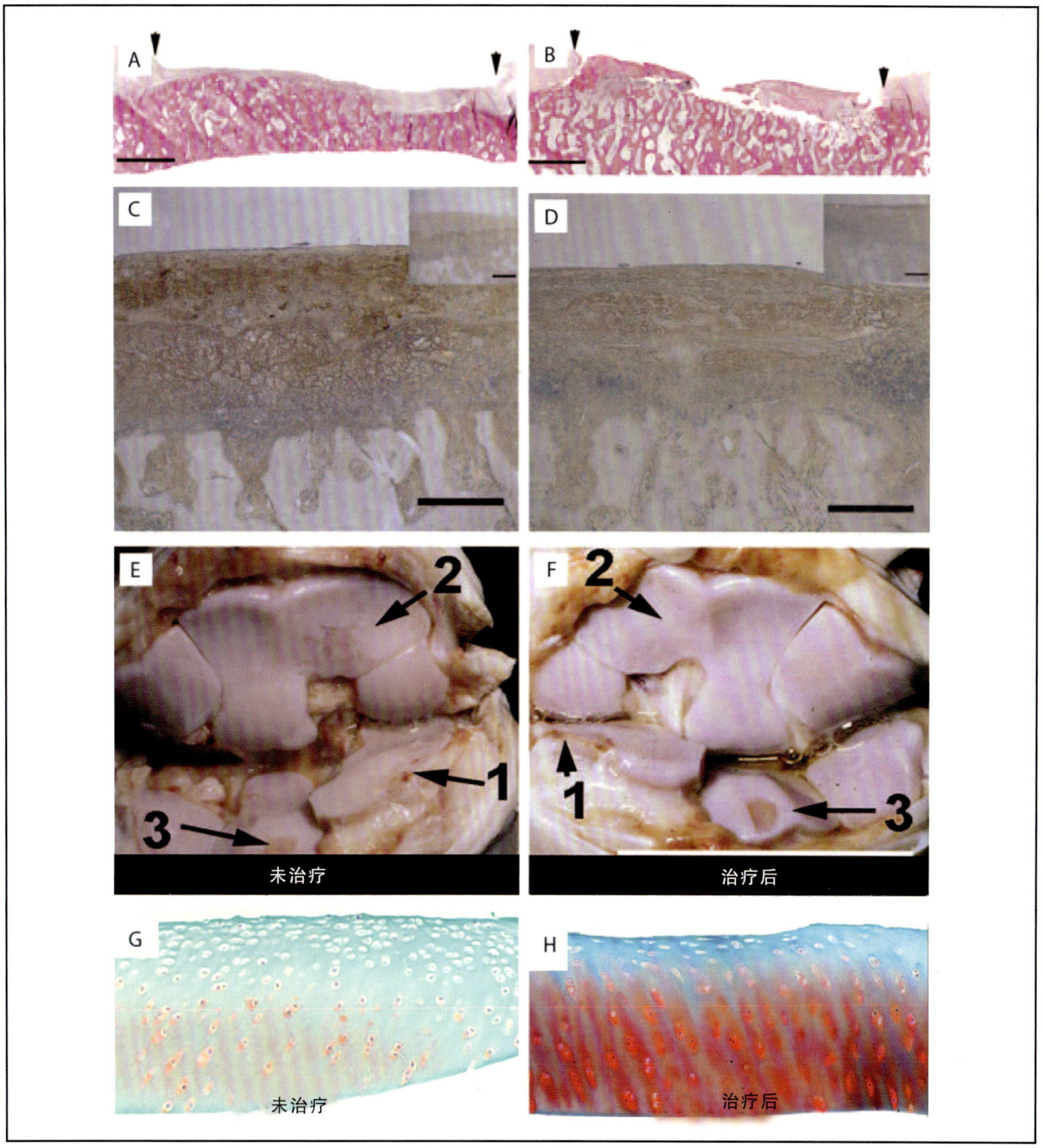

图 28-5　组织工程使用产生 IGF-1 的基因工程软骨细胞(A,C)或正常的软骨细胞(B,D)。(A)使用纤维蛋白胶将细胞(IGF-l 或正常细胞)放入缺损处。组织切片使用苏木素和伊红染色(HE 染色),IGF-l 基因修饰软骨细胞使缺损在第 4 周变为严重的缺损。(B)对侧使用正常软骨细胞填充缺损的 HE 染色图片。(C)IGF-l 基因修饰软骨细胞治疗软骨缺损的Ⅱ型胶原免疫染色。(D)正常软骨细胞治疗软骨缺损的Ⅱ型胶原免疫染色。组织学和免疫染色显示组织学改善, 胶原产量增加。[Reprinted with permission from Goodrich LR, Hidaka C, Robbins PD, Evans CH, Nixon AJ. Genetic modification of chondrocytes with IGF-I enhances cartilage healing in an equine model. J Bone Joint Surg Br. 2007;89(5):672-685](E)盐水或(F)腺病毒 IL-lra(AdiL-lra)治疗 70 天后诱发骨关节炎的马的腕关节。大体照片显示,IL-1ra 修饰组的关节改变比生理盐水组更轻微。(1,桡腕关节处的骨软骨碎块;2,位于第 3 腕骨的继发于骨软骨碎块的软骨纤维化;3,未经处理的软骨缺损。)(G)生理盐水对照组及(H)IL-1ra 处理软骨的 Safranim O 染色显微照片。与对照组相比,IL-1ra 基因的体内基因治疗具有明显的疾病修饰作用。[(Reprinted with permission from Frisbie DD, Ghivizzani SC, Robbins PD, Evans CH, McIlwraith CW. Treatment of experimental equine osteoarthritis by in vivo delivery of the equine interleukin-1 receptor antagonist gene. Gene Ther. 2002;9(1):12-20.]

(朱戈 译　程飚 校)

参考文献

1. Dewan AK, Gibson MA, Elisseeff JH, Trice ME. Evolution of autologous chondrocyte repair and comparison to other cartilage repair techniques. *Biomed Res Int.* 2014;2014:272481.
2. Evans CH, Robbins PD. Possible orthopaedic applications of gene therapy. *J Bone Joint Surg Am.* 1995;77(7):1103-1114.
3. Robbins PD, Evans CH, Chernajovsky Y. Gene therapy for arthritis. *Gene Ther.* 2003;10(10):902-911.
4. Ivkovic A, Pascher A, Hudetz D, et al. Articular cartilage repair by genetically modified bone marrow aspirate in sheep. *Gene Ther.* 2010;17(6):779-789.
5. Pascher A, Palmer GD, Steinert A, et al. Gene delivery to cartilage defects using coagulated bone marrow aspirate. *Gene Ther.* 2004;11(2):133-141.
6. Goodrich LR, Hidaka C, Robbins PD, Evans CH, Nixon AJ. Genetic modification of chondrocytes with insulin-like growth factor-1 enhances cartilage healing in an equine model. *J Bone Joint Surg Br.* 2007;89(5):672-685.
7. Hidaka C, Goodrich LR, Chen CT, Warren RF, Crystal RG, Nixon AJ. Acceleration of cartilage repair by genetically modified chondrocytes over expressing bone morphogenetic protein-7. *J Orthop Res.* 2003;21(4):573-583.
8. Li B, Li F, Ma L, et al. Poly(lactide-co-glycolide)/fibrin gel construct as a 3D model to evaluate gene therapy of cartilage in vivo. *Mol Pharm.* 2014;11(7):2062-2070.
9. Glass KA, Link JM, Brunger JM, Moutos FT, Gersbach CA, Guilak F. Tissue-engineered cartilage with inducible and tunable immunomodulatory properties. *Biomaterials.* 2014;35(22):5921-5931.
10. Brunger JM, Huynh NP, Guenther CM, et al. Scaffold-mediated lentiviral transduction for functional tissue engineering of cartilage. *Proc Natl Acad Sci U S A.* 2014;111(9):E798-E806.
11. Madry H, Cucchiarini M. Tissue-engineering strategies to repair joint tissue in osteoarthritis: nonviral gene-transfer approaches. *Curr Rheumatol Rep.* 2014;16(10):450.
12. Cucchiarini M, Madry H. Overexpression of human IGF-I via direct rAAV-mediated gene transfer improves the early repair of articular cartilage defects in vivo. *Gene Ther.* 2014;21:811-819.
13. Evans C, Robbins PD. Prospects for treating arthritis by gene therapy. *J Rheumatol.* 1994;21(5):779-782.
14. Kaiser J. Gene therapy. Seeking the cause of induced leukemias in X-SCID trial. *Science.* 2003;299(5606):495.
15. Goodrich LR, Brower-Toland BD, Warnick L, Robbins PD, Evans CH, Nixon AJ. Direct adenovirus-mediated IGF-I gene transduction of synovium induces persisting synovial fluid IGF-I ligand elevations. *Gene Ther.* 2006;13(17):1253-1262.
20. McCarty DM, Monahan PE, Samulski RJ. Self-complementary recombinant adeno-associated virus (scAAV) vectors promote efficient transduction independently of DNA synthesis. *Gene Ther.* 2001;8(16):1248-1254.
21. Li C, Diprimio N, Bowles DE, et al. Single amino acid modification of adeno-associated virus capsid changes transduction and humoral immune profiles. *J Virol.* 2012;86(15):7752-7759.
22. Watson RS, Broome TA, Levings PP, et al. scAAV-mediated gene transfer of interleukin-1-receptor antagonist to synovium and articular cartilage in large mammalian joints. *Gene Ther.* 2013;20(6):670-677.
23. Gouze E, Gouze JN, Palmer GD, Pilapil C, Evans CH, Ghivizzani SC. Transgene persistence and cell turnover in the diarthrodial joint: implications for gene therapy of chronic joint diseases. *Mol Ther.* 2007;15(6):1114-1120.
24. Mason JB, Gurda BL, Engiles JB, Hankenson KD, Wilson JM, Richardson DW. Multiple recombinant adeno-associated viral vector serotypes display persistent in vivo gene expression in vector-transduced rat stifle joints. *Hum Gene Ther Methods.* 2013;24(3):185-194.
25. Cao H, Koehler DR, Hu J. Adenoviral vectors for gene replacement therapy. *Viral Immunol.* 2004;17(3):327-333.
26. Lee HP, Kaul G, Cucchiarini M, Madry H. Nonviral gene transfer to human meniscal cells. Part I: transfection analyses and cell transplantation to meniscus explants. *Int Orthop.* 2014;38(9):1923-1930.
27. Cucchiarini M, Madry H. Use of tissue engineering strategies to repair joint tissues in osteoarthritis: viral gene transfer approaches. *Curr Rheumatol Rep.* 2014;16(10):449.
28. Madry H, Kaul G, Cucchiarini M, et al. Enhanced repair of articular cartilage defects in vivo by transplanted chondrocytes overexpressing insulin-like growth factor I (IGF-I). *Gene Ther.* 2005;12(15):1171-1179.
29. Kaul G, Cucchiarini M, Arntzen D, et al. Local stimulation of articular cartilage repair by transplantation of encapsulated chondrocytes overexpressing human fibroblast growth factor 2 (FGF-2) in vivo. *J Gene Med.* 2006;8(1):100-111.
30. Capito RM, Spector M. Collagen scaffolds for nonviral IGF-1 gene delivery in articular cartilage tissue engineering. *Gene Ther.* 2007;14(9):721-732.
31. Chen J, Chen H, Li P, et al. Simultaneous regeneration of articular cartilage and subchondral bone in vivo using MSCs induced by a spatially controlled gene delivery system in bilayered integrated scaffolds. *Biomaterials.* 2011;32(21):4793-4805.
32. Palmer GD, Steinert A, Pascher A, et al. Gene-induced chondrogenesis of primary mesenchymal stem cells in vitro. *Mol Ther.* 2005;12(2):219-228.
33. Jin XB, Sun YS, Zhang K, et al. Tissue engineered cartilage from hTGF beta2 transduced human adipose derived stem cells seeded in PLGA/alginate compound in vitro and in vivo. *J Biomed Mater Res A.* 2008;86(4):1077-1087.
34. Ulrich-Vinther M, Stengaard C, Schwarz EM, Goldring MB, Soballe K. Adeno-associated vector mediated gene transfer of transforming growth factor-beta1 to normal and osteoarthritic human chondrocytes stimulates cartilage anabolism. *Eur Cell Mater.* 2005;10:40-50.
35. Cucchiarini M, Madry H, Ma C, et al. Improved tissue repair in articular cartilage defects in vivo by rAAV-mediated overexpression of human fibroblast growth factor 2. *Mol Ther.* 2005;12(2):229-238.
36. Hiraide A, Yokoo N, Xin KQ, et al. Repair of articular cartilage defect by intraarticular administration of basic fibroblast growth factor gene, using adeno-associated virus vector. *Hum Gene Ther.* 2005;16(12):1413-1421.
37. Mi Z, Ghivizzani SC, Lechman E, Glorioso JC, Evans CH, Robbins PD. Adverse effects of adenovirus-mediated gene transfer of human transforming growth factor beta 1 into rabbit knees. *Arthritis Res Ther.* 2003;5(3):R132-R139.
38. Evans CH, Ghivizzani SC, Robbins PD. Arthritis gene therapy and its tortuous path into the clinic. *Transl Res.* 2013;161(4):205-216.
39. Evans CH, Ghivizzani SC, Robbins PD. Getting arthritis gene therapy into the clinic. *Nat Rev Rheumatol.* 2011;7(4):244-249.
40. Wehling P, Reinecke J, Baltzer AW, et al. Clinical responses to gene therapy in joints of two subjects with rheumatoid arthritis. *Hum Gene Ther.* 2009;20(2):97-101.
41. Ghivizzani SC, Gouze E, Gouze JN, et al. Perspectives on the use of gene therapy for chronic joint diseases. *Curr Gene Ther.* 2008;8(4):273-286.
42. Frisbie DD, Ghivizzani SC, Robbins PD, Evans CH, McIlwraith CW. Treatment of experimental equine osteoarthritis by in vivo delivery of the equine interleukin-1 receptor antagonist gene. *Gene Ther.* 2002;9(1):12-20.

43. Morisset S, Frisbie DD, Robbins PD, Nixon AJ, McIlwraith CW. IL-1ra/IGF-1 gene therapy modulates repair of microfractured chondral defects. *Clin Orthop Relat Res.* 2007;462:221-228.
44. Haupt JL, Frisbie DD, McIlwraith CW, et al. Dual transduction of insulin-like growth factor-I and interleukin-1 receptor antagonist protein controls cartilage degradation in an osteoarthritic culture model. *J Orthop Res.* 2005;23(1):118-126.
45. Nixon AJ, Haupt JL, Frisbie DD, et al. Gene-mediated restoration of cartilage matrix by combination insulin-like growth factor-I/interleukin-1 receptor antagonist therapy. *Gene Ther.* 2005;12(2):177-186.
46. Chen B, Qin J, Wang H, Magdalou J, Chen L. Effects of adenovirus-mediated bFGF, IL-1Ra and IGF-1 gene transfer on human osteoarthritic chondrocytes and osteoarthritis in rabbits. *Exp Mol Med.* 2010;42(10):684-695.
47. Raper SE, Chirmule N, Lee FS, et al. Fatal systemic inflammatory response syndrome in a ornithine transcarbamylase deficient patient following adenoviral gene transfer. *Mol Genet Metab.* 2003;80(1-2):148-158.
48. Kohn DB, Sadelain M, Glorioso JC. Occurrence of leukaemia following gene therapy of X-linked SCID. *Nat Rev Cancer.* 2003;3(7):477-488.
49. Evans C. Using genes to facilitate the endogenous repair and regeneration of orthopaedic tissues. *Int Orthop.* 2014;38(9):1761-1769.
50. Mitchell AM, Nicolson SC, Warischalk JK, Samulski RJ. AAV's anatomy: roadmap for optimizing vectors for translational success. *Curr Gene Ther.* 2010;10(5):319-340.
51. Mease PJ, Wei N, Fudman EJ, et al. Safety, tolerability, and clinical outcomes after intraarticular injection of a recombinant adeno-associated vector containing a tumor necrosis factor antagonist gene: results of a phase 1/2 Study. *J Rheumatol.* 2010;37(4):692-703.
52. Ha CW, Noh MJ, Choi KB, Lee KH. Initial phase I safety of retrovirally transduced human chondrocytes expressing transforming growth factor-beta-1 in degenerative arthritis patients. *Cytotherapy.* 2012;14(2):247-256.
53. Lewis R. Gene therapy's second act. *Sci Am.* 2014;310(3):52-57.

第29章

关节软骨手术的伦理：干细胞、体外操作和幼年软骨细胞

H. Davis Adkisson, Philip R. Streeter, Kevin F. Bonner, Joseph Feder

虽然许多关节软骨病变是无症状的，但其他病变会导致严重残疾，因此很多患者不是关节置换术的最佳人选。为了解决这类患者的问题，在过去的25年里，研究了各种修复关节软骨损伤的组织工程策略，包括自体和异体细胞。由于缺乏规模效益，用于软骨修复的自体细胞疗法成本过高，令人望而却步[1]。尽管1993年通过了美国食品药品监督管理局的审批，但与微骨折等手术相比，第一代自体软骨细胞植入在临床结果和组织修复方面均未显示明显的差异[2–5]。由于目前卫生保健计划旨在奖励更好的结果，同时减少国家卫生保健系统和个人支付者的费用，这类技术可能很快被淘汰。因此，再生细胞疗法未来必须包括确定和开发可以量产的细胞来源，这些细胞需要在体外经培养后仍保留软骨分化的潜能。各种关节软骨修复方法可能给未来的治疗带来希望。然而，随着人们观念的不断进步，最佳的细胞来源、组织操作过程、临床结果显著改善、成本-效益和伦理困境将引发诸多争议。

本章回顾了几种现有的细胞技术，它们均具有治疗关节软骨病变的生物潜力。每种细胞来源都存在自身的技术难题，这在很大程度上限制了这些技术的临床应用。然而，由于存在伦理和宗教信仰等问题，这些技术的应用必须得到临床医生的重视。本章概述了科学发展、采购和潜在操作，以及可能同时存在的伦理问题，以期帮助研究人员、临床医生和患者等确定可接受的治疗方案。

用于软骨修复的干细胞

间充质干细胞

体外和体内研究表明，干细胞治疗对于关节软骨缺损的再生和修复大有裨益[6,7]。理想的干细胞应具有无限的扩增能力、不可逆地促进定向分化的能力，以及降低供区发病率和免疫排斥反应的风险。干细胞根据其来源、分化和增殖能力进行分类。间充质干细胞或间质祖细胞（MSC）是一种成人干细胞，可以从多种组织中获得，包括骨髓、骨骼肌、骨膜、滑膜、韧带、脂肪组织和脐带（血液）[8,9]。成人MSC的特点是具有很强的组织培养可塑性和强大但有限的扩增潜力。这些细胞因为可以在体外分化为多种不同的间充质来源的细胞（包括软骨细胞），因此被称为“多能细胞”[10–14]。体外骨髓间充质干细胞的成软骨分化通常是通过外源性物质诱导完成的，这些物质包括转化生长因子-1、转化生长因子-2或转化生长因子-3；骨形成蛋白；软骨来源的形态发生蛋白；或者上述不同组合[7,15,16]。通常认为多功能间充质干细胞通过提供可能改变局部微环境和全身免疫环境的影响因子，从而增强受损组织的细胞募集、植入和血管化，并促进组织愈合[17,18]。此外，骨髓间充质干细胞产生的细胞外基质对重建受损或患病肌肉骨骼组织的功能特性至关重要[19,20]。近

几十年来，证明成人间充质干细胞在软骨修复中的安全性和有效性的前临床和临床数据一直是人们关注的焦点[6,7,20]。

虽然骨髓间充质干细胞存在于各种器官和结缔组织中，但它们很容易通过穿刺技术从骨髓中获得。这种可再生的细胞来源无须体外扩增，可以即时进行分离和再植。与同种异体移植物相关的疾病传播风险，可以通过获取自体骨髓来源的 MSC 来避免。然而，使用这种方法获取的细胞量令人担忧。骨髓间充质干细胞只占有核细胞总数的一小部分（如 0.001%~0.01%）[12]，这种极低的细胞密度可能导致其指导组织修复能力的变化。此外，由于这些细胞都是成年细胞，衰老会对其增殖能力和诱导分化潜能产生显著影响[22,23]。最后，与髂骨嵴骨髓采集（这些细胞的共同来源）相关的并发症较多。综上所述，这些重大问题引起人们对使用未经证实的干细胞治疗肌肉骨骼修复及产生多余组织的担忧[24]。

同种异体细胞只有经体外培养后才能产生可用于临床的多功能成人 MSC。成人同种异体间充质干细胞已用于动物软骨缺损的修复，最近才开始进行人类临床试验[6,7,20]。

为了增加可用于损伤部位的干细胞数量，使用减容法去除骨髓穿刺物中的红细胞，从而避免体外扩增相关的问题。这种即时治疗的方式可以最小限度地操作患者的祖细胞，从而促进组织修复。媒体报道强调了再生干细胞疗法治疗组织损伤和疾病的前景，导致未经证实的干细胞疗法（包括骨髓浓缩物）在肌肉骨骼组织修复方面的市场和临床应用激增。因此，有多个商业化产品可用于术中生产骨髓浓缩物，并进一步用于骨科和运动医学的即时治疗[21]。现有的商业浓缩系统可以产生不同细胞学成分的最终产物，这会扰乱目前的临床效益分析[25]。如果要充分衡量这种治疗策略的有效性，就需要进行充分的临床随机对照研究，以评估使用浓缩骨髓治疗软骨损伤的效果。

胚胎干细胞

多能干细胞可以在体内形成任何组织，并显示出几乎无限的自我更新能力。报道中常见的两种多能干细胞是胚胎干细胞（ESC）和诱导性多能干细胞（iPSC）。获取 ESC 要求破坏胚胎，或者在胚胎植入前进行操作。由于 ESC 的来源问题，许多人认为 ESC 的获取和临床应用在伦理上是无法接受的。

ESC 于 1981 年首次被描述，其来自受精卵母细胞或囊胚的内部细胞团[26]。类似的用于生产小鼠 ESC 的技术，随后应用于植入前的人类胚胎。1994 年发现，早期人类胚胎的内部细胞团被移除，分散的细胞可在体外扩增，产生大量（克隆）未分化的细胞[27,28]。在发现这些细胞可以诱导分化成特定的细胞后，有人提出 ESC 可以作为研究人类发育过程的模型系统，并有望在未来应用于临床[29]。

对于软骨修复 ESC 技术的发展和转化至关重要的是，需要开发可复制和有效的方法来诱导体外 ESC 分化，从而产生可移植的透明软骨。虽然 ESC 已被证明在体外经过软骨分化[30-33]，但用于维持透明样表型的方法尚未出现。微环境（包括氧分压、三维基质的发展）和必要的形态发生因子的时间序列，可能进一步加深我们对于调节软骨发育和退行性疾病的复杂过程的理解。这一技术难题继续阻碍着 ESC 研究领域的迅速发展及其向临床应用的转化。到目前为止，ESC 还没有达到可进行临床试验的水平，而且由于胚胎在进行体外受精（IVF）时未进行充分的传染病筛查，可能无法进行监管[34]。

诱导性多能干细胞

通过细胞核重新编程获得 ESC 特性的体细胞称为诱导性多能干细胞（iPSC）。iPSC 是 ESC 的另一种来源，因为它们表现出几乎无限的扩增潜力，同时避免了与 ESC 获取相关的伦理问题。2006 年，Takahashi 和 Yamanaka 首次通过反转录病毒转染将 24 种候选基因导入小鼠成纤维细胞[35]。他们发现，一组精选的 4 种转录因子产生了具有与 ESC 相似特性的分化细胞。1 年后，他们报道采用类似的方法产生人类 iPSC，该方法可将胚胎转录因子传递给成年体细胞，从而消除了从人类胚胎中提取 ESC 的争议[36,37]。这种方法为人类疾病建模和药物研发提供了新的机会[38]。然而，与 ESC 一样，多能性也存在一定的风险，iPSC 可在体内导致畸胎瘤。Yamashita 等人[39,40]报道，这种风险通过适当的选择/效力试验进行管理。

诱导 iPSC 有两种常用方法，这两种方法技术上的要求均较高，而且存在重大安全风险。第一种方法是利用反转录病毒转染，它会在宿主细胞内产生表观遗传变化，从而有致瘤风险[41,42]。第二种方法是利用细胞穿透肽和转基因传递的序列蛋白转导[43]。这两种基于 DNA 和蛋白的 iPSC 衍生策略均显示 iPSC 衍生效率非常低(0.04%~1.0%)。最近的研究表明，使用基于 RNA 的改良策略，iPSC 衍生效率比早期基于 DNA 的方法高 2 个数量级[44]。此外，以这种方式产生的 iPSC 具有持续表达蛋白和产生特定表型组织的能力。

目前用于重组体细胞以实现多能性和持续表达能够治愈人类疾病或产生替代组织的基因的方法仍然效率低下。因此，临床应用前，促进分化的策略和方法及替代组织的选择标准都需要进行重大改进。在现代运动医学实践中，用于生产透明关节软骨等特殊组织的生产 iPSC 的方法才刚刚开始探索[45-47]。

幼年软骨细胞

从幼年尸体股骨远端获得的同种异体软骨细胞可能是多能干细胞的理想来源。早期临床试验表明，幼年软骨细胞对于修复膝关节局灶性软骨损伤可能有效[48-50]。这些细胞根据美国组织库协会(AATB)指南在获得亲属同意后从膝关节表面获取。需要明确这些细胞并不是来源于胎儿组织，而且在体外和体内维持透明软骨细胞外基质生成的能力可能优于 MSC[51]。

体外培养研究表明，与从膝关节表面获得的成人软骨细胞相比，这些细胞具有更强的体外扩增能力，而且它们合成和组装透明关节软骨大分子的生物潜能高 100 倍以上[51]。一名捐献者的细胞通过 6~8 次扩增后，仍能保留原生表型，并可能治疗成千上万的患者。与 MSC 不同，在体内移植来自幼年软骨细胞的组织和细胞尚未观察到引发免疫反应或不必要的骨生长[50,52]。事实上，与骨髓源性间充质干细胞共培养的研究表明，幼年软骨细胞可以诱导间充质干细胞的软骨分化，而不发生肥大[53]。在未来，幼年软骨细胞可作为饲养细胞用于诱导 iPSC，以产生一种能够产生透明软骨的细胞系。

与再生医学使用生物材料有关的伦理问题

世纪之交，用于医疗应用和治疗的生物制品出现了前所未有的增长，伦理争议也随之产生。临床医生应了解影响不同患者群体决策的潜在文化和伦理问题。令人惊讶的是，医生往往缺乏生物制品所用原料的基本知识。这一课题在骨科和运动医学文献中很少受到关注[54]。在这些文献中，科学发展和临床应用往往超过其他领域。

人体 ESC 的产生需要在植入前对胚胎进行操作和破坏，这将带来重大的伦理道德问题，主要取决于对植入前胚胎的定义。这一伦理道德问题既影响制备 ESC 的权利，也影响使用这些细胞后代的权利。ESC 细胞系的起源使这种讨论变得更加复杂，大多数情况下，ESC 细胞系来源于植入前的胚胎，这些胚胎可在试管授精中继续保存或者被丢弃。基于这些原因，公众对 ESC 使用的伦理问题仍存在分歧。

ESC 及其衍生子代的开发和使用所面临的主要生物伦理问题与其他新型生物制品和治疗方法一样，关于这些新产品和治疗方法的有效性和安全性的临床证据尚不完整。“不伤害”的原则规定生物伦理实践应将伤害降到最低，并应告知患者相关风险。其中也包括临床前和临床证据的安全性和有效性，以确保患者充分知情同意和仔细分析风险效益。

ESC、iPSC 和衍生的分化细胞疗法存在风险，包括在体内形成畸胎瘤和其他肿瘤。尚不完全清楚终末分化的调控机制，植入后的衍生细胞有可能继续分化成为其他组织，这一点已在成人 MSC 中得到证实[24]。

为研究目的捐献的细胞、组织和预植入胚胎通常成为商业生物产品。需要强调一些伦理和法律问题，特别是当捐赠是无私的或以支持开发新疗法为目的时。本章的目的是希望医生了解生物材料的复杂性，并将伤害降到最低，更多信息可以参考综述。鉴于不可避免的伦理学问题，医生有必要了解用于再生医学的干细胞和组织产品的来源，以确保信息公开和患者知情同意。

(冯新哲 译 程飚 校)

参考文献

1. Clar C, Cummins E, McIntyre L, et al. Clinical and cost effectiveness of autologous chondrocyte implantation for cartilage defects in knee joints: systematic review and economic evaluation. *Health Technol Assess.* 2005;9(47):1-82.

2. Knutsen G, Drogset JO, Engbretsen L, et al. A randomized trial comparing autologous chondrocyte implantation with microfracture. Findings at five years. *J Bone Joint Surg Am.* 2007;89(10):2105-2112.
3. Negrin LL, Vecsei V. Do meta-analyses reveal time-dependent differences between the clinical outcomes achieved by microfracture and autologous chondrocyte implantation in the treatment of cartilage defects of the knee? *J Orthop Sci.* 2013;18:940-948.
4. Crawford DC, DeBerardino TM, Williams RJ 3rd. Neocart, an autologous cartilage tissue implant, compared with microfracture for treatment of distal femoral cartilage lesions: an FDA phase-II prospective, randomized clinical trial after two years. *J Bone Joint Surg Am.* 2012;94:979-989.
5. Vanlauwe J, Saris DB, Victor J, et al. Five-year outcome of characterized chondrocyte implantation versus microfracture for symptomatic cartilage defects of the knee: early treatment matters. *Am J Sports Med* 2011;39(12):2566-2574.
6. Anderson JA, Little D, Toth AP, et al. Stem cell therapies for knee cartilage repair: The current status of preclinical and clinical studies. *Am J Sports Med.* 2014;42(9):2253-2261.
7. Johnstone B, Alini M, Cucchianini M, et al. Tissue engineering for articular cartilage repair—the state of the art. *Eur Cell Mater.* 2013;25:248-267.
8. Young HE, Mancini MC, Wright RP, et al. Mesenchymal stem cells reside within the connective tissues of many organs. *Dev Dyn.* 1995;202(2):137-144.
9. Young HE, Steele TA, Bray RA, et al. Human reserve pluripotent mesenchymal stem cells are present in the connective tissues of skeletal muscle and dermis derived from fetal, adult, and geriatric donors. *Anat Rec.* 2001;264(1):51-62.
10. Dominici M, Le Blanc K, Mueller I, et al. Minimal criteria for defining multipotent mesenchymal stromal cells. The International Society for Cellular Therapy position statement. *Cytotherapy.* 2006;8(4):315-317.
11. Caplan AI. The mesengenic process. *Clin Plast Surg.* 1994;21:429-435.
12. Pittinger MF, MacKay AM, Beck SC, et al. Multilineage potential of adult human mesenchymal stem cells. *Science.* 1999;284(5411):143-147.
13. Guilak F, Estes BT, Diekman DO, Moutos FT, Gimble JM. 2010 Nicolas Andry Award: Multipotent adult stem cells from adipose tissue for musculoskeletal tissue engineering. *Clin Orthop Rel Res.* 2010;468:2530-2540.
14. De Bari C, Dell'Accio F, Tylzanowski P, Luyten FP. Multipotent mesenchymal stem cells from adult human synovial membrane. *Arthritis Rheum.* 2001;44:1928-1942.
15. Johnstone B, Hering TM, Caplan AI, Goldberg VM, Yoo JU. In vitro chondrogenesis of bone marrow-derived mesenchymal progenitor cells. *Exp Cell Res.* 1998;238:265-272.
16. Indrawattana N, Chen G, Tadokoro M, et al. Growth factor combination for chondrogenic induction of human mesenchymal stem cells. *Biochem Biophy Res Commun.* 2004;320:914-919.
17. Caplan AI, Correa D. The MSC: an injury drugstore. *Cell Stem Cell.* 2011;9:11-15.
18. DiMarino AM, Caplan AI, Bonefield TL. Mesenchymal stem cells in tissue repair. *Front Immunol.* 2013;4:1-9.
19. LaBarge MA, Blau HM. Biological progression from adult bone marrow to mononucleate muscle stem cell to multinucleate muscle fiber in response to injury. *Cell.* 2002;111(4):589-601.
20. Lee KB, Hui JH, Song IC, Ardany L, Lee EH. Injectable mesenchymal stem cell therapy for large cartilage defects—a porcine model. *Stem Cells* 2007;25(11):2964-2971.
21. Sampson S, Botto-van Bemden D. Autologous bone marrow concentrate: review and application of a novel intra-articular orthobiologic for cartilage disease. *Phys Sports Med.* 2013;41:7-18.
22. Siegel G, Kluba T, Hermanutz-Klein U, Bieback K, Northoff H, Schäfer R. Phenotype, donor age and gender affect function of human bone marrow-derived mesenchymal stromal cells. *BMC Med.* 2013;11:146-166.
23. Stolzing A, Jones E, McGonagle D, Scutt A. Age-related changes in human bone marrow-derived mesenchymal stem cells: consequences for cell therapies. *Mech Ageing Dev.* 2008;129(3):163-173.
24. Pelttari K, Winter A, Steck E, et al. Premature induction of hypertrophy during in vitro chondrogenesis of human mesenchymal stem cells correlates with calcification and vascular invasion after ectopic transplantation in SCID mice. *Arthritis Rheum.* 2006;54(10):3254-3266.
25. Hegde V, Shonuga O, Ellis SJ, et al. A prospective comparison of 3 approved systems autologous bone marrow concentration demonstrated nonequivalency in progenitor cell number and concentration. *J Orthop Trauma.* 2014;28(10):591-598.
26. Martin GR. Isolation of a pluripotent cell line from early mouse embryos cultured in medium conditioned by teratocarcinoma stem cells. *Proc Nat Acad Sci U S A* 1981;78:7634-7638.
27. Thomson JA, Itskovitz-Eldor J, Shapiro SS, et al. Embryonic stem cell lines derived from human blastocysts. *Science* 1998;282(5391):1145-1147.
28. Doetschman TC, Eistetter H, Katz M, Schmidt W, Kemler R. The in vitro development of blastocyst-derived embryonic stem cell lines: formation of visceral yolk sac, blood islands and myocardium. *J Embryol Exp Morphol.* 1985;87:27-45.
29. Rathjen PD, Lake J, Whyatt LM, Bettess MD, Rathjen J. Properties and uses of embryonic stem cells: prospects for application to human biology and gene therapy. *Reprod Fertil Dev.* 1998;10(1):31-47.
30. Kramer J, Hegert C, Hargus G, Rohwedel J. Chondrocytes derived from mouse embryonic stem cells. *Cytotechnology.* 2003;41(2-3):177-187.
31. Hwang NS, Varghese S, Lee HJ, et al. In vivo commitment and functional tissue regeneration using human embryonic stem cell-derived mesenchymal cells. *Proc Nat Acad Sci U S A.* 2008;105(52):20641-20646.
32. Hoben GM, Willard VP, Athanasiou KA. Fibrochondrogenesis of hESC: growth factor combinations and cocultures. *Stem Cells Dev* 2009;18:283-292.
33. Fisher MC, Ferrari D, Li Y, et al. The potential of human embryonic stem cells for articular cartilage repair and osteoarthritis treatment. *Rheumatol Curr Res.* 2012; S3.
34. Jonlin EC. Differing standards for the NIH stem cell registry and FDA approval renders most federally funded hESC lines unsuitable for clinical use. *Cell Stem Cell.* 2014;14:139-140.
35. Takahashi K, Yamanaka S. Induction of pluripotent stem cells from mouse embryonic and adult fibroblast cultures by defined factors. *Cell.* 2006;126:663-676.
36. Yu J, Vodyanik MA, Smuga-Otto K, et al. Induced pluripotent stem cell lines derived from human somatic cells. *Science.*2007;318(5858):1917-1920.
37. Takahashi K, Tanabe K, Ohnuki M, et al. Induction of pluripotent stem cells from adult human fibroblasts by defined factors. *Cell.* 2007;131(5):861-872.
38. Yoshida Y, Yamanaka S. Recent stem cell advances: induced pluripotent stem cells for disease modeling and stem cell-based regeneration. *Circulation.* 2010;122:80-87.
39. Yamashita A, Liu S, Woltjen K, et al. Cartilage tissue engineering identifies abnormal human induced pluripotent stem cells. *Sci Rep.* 2013;3:1978.
40. Zhang WY, de Almeida P, Wu JC. Teratoma formation: a tool for monitoring pluripotency in stem cell research. In: *StemBook.* Cambridge, MA: Harvard Stem Cell Institute, 2012.
41. Yamaoka E, Hiyama E, Sotomara Y, et al. Neoplastic transformation by TERT in FGF-2 expanded human mesenchymal stem cells. *Int J Oncol.* 2011;39(1):5-11.
42. Their M, Munst B, Edenhofer F. Exploring refined conditions for reprogramming cells by recombinant Oct4 protein. *Int J Dev Biol.*

2010;54:1713-1721.
43. Kim D, Kim CH, Moon JI, et al. Generation of human induced pluripotent stem cells by direct delivery of reprogramming proteins. *Cell Stem Cell.* 2009;4(6):472-476.
44. Warren L, Manos PD, Ahfeldt T, et al. Highly efficient reprogramming to pluripotency and directed differentiation of human cells with synthetic modified mRNA. *Cell Stem Cell.* 2010;7(5):618-630.
45. Yulin X, Lizhen L, Lifei Z, et al. Efficient generation of induced pluripotent stem cells from human bone marrow mesenchymal stem cells. *Folia Biol (Praha).* 2012;58(6):221-230.
46. Yamashita A, Nishikawa S, Rancourt DE. Identification of five developmental processes during chondrogenic differentiation from embryonic stem cells. *PLoS One.* 2010;5:e10998.
47. Diekman BO, Christoforou N, Willard VP, et al. Cartilage tissue engineering using differentiated and purified induced pluripotent stem cells. *Proc Nat Acad Sci U S A* 2012;109(47):19172-19177.
48. Tompkins M, Adkisson HD, Bonner KF. DeNovo NT allograft. *Oper Tech Sports Med.* 2013:21:82-89.
49. Cole B, Farr J, Bonner K, Gold G, Adkisson HD. Clinical and functional outcomes of RevaFlex, a tissue-engineered cartilage implant derived from allogeneic juvenile chondrocytes. 2013 World Congress International Cartilage Research Society, Izmir, Turkey, P216.
50. McCormick F, Cole BJ, Nwuchukwa B, Harris JD, Adkisson HD, Farr J. Treatment of focal cartilage defects with a juvenile allogeneic 3-dimensional articular cartilage graft. *Oper Tech Sports Med* 2013;21:95-99.
51. Adkisson HD 4th, Martin JA, Amendola RL, et al. The potential of human allogeneic juvenile chondrocytes for restoration of articular cartilage. *Am J Sports Med* 2010;38(7):1324-1333.
52. Adkisson HD, Milliman C, Zhang X, Mauch K, Maziarz RT, Streeter PR. Immune evasion by neocartilage-derived chondrocytes: implications for biologic repair of joint articular cartilage. *Stem Cell Res.* 2010;4(1):57-68.
53. Cooke ME, Allon AA, Cheng T, et al. Structured three-dimensional co-culture of mesenchymal stem cells with chondrocytes promotes chondrogenic differentiation without hypertrophy. *Osteoarthritis Cartilage.* 2011;19(10):1210-1218.
54. Goyal D, Goyal A, Brittberg M. Consideration of religious sentiments while selecting a biologic product for knee arthroscopy. *Knee Surg Sports Traumatol Arthrosc.* 2013;21:1577-1586.